宁夏生态文明建设研究中心（智库）项目［宁教工委办（2018）12 号］
宁夏高等学校一流学科建设（生态学）资助项目（NXYLXK2017B06）
第三批宁夏青年科技人才托举工程项目（TJGC2018068）
宁夏重点研发计划项目（2021BEG02005）
联合资助

荒漠草原中间锦鸡儿化感作用研究

陈 林　宋乃平　著

中国环境出版集团·北京

图书在版编目（CIP）数据

荒漠草原中间锦鸡儿化感作用研究/陈林，宋乃平著.
—北京：中国环境出版集团，2022.7
ISBN 978-7-5111-5138-4

Ⅰ. ①荒… Ⅱ. ①陈…②宋… Ⅲ. ①锦鸡儿—研究
Ⅳ. ①R282.71

中国版本图书馆 CIP 数据核字（2022）第 072197 号

出 版 人 武德凯
责任编辑 李恩军
责任校对 薄军霞
封面设计 岳 帅

出版发行 中国环境出版集团
（100062 北京市东城区广渠门内大街 16 号）
网 址：http://www.cesp.com.cn
电子邮箱：bjgl@cesp.com.cn
联系电话：010-67112765（编辑管理部）
发行热线：010-67125803，010-67113405（传真）
印 刷 北京中献拓方科技发展有限公司
经 销 各地新华书店
版 次 2022 年 7 月第 1 版
印 次 2022 年 7 月第 1 次印刷
开 本 787×1092 1/16
印 张 16
字 数 350 千字
定 价 75.00 元

著者名单

ZHUZHEMINGDAN

主　著：陈　林　宋乃平

参　著：刘孝勇　翟德苹　徐　坤

辛佳宁　王　冰　刘学东

曹萌豪

前　言

QIANYAN

共同生长的植物会释放某些特殊的化学物质而影响自身或其他有机体生长发育的化学生态学现象，即化感作用，其广泛存在于自然界中，在植物间较为普遍，是物种间相互作用的一种重要化学调控机制，也是植物适应生境的重要策略。分泌出的化学物质是植物在生长发育过程中，通过茎叶挥发、淋溶、根系分泌以及植物残体腐解等途径向自然环境中释放的次生代谢产物，也是植物之间争夺阳光、水分和营养资源的主要化学武器，从而有助于自身种群的快速建成，由此产生了“新武器假说”。植物化感物质主要是植物产生的次生代谢产物，是物种长期进化为了自身和种群的生存与发展而采取的策略。化感作用不仅直接或间接影响周围植物生长，而且在群落水平上也影响着物种组成、群落动态以及协同进化等。因此，从化学生态学的角度解释植物群落的关系以及群落组成和结构形成的原因，为认识植被恢复与构建的内在机理提供了新的视角。

锦鸡儿植物在我国“三北”地区广泛分布，在宁夏荒漠草原区种植有大面积人工林，用于防风固沙和和草地生态系统的恢复。本研究以化感作用为切入点，探讨了影响化感作用测定的因素、中间锦鸡儿的化感作用、与苜蓿的种间关系、资源供应水平对化感作用的影响，分离并鉴定了中间锦鸡儿的化感物质，并开展了中间锦鸡儿资源化利用的探索。

本专著的出版得到了宁夏生态文明建设研究中心（智库）项目［宁教工委办（2018）12号］、宁夏高等学校一流学科建设（生态学）资助项目（NXYLXK2017B06）、第三批宁夏青年科技人才托举工程项目（TJGC2018068）、宁夏重点研发计划项目（2021BEG02005）联合资助。

由于编者水平有限，书中错讹、疏漏之处在所难免，竭诚希望读者予以批评指正。

陈林　宋乃平

2022年6月

目 录

MULU

第1章 引言

荒漠草原处于半干旱与干旱区的边缘地带（Wang Z et al.，2011），是亚洲中部特有的、旱生性最强的草原类型（赵巴音那木拉等，2014），是草原向荒漠过渡的一类十分脆弱的草原生态系统（宋乃平等，2015），由于其地理位置、气候特点和植被类型的独特性，一直是生态、地理、环境和经济学者们关注并研究的热点区域。宁夏荒漠草原面积约为 $1.4\times10^4\,km^2$，占全区草地面积的 42%（沈海花等，2016），处于黄土高原向鄂尔多斯台地（沙地）的过渡带，地带性土壤为灰钙土，非地带性土壤主要是风沙土（阎欣和安慧，2017），裸露的松散风化基岩呈斑块状分布。天然降雨是该区域的主要水分来源，但年降雨量较小、时空分布不均，年际变化率大，多以小雨或暴雨为主（陈林等，2015）；地下水资源匮乏且植物常常无法利用（Wang et al.，2018）。植被主要受水分因素限制（Ramakrishna et al.，2003），以适应干旱环境的旱生、中旱生类型为主，表现为物种多样性较低、群落结构简单（唐庄生等，2016）。这种特殊的环境条件决定了该地区的植被建设只能以灌木和草本为主。

锦鸡儿属（*Caragana* Fabr.）植物能够适应长期干旱的环境条件，具有广泛的适应性和很强的抗逆性，具有抗旱、抗寒、耐热、耐沙埋等特性，防风固沙及保持水土的能力强（周海燕等，2005），其根系的固氮作用能够给周围植物提供丰富的氮素，可以使其周围牧草生长良好，有利于流动沙地的固定和草地生态系统恢复。锦鸡儿属植物在我国“三北”地区广泛分布（曲继松等，2010），据统计，内蒙古、陕西、山西、甘肃、新疆、宁夏等省（区）建植面积至少在 1.33×10^6 hm^2，宁夏回族自治区天然锦鸡儿属植物为 2.62×10^4 hm^2（温学飞等，2006）。在宁夏荒漠草原区大面积种植锦鸡儿人工林，用于防风固沙和和草地生态系统的恢复，2010年锦鸡儿人工林面积占总林木面积的 60%（宋乃平等，2012）。

生态恢复如果只片面强调生态效益而忽视广大农民的经济收益是不合理的，在生态环境建设的同时创造更大的经济效益，是荒漠草原区植被恢复与建设的目标和任务，因此选择和推行生态效益与经济效益皆优的建设模式已成为当务之急。灌草复合系统的提出为缓解环境与发展间的矛盾、解决灌草争地、提高土地利用效率等问题提供了一种新的思路和理念。合理的复合经营是一种高效的土地利用制度，能获得比单一土地利用方式更多更好的经济效益、生态效益和社会效益，具有组分结构配置合理、资源利用率高、土地生产力高、利于生态环境稳定等特点。锦鸡儿人工林带间补播优良牧草和当地牧草品种的灌草结合型人工草地建设，是恢复自然植被和改善生态环境的有效途径。锦鸡儿与杨树混交，树高生长量可提高 46.5%～114%，胸径生长量可提高 44.4%～132.7%（王志敏和姚延涛，2002）；与沙打旺、草木犀等植物呈带状种植，带宽 1～3 m，草带宽 20～50 m，可迅速恢复退耕地和沙化草场的生态环境（蔡继琨和蔡文礼，2002）；营造锦鸡儿防风带，农作物单产对比成倍增长，粮食产量可提高 3 000 kg/hm^2、间种胡麻单产可达 960 kg/hm^2（赵继林等，1999）；锦鸡儿饲料林密度达 3 000 株/hm^2 时，生物量高于草甸草原，产草量是山地草原的 3 倍，饲料利用率和营养价值高于禾本科的混合牧草（杨恒华和杨红文，1996）；每公顷水地平均有 8.25 hm^2 锦鸡儿作绿肥基地，可使粮食平均产量突破 7 500 kg/hm^2（牛西午，1999）；在黄土丘陵退化草场补播锦鸡儿属植物，能有效促进草地植被恢复，产草量比改良前提高 1.40～5.18 倍（关秀琦等，1994）。

为充分利用大面积种植中间锦鸡儿（*Caragana intermedia*）时的带距（6～24 m），增加牲畜的饲草料和经济收益，2003 年在宁夏荒漠草原区将大面积的紫花苜蓿复合建植于林带内，而这种灌草复合种植模式在我国北方许多地区已经成为一种重要的植被建设模式。但该植被建设中仍存在成活率低、保存率低等问题（陈林等，2014），因此，有研究建议应关注中间锦鸡儿对周围其他植物的生长与分布是否产生影响（张强，2005）。目前关于中间锦鸡儿人工复合系统方面的研究相对较少，其种间相互关系尚不明确，两者的种间作用机制值得研究，可为荒漠草原的生态恢复与经济可持续发展提供依据。

参考文献

Ramakrishna R，Nemani，Charles D，et al.，2003. Climate-driven increases in global terrestrial net primary production from 1982 to 1999[J]. Science.，300：1560-1563.

Wang X，Yang X，Wang L，et al.，2018. A six-year grazing exclusion changed plant species diversity of a Stipa breviflora desert steppe community，northern China[J]. Peerj，6：e4359.

Wang Z，Wang Y，2011. Carbon flux dynamics and its environmental controlling factors in a desert steppe[J]. Acta Ecologica Sinica，31：49-54.

蔡继琨，蔡文礼，姚俊芳，等，2002. 建设人工柠条草场的试验研究[J]. 内蒙古畜牧科学，23：13-15.

陈林，杨新国，李学斌，等，2014. 中间锦鸡儿茎叶水浸提液对 4 种农作物种子萌发和幼苗生长的化感作用[J]. 浙江大学学报（农业与生命科学版），40（1）：41-48.

陈林，杨新国，翟德苹，等，2015. 柠条秸秆和地膜覆盖对土壤水分和玉米产量的影响[J]. 农业工程学报，31（2）：108-116.

关秀琦，邹厚远，鲁子瑜，等，1994. 黄土高原丘陵区林草混作研究[J]. 水土保持研究，1（3）：77-81.

牛西午，1999. 关于在我国西北地区大力发展柠条林的建议[J]. 内蒙古畜牧科学，1：20-24.

曲继松，郭文忠，张丽娟，等，2010. 柠条粉作基质对西瓜幼苗生长发育及干物质积累的影响[J]. 农业工程学报，26（8）：291-295.

沈海花，朱言坤，赵霞，等，2016. 中国草地资源的现状分析[J]. 科学通报，61（2）：139-154.

宋乃平，杜灵通，王磊，2015. 盐池县 2000—2012 年植被变化及其驱动力[J]. 生态学报，35（22）：7377-7386.

宋乃平，杨新国，何秀珍，等，2012. 荒漠草原人工柠条林重建的土壤养分效应[J]. 水土保持通报，32（4）：21-26.

唐庄生，安慧，邓蕾，等，2016. 荒漠草原沙漠化植物群落及土壤物理变化[J]. 生态学报，36（4）：991-1000.

王志敏，姚延涛，2002. 杨树柠条混交林的研究[J]. 防护林科技，2：20-22.

温学飞，魏耀锋，吕海军，等，2005. 宁夏柠条资源可持续利用的探讨[J]. 西北农业学报，14

（5）：177-181.

阎欣，安慧，2017. 宁夏荒漠草原沙漠化过程中土壤粒径分形特征[J]. 应用生态学报，28（10）：3243-3250.

杨恒华，杨红文，1996. 共和盆地干草原柠条饲料林的研究[J]. 青海草业，5（2）：13-18.

张强，2005. 甘草柠条间化感作用的组织培养法[D]. 北京：北京林业大学.

赵巴音那木拉，红梅，梁存柱，等，2014. 施肥对内蒙古短花针茅荒漠草原土壤呼吸的影响[J]. 应用生态学报，25（3）：687-694.

赵继林，陈光德，孙如英，1999. 柠条在生态环境建设中的地位——偏关县发展柠条的调查[J]. 山西林业，4：35-36.

周海燕，张景光，李新荣，等，2005. 生态脆弱带不同区域近缘优势灌木的生理生态学特性[J]. 生态学报，25（1）：168-175.

第 2 章 相关研究进展

2.1 植物种间关系研究进展

自然环境中，植物群落往往由多个具有相互作用的植物种群组成（王正文和祝廷成，2003；周先叶等，2000），植物种间和种内普遍存在直接或间接的相互作用，这种作用可能是有害的，也可能是有利的，正是这些种间和种内的相互关系决定着种群动态和群落结构（张炜平等，2013）。在漫长的进化过程中，物种间形成的相互作用关系是生物赖以生存的重要基础（张全国等，2014）。植物间的相互作用直接影响植物个体的生长发育、形态特征，进而影响植物群落的分布甚至整个生态系统的结构和功能（Brooker，2006；Brooker et al.，2008；Vellend，2008）。此外，对于相邻同种个体之间产生的竞争和互利共生现象的研究也是认识群落种间关系的基础（陈伟和薛立，2004）。也有学者从根系生态学的角度来进行研究，了解种间关系的本质（王政权和张彦东，2000）。近年来关于种间协同进化的研究也得以大大拓展，与传统的进化思想相比，协同进化概念更加重视生物对其生物环境（而不仅仅是常规的物理环境）的适应，更加关注物种之间的相互作用（张全国等，2014）。新技术和新方法的发展，为植物分类鉴定和系统学等方面的深入研究提供了新的手段，被广泛应用于生物遗传多样性、植物系统与进化、遗传变异和分子鉴别的研究中。

植物间的相互作用一直是生态学家研究的核心内容（Bruno et al.，2003；Callaway，2007）和研究热点（Callaway et al.，1997；贾呈鑫卓等，2014）。近年来，国内外学者针对种间关系的研究做了不少工作，对不同区域、对象、方法、内容等开展了相关研究，文献数量与日俱增。面对成千上万的庞杂文献群，以文献阅读、总结归纳、定性探讨方法为主的传统文献综述方法存在一定的局限性（胡秀芳等，2015），但文献内杂乱无章的庞大数据中又蕴含着潜在的价值（肖明等，2014）。文献计量学是用数学和统计学的方法，以文献体系和文献计量特征为研究对象，定量地分析一切知识载体的交叉科学，是集数学、统计学、文献学于一体，注重量化的综合性知识体系，它广泛应用于文献情报分析、某领域科学发展现状及水平的研究（陈海滨等，2015）。本书对有关种间关系的学科分布、关键文献和研究热点进行可视化分析，以期为未来相关研究提供一些借鉴和启示。

2.1.1 数据来源

对国际种间关系的研究以 Web of Science 数据库为数据来源。该数据库是目前提供引文回溯数据最多的数据库，所收录的文献覆盖了全世界最重要和最有影响力的研究成果，已成为国际公认的进行科学统计与科学评价的主要检索工具（吴健等，2016）。本书以 Web of Science^{TM} 核心合集数据库为数据源，采用基本检索方式，以“Interspecific relationship”为检索主题，文献类型为“Article”，检索时间跨度为 1985—2016 年，数据检索时间为 2017 年 2 月 22 日，共检索文献 4 198 篇，每条记录包括了文献的标题、作者、摘要、关键词和参考文献等信息。

国内有关种间关系研究的数据来源于全球领先的数字出版平台——中国知网（CNKI）（党占海等，2011），该数据库是收录文献数量最多、学科覆盖面最全的中文数据库（孙雨生等，2014）。为保证基础数据的全面性及准确性，本书以 CNKI 数据库中“期刊”“特色期刊”“博士”“硕士”“国内会议”和“国际会议”6 个库为数据源，排除了“报纸”“年鉴”“专利”“标准”等类别，以“种间关系”为“主题”进行“精确”检索，检索时间跨度为 1955—2016 年，数据检索下载时间为 2017 年 2 月 22 日，逐条对检索结果进行检查，取消无效或重复的记录，共检索文献 2 345 篇，每条记录包括了文献的标题、作者、摘要和关键词等信息。导出文献均采用 RefWorks 格式保存。

从以上两个数据库中检索出来的结果包括“不同种之间的相互作用关系”和“同种的遗传系统学关系”两个方面，均为本研究所涵盖的内容。

2.1.2 研究方法

本研究所应用的软件为 CiteSpace，该软件是由美国德雷克赛尔大学陈超美博士（Dr. Chaomei Chen）团队开发的基于 Java 平台的程序，是一款着眼于科学分析蕴含的潜在知识，在科学计量学、数据可视化背景下发展起来的引文可视化分析软件。该软件免费向外界开放，可从陈超美个人网站自由下载，最新版本为 CiteSpace V（5.0.R2 SE）（chen）。因此，本书采用 CiteSpace V 来构建种间关系研究学科分布、高被引频次论文和研究热点趋势的知识图谱。

知识图谱中节点表示被引用历史状况，节点的圆圈层被称为年轮，不同的颜色代表不同的年份。如文献共被引知识图谱中圆圈层被称为引文年轮，代表该文献发表至今的引文历史，年轮颜色代表相应的引文时间，而被引次数多的年轮圆环的厚度大，年轮厚度和相应时间分区内引文数量成正比（胡秀芳等，2015），从引文年轮的大小、颜色能判断出该文献在研究发展过程中的学术贡献度（赵慧莎等，2016）。其他图谱类同。

处理分析学术性信息的科学计量学与信息计量学技术迅速发展，弥补了传统文献综述方法的不足（胡秀芳等，2015）。由陈超美博士推出的基于 Java 程序的引文网络分析工具 CiteSpace，通过绘制知识图谱，可以用定量化、可视化的方法，对一定时期相关主题的全部文献进行梳理分析（Chen，2004，2006，2012；Chen et al.，2012b，2014）。

本研究利用引文网络分析可视化工具 CiteSpace，通过绘制科学知识图谱，以定量与定性相结合的可视化文献综述研究方法，对国内外学者发表的种间关系研究成果进行系统分析梳理，展示研究主题的演进轨迹和发展趋势，总结其发展变化的内在原因。

2.1.3 结果与分析

2.1.3.1 国际种间关系研究学科分布

通过对种间关系的研究文献进行学科分布的统计分析，可以了解其研究内容的广度与深度，整体上把握相关研究学科及其合作的情况。经过 53 次迭代后，共现分析得到 66 个学科节点（Nodes），这些学科之间有 88 条共现关系连线（Links）。学科关键词聚类形成 3 个相对集中的聚类圈，分别为环境生态聚类、基因进化聚类和动物研究聚类，在一定程度上反映了国际上在该领域研究的核心学科。

从文献所属学科出现频次来看（图 2-1、表 2-1），种间关系的研究主要分布在环境科学、生态学、植物科学、动物科学和生物进化学等学科领域，生态学与环境科学、生态学与植物科学等学科领域交叉较为明显。种间关系的研究也是这些学科研究的重要内容之一，但不同的学科类别研究的侧重点不同：环境科学主要涉及不同环境因子对生存于其中的物种种内种间关系的影响；生态学的范围更为广泛，对种间关系内

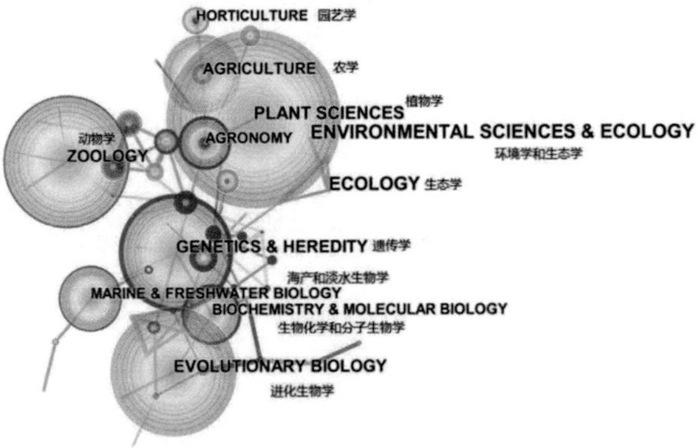

图 2-1 国际种间关系学科共现网络图谱

Citespace 的设置为：时间范围（Time Slicing）：1985—2016；每个分区年数（Year Per Slice）：1；术语类型（Term Type）：名词短语、突现术语（Noun Phrases，Burst Terms）；节点类型（Node Types）：类别（Category）；选择标准-前 N 名（Selection Criteria-Top N）：从每个切片中选择前 50 个最常引用或出现的项目（Select Top 50 Most Cited or Occurred Items From Each Slice），前 N%（Top N%）：从每个分区中选择前 10%最常引用或出现的项目（Select Top 10% of Most Cited or Occurred Items From Each Slice）；修剪（Pruning）：路径查找器，修剪合并的网络（Pathfinder，Pruning the Merged Network）；可视化（Visualization）：集群视图-静态，显示合并的网络（Cluster View-Static，Show Merged Network）；其他采用默认设置。

容的深度和广度都有涉及，更注重对生态恢复影响的内容；植物科学中，以植物间的相互作用为出发点，以对植物的影响为主要内容；动物科学则重点关注在一定环境条件下动物间的关系以及对动物进化的意义，这与生物进化学的内容有衔接性。

表 2-1 出现频次排名前 20 的学科领域

序号	频次	中心度	学科领域	序号	频次	中心度	学科领域
1	1301	—	环境科学与生态学	11	185	—	园艺学
2	1229	0.06	生态学	12	172	0.06	其他学科与技术学科
3	799	—	植物学	13	169	0.06	多学科科学
4	614	0.17	动物学	14	166	—	昆虫学
5	607	0.06	进化生物学	15	154	—	林学
6	522	0.49	基因和遗传学	16	148	—	生物学
7	397	0.06	农学	17	148	0.27	其他生命科学和生物医学
8	328	0.12	海洋与淡水生物学	18	144	0.17	生物多样性与保护
9	301	0.35	生物化学与分子生物学	19	144	—	生物多样性保护
10	260	0.28	农艺学	20	123	0.70	环境科学

2.1.3.2 国际种间关系研究关键文献

经典文献是指一个研究领域中提出重大理论或具有概念创新的关键文献，反映了该文献发表时期社会关注的焦点主题（胡秀芳等，2015）。通过文献共被引分析发现研究领域中的经典文献，结合文献聚类分析，通过突变检测结果发现未来的研究趋势（陈超美等，2009）。

从共被引频次来看，日本东京大学生物科学学院的 Tamura 于 2011 年发表在 *Molecular Biology & Evolution* 的《采用最大似然法、进化距离和最大简约法进行的分子进化遗传分析》共被引频次最高，为 108 次，其早在 2007 年发布的分子进化遗传学分析软件（版本 4.0）也同样具有较高的共被引频次（为 87 次）。Swofford（2002）所发布的简约性分析（版本 4.0 b10）共被引频次为 81 次，为遗传系统学方面的研究提供了较好的方法，被广泛使用。从表 2-2 和表 2-3 中可以看出，高共被引频次的文献主要集中在种间关系研究的软件（程序）方面，因其为科研人员提供了极大的帮助和服务而受到广泛引用，这些学者因其重要贡献成为某一领域较有影响力的研究人员。

表 2-2　被引频次排名前 10 的文献基本信息

序号	频次	年份	作者	标题	来源
1	108	2011	Tamura K	Molecular evolutionary genetics analysis using maximum likelihood, evolutionary distance, and maximum parsimony methods（K et al.，2011）	*Molecular Biology & Evolution*
2	87	2007	Tamura K	Molecular evolutionary genetics analysis（MEGA）Software Version 4.0（Tamura，2007）	*Molecular Biology & Evolution*
3	81	2002	Swofford DL	Phylogenetic analysis using parsimony（and other methods） Version 4.0 b10（Swofford，2002）	*World Wide Web*
4	70	2003	Ronquist F	Bayesian phylogenetic inference under mixed models（Ronquist and Huelsenbeck，2003）	*Bioinformatics*
5	58	1998	Posada D	MODELTEST：testing the model of DNA substitution（Posada and Crandall，1998）	*Bioinformatics*
6	58	2008	Posada D	Phylogenetic model averaging（Posada，2008）	*Molecular Biology & Evolution*
7	55	2001	Huelsenbeck JP	Bayesian inference of phylogenetic trees（Huelsenbeck and Ronquist，2001）	*Bioinformatics*
8	55	2009	Librado P	A software for comprehensive analysis of DNA polymorphism data（Librado and Rozas，2009）	*Bioinformatics*
9	49	2012	R Core Team	R：A Language and environment for statistical computing（Team，2012）	*Computing*
10	46	2007	Drummond AJ	Bayesian evolutionary analysis by sampling trees（Drummond and Rambaut，2007）	*BMC Evolutionary Biology*

表 2-3 突现性排名前 20 的文献指标信息

序号	频次	突现性	作者	年份	期刊来源	半衰期
1	58	26.16	Posada D	1998	*Bioinformatics*	7
2	55	21.25	Huelsenbeck JP	2001	*Bioinformatics*	6
3	28	11.58	Swofford DL	2003	*Paup Phylogenetic An*	7
4	24	8.03	Alvarez I	2003	*Mol Phylogenetic Evol*	5
5	23	9.97	Swofford DL	2001	*Paup Phylogenetic An*	3
6	18	6.95	Coyne J	2004	*Speciation*	6
7	18	7.65	Shaw J	2007	*Am J Bot*	7
8	16	4.12	Huson DH	2006	*Mol Biol Evol*	7
9	15	5.79	Seehausen O	2004	*Trends Ecol Evol*	5
10	15	6.07	Schluter D	2000	*Ecology Adaptive Rad*	7
11	10	5.62	Shimodaira H	1999	*Mol Biol Evol*	5
12	10	4.42	Swofford DL	2000	*Paup Phylogenetic An*	6
13	9	4.2	Barker FK	2002	*P Roy Soc B-Biol Sci*	4
14	9	3.9	Nei M	2000	*Mol Evolution Phylog*	6
15	8	4.68	Nylander JAA	2004	*Mrmodeltest V2 Progr*	6
16	7	4.11	Shaw J	2005	*Am J Bot*	2
17	6	—	Goldman N	2000	*Syst Biol*	4
18	6	—	Darlu P	2002	*Mol Biol Evol*	3
19	5	—	Sakai AK	2001	*Annu Rev Ecol Syst*	7
20	5	—	Yoder AD	2001	*Syst Biol*	3

突变词是指某些年份发表的文献中骤增的专业术语（Chen & Morris，2003），适合表征研究前沿及发展趋势（胡秀芳等，2015；姜春林等，2008）。突现性较大（具有红色的年轮）的节点年轮，反映了该文献在一定时期被引频次的增长情况，是引发大量学者关注或发生研究转向的文献。经过 1 287 次迭代后，分析得到 430 个节点（Nodes）、569 条连线（Links），其中杨百翰大学动物学院的 Posada 等（1998）建立的一个关于 DNA 进化最适合的程序模型（突现性为 26.16），对后续研究种间关系奠定了微观基础。由美国罗切斯特大学生物学院的 Huelsenbeck 等（2001）发布的基于改进马尔可夫链-蒙特卡罗来进行贝叶斯推理的 MrBayes 程序（突现性为 21.25），因其可以对数据进行分隔，能同时将核酸序列、蛋白质序列以及形态

学观察结果整合到数据文件中，具有开放的源程序、说明文件、样例和易获得性而被相关研究人员所使用。

随着分子生物学技术的发展，一些关于分子系统学的新方法和新技术为相关研究提供了新的视野，指导研究学者以更高效和更可靠的手段来完成相关研究内容，成为种间关系研究的热点（图 2-2）。

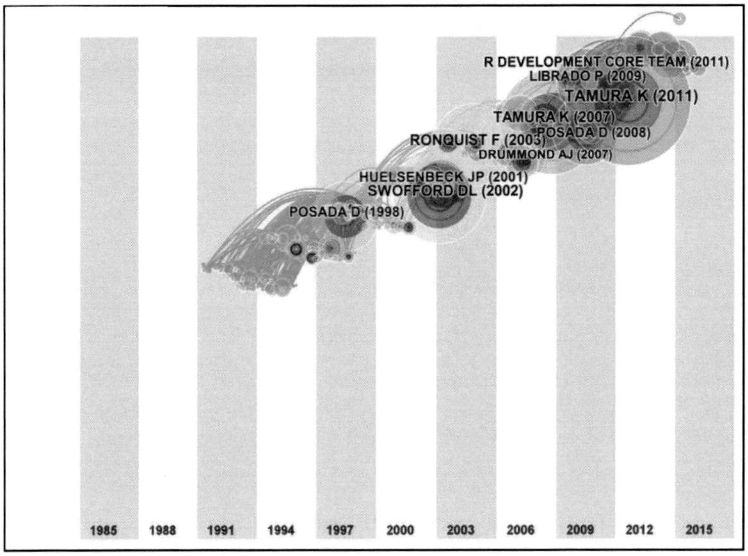

图 2-2　文献共被引时区视图

Citespace 设置为：时间范围（Time Slicing）：1985—2016；每个分区年数（Year Per Slice）：3；术语类型（Term Type）：名词短语、突现术语（Noun Phrases, Burst Terms）；节点类型（Node Types）：引用的参考文献（Cited Reference）；选择标准-前 N 名（Selection Criteria-Top N）：从每个切片中选择前 50 个最常引用或出现的项目（Select Top 50 Most Cited or Occurred Items From Each Slice），前 N%（Top N%）：从每个分区中选择前 10%最常引用或出现的项目（Select Top 10% of Most Cited or Occurred Items From Each Slice）；修剪（Pruning）：路径查找器，修剪合并的网络（Pathfinder, Pruning the Merged Network）；可视化（Visualization）：集群视图-静态，显示合并的网络（Cluster View-Static, Show Merged Network）；其他采用默认设置。

2.1.3.3　国际种间关系研究热点

关键词是文章的核心和精髓，是对文章主题的高度概括和集中描述（胡秀芳等，2015）。研究热点是在一定时期，有内在联系的、数量较多的一组相关文献共同关注的科学问题或研究主题（党占海等，2011；胡秀芳等，2015；祖艳红等，2016）。因此，频次较高的关键词在一定程度上可以看作是该领域的研究热点（Bailón-Moreno et al.，2005；Belvaux et al.，2000），CiteSpace 也是通过提取文献关键词来分析研究热点（陈悦等，2014）。而半衰期则反映了文献的老化程度，半衰期越大，影响力越久远（胡秀芳等，2015）。

图 2-3 中字体越大表示该关键词出现频率越高，经过 409 次迭代后，分析得到 385 个关键词节点（Nodes）、524 条连线（Links），根据表 2-4 的统计结果，按出现频次由高到低排列的关键词分别是：进化、发展史、竞争、系统发育关系、模仿、种间竞争、种群、多样性、群落、DNA 等，说明有关种间关系对同一物种的进化（含分子水平）、发展方面的研究文献较多，在不同物种间研究其竞争关系的文献较多，而对群落及其多样性的研究居于第三位。

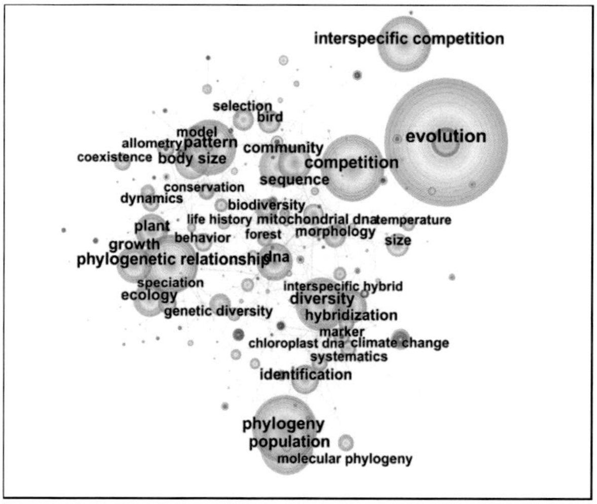

图 2-3　国际种间关系研究热点共引网络图谱

Interspecific competition—种间竞争；Evolution—进化；Competition—竞争；Community—群落；Sequence—顺序；Bird—鸟类；Selection—选择；Model—模型；Allometry—异速生长；pattern—模式；Coexistence—共存；Body size—个体大小；Conservation—保护；Dynamics—动力学；Biodiversity—生物多样性；Life history—生活史；Mitochondrial DNA—线粒体 DNA；temperature—温度；Size-尺寸；Morphology—形态学；Forest—森林；Behavior—行为；Growth—生长；Phylogenetic Relationship—系统发育学关系；Speciation—物种形成；Ecology—生态；Genetic diversity—遗传多样性；Interspecific—种间的；Hybrid—杂种；Diversity—多样性；Hybridization—杂交；Marker—标记；Chloroplast DNA—叶绿体 DNA；Climate change—气候变化；Systematics—分类学；Identification—鉴别；Phylogeny—系统发育；Population—种群；Molecular phylogeny—分子系统发育学。

Citespace 的设置为：时间范围（Time Slicing）：1985—2016；每个分区年数（Year Per Slice）：1；术语类型（Term Type）：名词短语、突现术语（Noun Phrases, Burst Terms）；节点类型（Node Types）：关键词（Keyword）；选择标准-前 N 名（Selection Criteria-Top N）：从每个切片中选择前 50 个最常引用或出现的项目（Select Top 50 Most Cited or Occurred Items From Each Slice），前 N%（Top N%）：从每个分区中选择前 10%最常引用或出现的项目（Select Top 10% of Most Cited or Occurred Items From Each Slice）；修剪（Pruning）：路径查找器，修剪合并的网络（Pathfinder, Pruning the Merged Network）；可视化（Visualization）：集群视图-静态，显示合并的网络（Cluster View-Static, Show Merged Network）；其他采用默认设置。

表 2-4　出现频次排名前 20 的关键词

序号	频次	关键词	序号	频次	关键词
1	564	Evolution	11	185	Body Size
2	317	Phylogeny	12	179	Sequence
3	307	Competition	13	177	Growth
4	277	Phylogenetic Relationship	14	171	Plant
5	270	Pattern	15	169	Hybridization
6	265	Interspecific Competition	16	169	Ecology
7	264	Population	17	152	Identification
8	256	Diversity	18	127	Size
9	197	Community	19	123	Morphology
10	188	DNA	20	122	Bird

从突现性排名来看（表 2-5），出现在 2009—2011 年的“最大似然法”（突现性为 9.73）、“种（类）”（突现性 6.81）和“DNA 条形码技术”（突现性为 5.77）3 个关键词居于前列，是出现频次急剧增长的热点。可以看出，基于数学分析或模拟的理论研究展示了物种间相互作用的动态及其对群落动态和功能的影响，以合理的参数估计量使得概率最大的“最大似然法”不仅用于物种鉴定，同时也促使生态系统内发生的相互作用的“DNA 条形码技术”在对各个不同“种（类）”相互关系的研究方面因提供了新的方法和新的技术而被广大学者所使用，成为该时间段出现的突现词。

从半衰期来看，“拟南芥”一词（半衰期为 7）从 2006 年开始成为具有较高出现频次（15 次）的关键词，因其结构简单、相似性高、生长周期短、基因组小和方便研究者进行分析等特点而成为一种极为重要的植物遗传学、发育生物学和分子生物学的研究对象，属于典型的模式植物。关键词“适应性”作为物种间动态调整的结果，通过对研究对象的基因进化、表型选择、生理生态、可塑性等方面进行最终选择，研究重点也从获得观测数据转变到理解相互作用过程，并预测物种、群落结构和功能的动态变化。

表 2-5 突现性排名前 10 的关键词

序号	频次	突现性	关键词	年份	半衰期
1	55	9.73	Maximum Likelihood	2010	4
2	13	6.81	Genus	2009	1
3	19	5.77	DNA Barcoding	2011	2
4	23	5.64	Adaptation	2008	5
5	26	5.45	Diversification	2011	4
6	14	4.76	Evolutionary History	2013	1
7	14	4.76	COI	2013	1
8	14	4.15	Sequence Data	2012	1
9	8	4.12	Intraspecific Variation	2014	1
10	15	3.74	Arabidopsis Thaliana	2006	7

2.1.3.4 国内种间关系研究热点

结合图 2-4 和表 2-6 中统计的关键词出现频率结果，经过 611 次迭代后，分析得到 340 个关键词节点（Nodes）、438 条连线（Links），按出现频次由高到低排列的关键词分别是：种间关系、生态位、混交林、种间联结（关联）、物种多样性等。国内自 1955 年对种间关系开展相关研究，但直到 1980 年才出现关键词“生态系统”，说明此期间的相关研究和发文量较少，从 1989 年开始，主要集中在生态系统中种群内或种群间在时间、空间上所占据的位置与种群间功能关系与作用方面的研究；从 1991 年开始研究对象和目的相对集中于不同林分结构的混交林在防护效能和稳定性方面的作用。国际上在遗传分子水平方面的相关研究起始于 1990 年前后，国内应用相关技术或方法进行种间关系的研究则迟后于 10 年，逐步出现了遗传多样性、系统发育、Rapd 技术、亲缘关系等关键词。

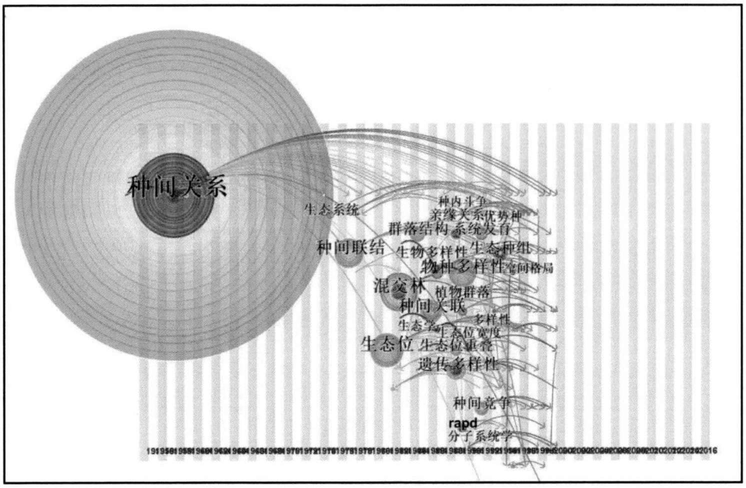

图 2-4　国内种间关系研究热点共被引时区视图

Citespace 设置为：时间范围（Time Slicing）：1985—2016；每个分区年数（Year Per Slice）：3；术语类型（Term Type）：名词短语、突现术语（Noun Phrases, Burst Terms）；节点类型（Node Types）：关键词（Keyword）；选择标准-前 N 名（Selection Criteria-Top N）：从每个切片中选择前 50 个最常引用或出现的项目（Select Top 50 Most Cited or Occurred Items From Each Slice），前 N%（Top N%）：从每个分区中选择前 10%最常引用或出现的项目（Select Top 10% of Most Cited or Occurred Items From Each Slice）；修剪（Pruning）：路径查找器，修剪合并的网络（Pathfinder, Pruning the Merged Network）；可视化（Visualization）：集群视图-静态，显示合并的网络（Cluster View-Static, Show Merged Network）；其他采用默认设置。

表 2-6　出现频次排名前 20 的关键词

序号	频次	年份	关键词	序号	频次	年份	关键词
1	742	1955	种间关系	11	35	2004	系统发育
2	104	1989	生态位	12	35	2004	种间竞争
3	97	1991	混交林	13	34	2000	生态位重叠
4	78	1983	种间联结	14	32	2001	RAPD
5	68	2001	物种多样性	15	32	2000	亲缘关系
6	63	1996	种间关联	16	30	1980	生态系统
7	50	2000	遗传多样性	17	28	2001	植物群落
8	45	1994	群落结构	18	25	2006	优势种
9	44	2007	生态种组	19	24	2005	多样性
10	38	1997	生物多样性	20	24	1997	生态学

2.1.4 结论

本研究以种间关系（Interspecific relationship）为检索词，检索出来的结果包括“不同种之间的相互作用关系”和“同种的遗传系统学关系”两个方面，通过借助目前较为流行的CiteSpace信息可视化软件，绘制并统计分析了国际和国内关于种间关系的研究情况，分别清晰地展示了国际上种间关系研究学科分布、关键文献和研究热点以及国内的研究热点，得出以下结论：

（1）国际上种间关系的相关研究集中在微观的分子遗传系统学方面，而国内目前则在较为宏观的生态学相关研究阶段，但从发展趋势来看，国内对物种遗传系统学方面的研究由最初的探索到不断地深入，而且也发表了不少高水平、高质量的创新文献。

（2）从文献所属学科出现频次来看，国际上关于种间关系的研究主要分布在环境科学、生态学、植物科学、动物科学和生物进化学等学科领域。因为科研人员提供了极大的帮助和服务而受到广泛引用的、关于种间关系研究的软件（程序）信息具有高共被引频次。在研究热点方面，有关同一物种的进化（特别是分子水平）、发展方面的研究较多，随着分子生物学技术的发展，一些关于分子系统学的新方法和新技术为相关研究提供了新的视野，使得研究学者以更高效和更可靠的手段来完成相关研究内容，成为种间关系研究的热点。

（3）国内关于种间关系的研究起步较早，但有20余年的相对空白期，研究对象主要集中于混交林，主要是针对其防护效能和稳定性方面在生态系统中种群内或种群间时间、空间上所占据的生态位以及不同种群间功能与作用方面的研究。在遗传分子水平方面的相关研究迟后于国际，但近些年以遗传多样性、系统发育、RAPD技术、亲缘关系等关键词出现研究热点，相关研究发展趋势迅猛。

2.2 “植物–植物相互交流”研究进展

交流是一种重要的生存能力，人与人、动物与动物、细胞与细胞之间都存在着独特的交流方式，那么植物与植物之间呢？答案是肯定的。人们发现植物和邻近植物间能够感受到彼此的存在，并产生相应的化学物质，这种现象被称为“植物-植物相互交流”（张苏芳等，2012）。这个有趣的现象被发现后就吸引了科学家的注意，意识到植物也能够相互交流，这成为一个研究热点和前沿话题。虽然之前因为试验设计不够恰当（如只有室内模拟试验）、试验条件不具有现实意义（如控制的挥发物浓度在自然界中很难达到）等方面受到质疑，但随后一系列的研究成果，确认了“植物-植物相互交流”这一现象（Heil et al.，2010）。*Biochemical Systematics and Ecology* 用一期专刊报道了多个植物群落中关于“植物-植物相互交流”的研究结果，已证明植物个体具备鉴定邻近植物的能力（Chen et al.，2012a），会以植物特有的方式对邻近植物进行识别和响应（Callaway et al.，2010）。

如沙漠植物白刺果豚草遇到同种异株植物的根和克隆植物根时，根的生长受到抑制（Mahall et al.，1996）。玉米根系向小麦根系生长时表现出强烈的躲避，与蚕豆间作时，则可以伸展并占据蚕豆地下部分空间（Li et al.，2006）。与三齿蒿邻近生长的烟草，其生长被显著抑制，而与同种植物生长在一起时没有此现象（Jassbi et al.，2010）。当拟南芥生长环境中出现异种植物时，其侧根数增多（Biedrzycki et al.，2010）。海马康草与来自不同母本的陌生者毗邻而居时，其根系要比那些与来自同一母本亲属生长在一起的植物根系发达得多（Biedrzycki et al.，2010）。因此，这些植物能够识别“邻居”并通过表型可塑性做出相应的响应，但植物种间识别和响应的潜在机制尚不清楚。

2.3 植物化学作用研究进展

随着发现“植物-植物相互交流”这一现象后，研究逐步从现象转向机理探讨（张苏芳等，2012）。植物是自然界中次生代谢物质的主要来源（约占 80%）（Metlen et al.，2010），使得以次生代谢物质为媒介的化学关系成为研究植物种间相互作用的一个重要手段（Jensen et al.，2010）。有研究表明，植物对邻近植物的影响主要是通过地上挥发物和地下根分泌物来实现的（Hodge，2004），这些化学物质是不同植物间“交流对话”的关键，搞清楚这些“化学对话”如何进行，就可以解开更多植物的“生长密码”，因此学者们开始重视研究植物化合物的释放和接收化学信号后所做出的响应机制（Karban et al.，2014b）。

植物通过自身代谢产生的化学物质，在植物生长发育过程中具有至关重要的作用（黎家和李传友，2019），被称之为生态功能分子，在自然生态系统中普遍存在，并能有效地调控生态系统中各生物间的相互关系（娄永根等，2018）。化学物质介导的植物间相互作用主要包括：由化学信号物质介导的信号通信过程和由化感物质介导的化感作用（Inderjit et al.，2011；Metlen et al.，2010；Wang et al.，2020），前者是通过释放的次生物质识别邻近植物从而调整生物量分配以及决定是否采用化学防御策略，后者则是通过植物向环境释放次生物质抑制邻近植物（Li et al.，2016）。这些化学物质尤其是次生代谢物质建立和维系着植物与植物、植物与环境的关系，主导着很多生物和非生物过程的发生。

以次生代谢物质介导的植物种间化感作用越来越受到重视，并不断取得重要进展（孔垂华，2020）。黄帚橐吾通过释放萜类化合物抑制其他牧草种子萌发，降低了可食牧草的建植与分布，形成单优势种群（马瑞君等，2006）。紫茎泽兰分泌的化学物质可以抑制普通针毛蕨的孢子萌发和配子体发育，这是蕨类植物无法在紫茎泽兰群落中建群的原因（Liang et al.，2008）。多斑矢车菊在与邻近植物爱荷达羊茅伴生时，会减少总酚含量，使多斑矢车菊具备了更大的竞争能力（Callaway et al.，2010）。黑芥与其他植物竞争时，组织中的黑芥子苷浓度会升高，使得黑芥在竞争中占据优势（Lankau et al.，2010，2007）。加拿大一枝黄花、狭叶香蒲和矢车菊会通过分泌次生代谢物直接抑制当地物种的生长（Biedrzycki et al.，2010）。三齿蒿根分泌物中含有樟脑、桉树酚及橙花醇等萜类毒性物质，也含有少量烯类、炔类毒素，会抑制烟草的生长（Jassbi et al.，2010）。赤松可合成化感物质，抑制其地面草本植物水芹和马唐的生长（Kimura et al.，2015）。铁杆蒿所释放的化感物质影响了其他伴生种的生长，这可能是形成以铁杆蒿为优势群落的重要原因（孙庆花等，2016）。由此可见，植物会通过合成与释放的化学物质影响邻近植物的生长发育。

而植物种间还存在着通过次生代谢物进行的化学通信信息交流关系（Karban，2015）。化学通信是一种调节功能，通过一些低成本、容易扩散的小分子来实现，且通常具有浓度效应（DeAngelis，2016）。植物地上部的化学信号物质基本澄清，乙烯、茉莉酸甲酯、水杨酸甲酯、吲哚及几种挥发性萜类化合物介导着地上部的化学通信识别（Erb et al.，2015）。这些化学信号可以直接诱导或激发植物化感物质，同时还可以警告邻近植物做出相应的防御准备（Baldwin et al.，2006）。植物地下部根系分泌的化学信号物质也会在共存植物间形成识别通信（Machin et al.，2020），如独脚金内酯（Machin et al.，2020）、茉莉酸（Martínez-Medina et al.，2017）、黑麦草内酯（Li et al.，2020）等，可以改变植物根系的生长行为（Semchenko et al.，2014）和调控开花时间（Karban et al.，2014a）。通过这样的化学通信信息交流，植物可以有效地分配资源用于生长和防御，并被认为是理解信息交流的研究模型系统（Kalske et al.，2019）。

植物间化学作用已被广泛认识。无论是地上挥发还是地下根分泌的化学信号，化学作用不外乎化学信号产生、植株发送、介质传输以及信号接收的植株感知和响应等过程。但是，目前化学作用的研究大多集中在受体植物生长发育的形态指标和生理变化等方面（Cipollini et al.，2012），这些特征只揭示了表观现象及其胁迫响应，而植物影响邻近植物的化学作用机制仍不清晰（Chen et al.，2020；章芳芳，2018），这也制约了建立调控植物种间竞争、诱导群落定向演替、提升生态系统效率的有效措施。

植物生态系统中共同生长的植物会释放某些特殊的化学物质而影响自身或其他有机体生长发育的化学生态学现象，即化感作用（Inderjit et al.，2011；Rice，1983）。其广泛存在于自然界中（Jones et al.，2013），在植物间较为普遍（Went，1973），是物种间相互作用的一种重要化学调控机制（Bais et al.，2003；Meiners et al.，2012），也是植物适应生境的重要策略（万方浩等，2011）。分泌出的化学物质是植物在生长发育过程中，通过茎叶挥发、淋溶、根系分泌以及植物残体腐解等途径向自然环境中释放的次生代谢产物，也是植物之间争夺阳光、水分和营养资源的主要化学武器（Bais et al.，2003），有助于自身种群的快速建成，由此产生了“新武器假说”（Callaway et al.，2004）。化感作用不仅直接或间接影响周围的植物或后续植物的生长，而且在群落水平上也影响着物种组成、群落动态以及协同进化等（Kaligariä et al.，2011；Meiners，2014；彭少麟和邵华，2001）。化感作用在区域植物群落中的作用不容忽视，已成为群落生态学最活跃的领域之一。

化感作用是植物适应环境的一种化学响应，可以使植物种群在生存竞争中处于优势地位，利于种群扩大和繁衍，也可以促进或延缓群落演替的过程（马瑞君等，2005）。化感作用是生态系统中植被共存或竞争的重要化学调控机制（Meiners和Kong，2012），在区域植物群落组成和结构中的作用不容忽视，已成为群落生态学最活跃的领域之一。在美国俄克拉荷马地区，一年生禾草（三芒草）分泌的二倍酸和酚类物质抑制了硝化细菌和固氮菌的生长，使土壤中氮素积累减慢，致使需氮量高的多年禾草不易繁殖，而一年生禾草自身耐受低氮环境，故生长正常（Rice，1979）。研究表明在弃耕地演替和分布格局中的优势种——毛果破布草，会抑制它周围的一种三芒草；Rice（1964）则发现毛果破布草的根、茎、叶对几种固氮菌、硝化细菌和根瘤菌具有抑制作用，是其在次生演替中成为优势种的一个重要原因。我国青藏高原毒杂草黄帚橐吾通过释放萜类化合物不仅可以保护自身不受侵害，还可以抑制牧草种子萌发，降低可食牧草的建植与分布，增强自身生存竞争力，形成单优势种群落（马瑞君等，2006）。紫茎泽兰分泌的化学物质可以抑制普通针毛蕨的孢子萌发和配子体发育，这就是蕨类植物无法在紫茎泽兰群落中建群的原因（Liang et al.，2008）。黄土丘陵区铁杆蒿作为建群种，所释放的化感物质影响了其他伴生种的生长，化感作用在群落演替过程中担负着驱动力的角色（王辉等，2012），这可能是形成以蒿属植物为优势种的植被群落的重要原因之一，从化学生态学的角度解释了黄土丘陵区植被演替初期植物之间的关系以及群落结构形成的原因，为认识自然恢复的内在机理提供了新的视角（孙庆花等，2016）。

植物生态系统中共同生长的植物之间，除对光照、水分、养分、生存空间等因子的竞争外，还可以通过分泌化学物质而影响自身或其他有机体（包括植物、微生物和动物受体）的生长发育的化学生态学现象，即化感作用（Allelopathy）（Rice，1983）。这种作用或相互促进（相生），或相互抑制（相克），在一定条件下可能上升到主导地位（Inderjit et al.，1999）。化感作用广泛存在于自然界中，在植物间较为普遍，辣椒对核桃叶的化感物质最为敏感，故辣椒不能和核桃树栽植在一起（王蓓等，2011）；地黄生长区种植芝麻会造成芝麻严重减产（王明道等，2009）；番茄根分泌物及其植株挥发物对黄瓜生长有很明显的化感抑制作用（周志红等，

1997）；小麦间作蚕豆其生物产量和经济产量较单作显著提高（郑立龙等，2011）。

不同养分水平的土壤对化感作用的表达有显著不同（Dakshini，1998）。Dear 等（1965）研究发现缺硼会使向日葵叶片中的咖啡酸和绿原酸含量升高。Lehman 等（1972）报道了缺硫会使向日葵老叶、新叶、茎和根中的总绿原酸含量显著增加，缺氮也会使向日葵老叶、茎和根中的总绿原酸含量显著增加。Koeppe 等（1975）发现，缺磷会显著提高向日葵提取液中的绿原酸同分异构体的浓度，并使向日葵根系分泌更多的酚类物质。Hall 等（1982）研究发现，随着营养胁迫程度的增强，向日葵产生的酚类物质含量相应增加。Armstrong 等（1971）发现，缺镁、缺钾或缺氮时，烟叶中的东莨菪碱含量会明显增加，缺氮还会使总绿原酸增加。Mckey 等（1978）在乌干达和喀麦隆的实验表明，在土壤养分缺乏的喀麦隆实验点中，森林中大多数树种和草本植物叶中的酚酸含量显著提高，相对于土壤养分丰富的乌干达实验点的相同植物种的含量至少提高 2 倍。但是，也有相反的研究结果表明，某些植物在较低的水肥条件下其化感物质含量或化感潜力会下降。

随着对化感作用方式及机理研究的不断深入，化感作用在实践生产上的应用也越来越广泛。对植物间化感作用的研究已成为现代复合系统建植研究的核心内容之一，也是设计复合经营模式时考虑的中心问题（Mahall & Callaway，1991），为经营种间关系协调的高产、高效和稳定的复合系统提供理论依据，为物种选择和配置提供理论指导。人工建植的复合系统中，中间锦鸡儿是否会对紫花苜蓿的生长产生影响，将直接关系到这种灌草复合系统结构的稳定性，并关系到其生态效益和经济效益是否能够正常发挥。目前，关于中间锦鸡儿和紫花苜蓿间存在的生物化学相互作用的研究较少；中间锦鸡儿和紫花苜蓿竞争过程中是否有化感作用，哪些物质起到化感作用的相关研究较少；中间锦鸡儿与紫花苜蓿竞争共存时其化感作用和资源竞争能力如何尚没有相关研究。

综上所述，本研究拟以宁夏荒漠草原区人工建植的中间锦鸡儿和紫花苜蓿为研究对象，通过运用化学生态学、植物生态学和农业生态学的理论和方法，分析人工建植灌草复合系统种间的化感作用，辨识其化感物质，揭示化感作用和资源竞争效应，以期为荒漠草原区建植人工复合系统及草原的可持续利用提供理论依据和实践指导。

2.4 化感物质研究进展

植物化感物质的产生和释放是植物在环境胁迫压力下形成的（孔垂华等，2000），主要是植物产生的次生代谢产物，是物种长期进化过程中为了自身和种群的生存与发展而采取的策略（黎华寿等，2005）。通常认为酚类、萜类和酯类是较常见的化感物质（Inderjit，1996；张晓芳等，2011），但 Maria 等（2002）对水稻中的化感物质主要是酚酸类物质提出了质疑。植物的化感作用常常是几个或几类化合物综合作用的结果，化感物质之间常常有协同或拮抗作用（张晓芳等，2011），受光照、温度、水分和时间等因素的影响，可进一步降解为无毒的化合物（Chou et al.，1976），相对含量大的物质并不一定有化感作用（Bais et al.，2003）。由于受到诸多因素的影响，增加了化感物质研究的复杂性及难度（拱健婷等，2015）。目前，化感作用的研究大多集中在受体植物生长发育的形态指标和生理生化过程变化等方面（Cipollini et al.，2012；李晓娟等，2013；缪丽华等，2012），但这些特征只能揭示化感作用的表观现象，化感物质是否通过诸如影响激素合成或利用、对矿物质/水分的吸收或利用、光合作用或呼吸作用、蛋白质的合成，以及改变细胞的分裂或生长、细胞膜的特性等直接或间接地影响受体植物，这些都尚未明晰。因此，化感作用的研究应该更关注其作用机制方面的内容。

2.5 植物化学作用的影响因素研究进展

植物代谢物对于调节植物与植物、植物与环境之间的化学作用至关重要（Aerts et al.，2021），但其组成和含量并非一成不变，也会受到生物和非生物因素的影响（Mommer et al.，2016），其中生物因素包括植物及其邻近植物的种类、密度和生长阶段等（李永华，2015）。关于密度对植物间化学作用的影响，Weidenhamer 等（1989）很早就提出了“密度决定植物毒素效应模型”，即在植物间识别与响应过程中，密度变化影响植物间化学作用及其响应对策。阿勒颇松在低密度和中密度种植时，其分泌的次生代谢物质菇类随种植密度增加而增加，在高密度种植下，分泌的萜类因种植密度增加而下降（Ormeno et al.，2007）。也有研究表明，高密度下向植物中添加富含化感物质的浸提物，当应用的剂量是田间正常剂量的8倍时，化感作用才会抑制植物的生长（Barto et al.，2009）。小麦与伴生植物间化感作用强弱受密度水平影响显著，只有伴生植物达到了一定播种密度时，才能诱导小麦对其进行化学识别和响应（李永华，2015）。还有研究发现小麦化感物质的合成释放与共存杂草的密度和存在时间显著相关，而与杂草种属无关（Kong et al.，2018）。

环境中的资源状况（非生物因素）也可以影响植物化学性状。由于资源在空间上具有明显差别，在时间上也存在着由丰富到衰减的波动过程，有研究表明，当水分等环境因子发生改变时，植物的形态特征、生物量积累均有不同程度的响应，而且干旱信号会促进脯氨酸和海藻糖等的产生，也会激发出包括脱落酸、油菜素甾醇和乙烯等的响应（Dinneny，2019；Gupta et al.，2020；Tardieu et al.，2018），这是植物通过次生代谢物的调整来适应环境中资源的变化，而这些次生代谢物质能够对邻近植物产生影响，其含量和分配的变化会引起邻近植物产生响应（Callaway et al.，2010）。因此，当不同资源水平作用于植物共生体系时，可以影响植物的化学物质水平，特别是植物次生代谢物质的含量以及在不同组织中的分配（Hodge，2004），进而也会影响植物对邻近植物的化学作用。

2.6 代谢组学研究进展

植物在受到刺激或扰动后，会产生一系列的应答胁迫反应。其中，代谢物是生物信息传递的终端层次，能直观反映生物体对所处环境的响应（赵丹等，2015）。代谢组学则是以代谢物组群指标分析为基础，以高通量检测和数据处理为手段，以信息建模与系统整合为目标的系统生物学的一个分支，是继基因组学、转录组学、蛋白质组学后系统生物学的另一重要研究领域（滕中秋等，2011），所关注的是代谢循环中分子量小于 1 000 的小分子代谢物的变化，可以反映外界刺激或遗传修饰的细胞或组织的代谢应答变化（Nicholson et al.，1999）。代谢组学是定性和定量研究分析某一生物、组织或细胞中代谢产物的一门学科（Goodacre et al.，

2004）。随着新的分析检测技术和生物信息学的发展，代谢组学为植物代谢研究提供了全面、多维的视角，为人们从整体上全面理解植物代谢提供了可能（滕中秋等，2011），有助于加深对生态系统运作规律的理解（赵丹等，2015）。

Nicholson 等（1999）将生物系统对病原性刺激的代谢响应及分析结果定义为代谢组学范畴。之后，Fiehn（2003）首次将代谢产物和生物基因的功能联系起来，并提出代谢组学概念。我国学者许国旺（2008）将代谢组学定义为研究生物体系（包括细胞、组织或生物体）受刺激或扰动后，其代谢产物的变化或其随时间变化的一门科学。Sardans 等（2011）则从生态学角度提出了生态代谢组学概念，即研究某个生物体对环境变化的代谢物组水平的响应。代谢组学已成为研究生态系统中不同物种间的相互作用、种群间的协同进化、生态学过程与功能及复杂相互作用等方面的有力工具（Baker，2011；Ram et al.，2005；Suthar et al.，2013），显示出巨大潜力并得到了广泛应用（淡墨等，2007；许国旺，2008；赵丹等，2015）。Zhu 等（2018）利用广泛靶向代谢组技术揭示了番茄代谢育种与驯化历史。Maier 等（1999）对比研究了有、无丛枝菌根真菌对烟草根部代谢的影响。Carmo-Silva 等（2009）研究了 3 种 C_4 草本植物对干旱胁迫应答的代谢指纹图谱，发现了 5-hydroxynorvaline（羟缬氨酸）这种特殊的非蛋白质氨基酸与植物的抗旱能力密切相关。Foito 等（2010）研究发现两种不同基因型的黑麦草在干旱胁迫下叶片中的代谢产物发生明显的变化。Dai 等（2010）发现丹参在两种干旱模式下的应激不完全相同，说明环境因素的变化会影响植物代谢通路及最终的代谢产物。Gidman 等（2003）发现短柄草属植物二穗短柄草（*Brachypodium distachyon*）在竞争物种存在的环境下，代谢组分有显著变化。还有学者将生物个体的代谢物变化及转化数据叠加分析，建立代谢物组响应的动态模型（Josep et al.，2009）。综上所述，代谢组学技术可从代谢物水平反映植物对复杂生物因素的响应，这将是后基因时代的重要研究趋势之一，有助于人们理解生物体生态学功能与代谢响应间的关系（Gehlenborg et al.，2010）。

参考文献

Aerts N，Pereira Mendes M，Van Wees SCM，2021. Multiple levels of crosstalk in hormone networks regulating plant defense[J]. The Plant Journal，n/a.

Armstrong GM，Rohrbaugh LM，Rice EL，et al.，1971. Preliminary studies on the effect of deficiency in potassium or magnesium on concentration of chlorogenic acid and scopolin in tobacco[J]. Okla Acad Sci Proc，51：41-43.

Bais H，Vepachedu R，Gilroy S，et al.，2003. Allelopathy and exotic plant invasion：from molecules and genes to species interactions[J]. Science，301：1377-1380.

Baker M，2011. Metabolomics：from small molecules to big ideas[J]. Nature Methods，8：117-121.

Baldwin IT，Halitschke R，Paschold A，et al.，2006. Volatile signaling in plant-plant interactions："Talking Trees" in the genomics era[J]. Science，311：812-815.

Barto EK，Cipollini D，2009. Density-dependent phytotoxicity of impatiens pallida plants exposed to extracts of Alliaria petiolata[J]. Journal of Chemical Ecology，35：495-504.

Biedrzycki ML，Bais HP，2010. Kin recognition in plants：a mysterious behaviour unsolved[J]. Journal of Experimental Botany，61：4123-4128.

Brooker RW，2006. Plant-Plant Interactions and Environmental Change[J]. New Phytologist，171：271-284.

Brooker RW，Maestre FT，Callaway RM，et al.，2008. Facilitation in Plant Communities：The Past，the Present，and the Future[J]. Journal of Ecology，96：18-34.

Bruno JF，Stachowicz JJ，Bertness MD，2003. Inclusion of facilitation into ecological theory[J]. Trends in Ecology & Evolution，18：119-125.

Callaway RM，2007. Positive interactions and interdependence in plant communities[M]. Springer Netherlands.

Callaway RM，Erick G，Lewis MR，et al.，2010. Plant neighbor identity influences plant biochemistry and physiology related to defense[J]. BMC Plant Biology，10：1-14.

Callaway RM，Ridenour WM，2004. Novel weapons：invasive success and the evolution of increased competitive ability[J]. Frontiers in Ecology and the Environment，2：436-443.

Callaway RM，Walker LR，1997. Competition and facilitation：a synthetic approach to interactions in plant communities[J]. Ecology，78：1958-1965.

Carmo-Silva AE，Beale MH，Baker JM，et al.，2009. Drought stress increases the production of

5-hydroxynorvaline in two C4 grasses[J]. Phytochemistry，70：664-671.

Chen BJW，During HJ，Anten NPR，2012. Detect thy neighbor：Identity recognition at the root level in plants[J]. Plant Science，195：157-167.

Chen C，2006. CiteSpace Ⅱ：Detecting and visualizing emerging trends and transient patterns in scientific literature[J]. Journal of the American Society for Information Science and Technology，57：359-377.

Chen C，2012a. Predictive effects of structural variation on citation counts[J]. Journal of the American Society for Information Science and Technology，63：431-449.

Chen C，Hu Z，Liu S，et al.，2012b. Emerging trends in regenerative medicine：a scientometric analysis in CiteSpace[J]. Expert Opinion on Biological Therapy，12：593-608.

Chen C，Leydesdorff L，2014. Patterns of connections and movements in dual-map overlays：A new method of publication portfolio analysis[J]. Journal of the Association for Information Science and Technology，65：334-351.

Chen C，Morris S，2003. Visualizing evolving networks：minimum spanning trees versus pathfinder networks [C]//；City. 67-74.

Chen Y，Bonkowski M，Shen Y，et al.，2020. Root ethylene mediates rhizosphere microbial community reconstruction when chemically detecting cyanide produced by neighbouring plants[J]. Microbiome，8：4.

Chen C，2004. Searching for intellectual turning points：progressive knowledge domain visualization[J]. Proceedings of the National Academy of Sciences of the United States of America，101：5303-5310.

Chou CH，Lin HJ，1976. Autointoxication mechanism of Oryza sativa I. Phytotoxic effects of decomposing rice residues in soil[J]. Journal of Chemical Ecology，2：353-367.

Cipollini K，Wagner KTC，2012. Allelopathic effects of invasive species（*Alliaria petiolata*，*Lonicera maackii*，*Ranunculus ficaria*）in the Midwestern United States. Allelopathy Journal，29：63-76.

D. E. Koeppe，L. M. Southwick，JEB，1975. The relationship of tissue chlorogenic acid concentrations and leaching of phenolics from sunflowers grown under varying phosphate nutrient conditions[J]. Can J Bot，54：593-599.

Dai H，Xiao Cn，Liu Hb，et al.，2010. Combined NMR and LC-MS analysis reveals the metabonomic changes in Salvia miltiorrhiza Bunge induced by water depletion[J]. Journal of Proteome Research，9：1460-1475.

Dakshini KMM，1998. Pluchea lanceolata：A Noxious Perennial Weed[J]. Weed Technology，12：190-193.

Deangelis KM，2016. Chemical communication connects soil food webs[J]. Soil Biology and Biochemistry，102：48-51.

Dear J，Aronoff S，1965. Relative kinetics of chlorogenic and caffeic acids during the onset of boron deficiency in sunflower[J]. Plant Physiology，40：458-459.

Dinneny JR，2019. Developmental responses to water and salinity in root systems[J]. Annual Review of Cell and Developmental Biology，35：239-257.

E MB，M CR，1991. Root communication among desert shrubs[J]. Proceedings of the National Academy of Sciences of the United States of America，88：874-876.

Erb M，Veyrat N，Robert CAM，et al.，2015. Indole is an essential herbivore-induced volatile priming signal in maize[J]. Nature Communications，6：6273.

Fiehn O，2003. Metabolic networks of Cucurbita maxima phloem[J]. Phytochemistry，62：875-886.

Foito A，Byrne SL，Shepherd T，et al.，2010. Transcriptional and metabolic profiles of lolium perenne L. genotypes in response to a peg - induced water stress[J]. Plant Biotechnology Journal，7：719-732.

Gehlenborg N，O'donoghue SI，Baliga NS，et al.，2010. Visualization of omics data for systems biology[J]. Nature Methods，7：S56-S68.

Gidman E，Goodacre R，Emmett B，et al.，2003. Investigating plant-plant interference by metabolic fingerprinting[J]. Phytochemistry，63：705-710.

Goodacre R，Vaidyanathan S，Dunn WB，et al.，2004. Metabolomics by numbers：acquiring and understanding global metabolite data[J]. Trends in Biotechnology，22：245-252.

Gupta A，Rico-Medina A，Caño-Delgado AI，2020. The physiology of plant responses to drought[J]. Science，368：266-269.

Hall AB，Blum U，Fites RC，1982. Stress modification of allelopathy of *Helianthus annuus* L. Debris on Seed Germination[J]. American Journal of Botany，69：776-783.

Heil M，Karban R，2010. Explaining evolution of plant communication by airborne signals[J]. Trends in Ecology & Evolution，25：137-144.

Hodge A，2004. The plastic plant：Root responses to heterogeneous supplies of nutrients[J]. New Phytologist，162：9-24.

Huelsenbeck JP，Ronquist F，2001. MRBAYES：Bayesian inference of phylogenetic trees[J]. Bioinformatics，17：754-755.

Inderjit，1996. Plant phenolics in allelopathy[J]. Botanical Review，62：186-202.

Inderjit，Keating KI，1999. Allelopathy：Principles，Procedures，Processes，and Promises for Biological Control[J]. Advances in Agronomy，67：141-231.

Inderjit，Wardle DA，Richard K，et al.，2011. The ecosystem and evolutionary contexts of allelopathy[J]. Trends in Ecology & Evolution，26：655-662.

Jassbi AR，Zamanizadehnajari S，Baldwin IT，2010. Phytotoxic volatiles in the roots and shoots of Artemisia tridentata as detected by headspace solid-phase microextraction and gas chromatographic-mass spectrometry analysis[J]. Journal of Chemical Ecology，36：1398-1407.

Jensen CG，Ehlers BK，2010. Genetic variation for sensitivity to a thyme monoterpene in associated plant species[J]. Oecologia，162：1017-1025.

Jones E，Nuismer S，Gomulkiewicz R，2013. Revisiting Darwin's conundrum reveals a twist on the relationship between phylogenetic distance and invasibility[J]. Proceedings of the National Academy of Sciences of the United States of America，110：20627-20632.

Josep P，Jordi S，2009. Ecology：Elementary factors[J]. Nature，460：803-804.

K T，Peterson D，Peterson N，et al.，2011. MEGA5：molecular evolutionary genetics analysis using maximum likelihood，evolutionary distance，and maximum parsimony methods[J]. Molecular Biology & Evolution，28：2731-2739.

Kaligariä M，Meister MH，Kornik SÅ，et al.，2011. Grassland succession is mediated by umbelliferous colonizers showing allelopathic potential[J]. Plant Biosystems，145：688-698.

Kalske A，Shiojiri K，Uesugi A，et al.，2019. Insect herbivory selects for volatile-mediated plant-plant communication[J]. Current Biology，29：3128-3133.

Karban R，2015. Plant sensing and communication [M]. Chicago，USA：University of Chicago Press.

Karban R，Wetzel WC，Shiojiri K，et al.，2014a. Deciphering the language of plant communication：volatile chemotypes of sagebrush[J]. New Phytologist，204：380-385.

Karban R，Yang LH，Edwards KF，2014b. Volatile communication between plants that affects herbivory：a meta - analysis[J]. Ecology Letters，17：44-52.

Kimura F，Sato M，Kato-Noguchi H，2015. Allelopathy of pine litter：Delivery of allelopathic substances into forest floor[J]. Journal of Plant Biology，58：61-67.

Kong CH，Zhang SZ，Li YH，et al.，2018. Plant neighbor detection and allelochemical response are driven by root-secreted signaling chemicals[J]. Nature Communications，9：3867.

Lankau RA，Kliebenstein DJ，2010. Competition，herbivory and genetics interact to determine the accumulation and fitness consequences of a defence metabolite[J]. Journal of Ecology，97：78-88.

Lankau RA，Strauss SY，2007. Mutual feedbacks maintain both genetic and species diversity in a plant community[J]. Science，317：1561-1563.

Lehman RH，Rice EL，1972. Effect of deficiencies of nitrogen，Potassium and sulfur on chlorogenic acids and scopolin in sunflower[J]. American Midland Naturalist，87：71-80.

Li L，Sun J，Zhang F，et al.，2006. Root distribution and interactions between intercropped species[J]. Oecologia，147：280-290.

Li YH，Xia ZC，Kong CH，2016. Allelobiosis in the interference of allelopathic wheat with weeds[J]. Pest Management Science，72：2146-2153.

Liang S，Zhang J，Wang Z，2008. Inhibition of ageratina adenophora on spore germination and gametophyte development of macrothelypteris torresiana[J]. Journal of Integrative Plant Biology，50：559-564.

Machin DC，Hamon - Josse M，Bennett T，2020. Fellowship of the rings：a saga of strigolactones and other small signals[J]. New Phytologist，225：621-636.

Mahall BE，Callaway RM，1996. Effects of regional origin and genotype on intraspecific root communication in the desert shrub Ambrosia dumosa（Asteraceae）[J]. American Journal of Botany，83：93-98.

Maier W，Schmidt J，Wray V，et al.，1999. The arbuscular mycorrhizal fungus，Glomus intraradices，induces the accumulation of cyclohexenone derivatives in tobacco roots[J]. Planta，207：620-623.

Maria O，Malou R，Artemio M，et al.，2002. Why phenolic acids are unlikely primary allelochemicals in rice[J]. Journal of Chemical Ecology，28：229-242.

Martínez-Medina A，Fernandez I，Lok GB，et al.，2017. Shifting from priming of salicylic acid to jasmonic acid-regulated defences by Trichoderma protects tomato against the root knot nematode meloidogyne incognita[J]. New Phytologist，213：1363-1377.

Mckey D，Waterman PG，Mbi CN，et al.，1978. Phenolic content of vegetation in two African rain forests：ecological implications[J]. Science，202：61-64.

Meiners SJ，2014. Functional correlates of allelopathic potential in a successional plant community[J]. Plant Ecology，215：661-672.

Meiners SJ，Kong CH，2012. Introduction to the special issue on allelopathy[J]. Plant Ecology，213：1857-1859.

Metlen K，Aschehoug E，Callaway R，2009. Plant behavioural ecology：dynamic plasticity in secondary metabolites. Plant Cell & Environment，32：641-653.

Metlen KL，Aschehoug ET，Callaway RM，2010. Plant behavioural ecology：dynamic plasticity in secondary metabolites[J]. Plant Cell & Environment，32：641-653.

Mommer L，Kirkegaard J，Van Ruijven J，2016. Root-root interactions：Towards a rhizosphere framework. Trends in plant science，21：209-217.

Neill RL，Rice EL，1971. Possible role of ambrosia psilostachya on pattern and succession in old-fields[J]. American Midland Naturalist，86：344-357.

Nicholson JK, Lindon JC, Holmes E, 1999. 'Metabonomics': understanding the metabolic responses of living systems to pathophysiological stimuli via multivariate statistical analysis of biological NMR spectroscopic data[J]. Xenobiotica, 29: 1181-1189.

Ormeno E, Fernandez C, Mévy J-P, 2007. Plant coexistence alters terpene emission and content of mediterranean species[J]. Phytochemistry, 68: 840-852.

Ram RJ, Verberkmoes NC, Thelen MP, et al., 2005. Community proteomics of a natural microbial biofilm[J]. Science, 308: 1915-1920.

Rice EL, 1964. Inhibition of nitrogen-fixing and nitrifying bacteria by seed plants[J]. Ecology, 45: 824-837.

Rice EL, 1979. Allelopathy: an update[J]. Botanical Review, 45: 15-109.

Rice EL, 1983. Allelopathy (Second edition) [M]. Academic Press Inc; New York.

Sardans J, Peñuelas J, Rivas-Ubach A, 2011. Ecological metabolomics: overview of current developments and future challenges[J]. Chemoecology, 21: 191-225.

Semchenko M, Saar S, Lepik A, 2014. Plant root exudates mediate neighbour recognition and trigger complex behavioural changes[J]. New Phytologist, 204: 631-637.

Suthar MS, Brassil MM, Gabriele B, et al., 2013. A system biology approach reveals that tissue tropism to West Nile virus is regulated by antiviral genes and innate immune cellular processes[J]. Plos Pathogens, 9: e1003168.

Swofford D, 2002. PAUP*: Phylogenetic Analysis Using Parsimony (*and Other Methods) Version 4.0b10 [C]//; City.

Tamura K, 2007. MEGA4: molecular evolutionary genetics analysis (MEGA) software version 4.0[J]. Mol Biol Evol., 24: 1596-1599.

Tardieu F, Simonneau T, Muller B, 2018. The physiological basis of drought tolerance in crop plants: A scenario-dependent probabilistic approach[J]. Annual Review of Plant Biology, 69: 733-759.

Vellend M, 2008. Effects of diversity on diversity: consequences of competition and facilitation[J]. Oikos, 117: 1075-1085.

Wang NQ, Kong CH, Wang P, et al., 2020. Root exudate signals in plant-plant interactions[J]. Plant, Cell & Environment, 44: 1044-1058

Weidenhamer JD, Hartnett DC, Romeo JT, 1989. Density-dependent phytotoxicity: distinguishing resource competition and allelopathic interference in plants[J]. Journal of Applied Ecology, 26: 613-624.

Went FW, 1973. Competition among plants[J]. Proceedings of the National Academy of Sciences of the United States of America, 70: 585-590.

Zhu G，Wang S，Huang Z，et al.，2018. Rewiring of the fruit metabolome in tomato breeding[J]. Cell，172：249-261.

陈超美，2009. CiteSpace Ⅱ：科学文献中新趋势与新动态的识别与可视化[J]. 情报学报，28（3）：401-421.

陈海滨，杨禹，姜维，等，2015. 基于知识图谱的城市生活垃圾研究前沿分析[J]. 环境卫生工程：23（2）：1-5.

陈伟，薛立，2004. 根系间的相互作用——竞争与互利[J]. 生态学报，24（6）：1243-1251.

陈悦，陈超美，胡志刚，等，2014. 引文空间分析原理与应用：CiteSpace 实用指南[M]. 北京：科学出版社.

淡墨，高先富，谢国祥，等，2007. 代谢组学在植物代谢研究中的应用[J]. 中国中药杂志，32（22）：2337-2341.

党占海，赵蓉英，陈瑞，等，2011. 油料作物研究的知识图谱分析[J]. 中国农业大学学报，16（3）：178-186.

拱健婷，张子龙，2015. 植物化感作用影响因素研究进展[J]. 生物学杂志，32（3）：73-77.

胡秀芳，赵军，查书平，等，2015. 生态安全研究的主题漂移与趋势分析[J]. 生态学报，35（21）：6934-6946.

贾呈鑫卓，李帅锋，苏建荣，等，2014. 择伐对思茅松天然林乔木种间与种内关系的影响[J]. 植物生态学报，38（12）：1296-1306.

姜春林，刘盛博，丁堃，2008. 《中国科技期刊研究》研究热点及其演进知识图谱[J]. 中国科技期刊研究，19（6）：954-958.

孔垂华，2020. 植物种间和种内的化学作用[J]. 应用生态学报，31（7）：2141-2150.

孔垂华，徐涛，胡飞，等，2000. 环境胁迫下植物的化感作用及其诱导机制[J]. 生态学报，20（5）：849-854.

黎华寿，黄京华，张修玉，等，2005. 香茅天然挥发物的化感作用及其化学成分分析[J]. 应用生态学报，16（4）：763-767.

黎家，李传友，2019. 新中国成立 70 年来植物激素研究进展[J]. 中国科学：生命科学，49（10）：1227-1281.

李晓娟，王强，倪穗，等，2013. 栗与美国板栗化感作用的比较[J]. 植物生态学报，37（2）：173-182.

李永华，2015. 异种植物对小麦化感物质的诱导机制[D]. 北京：中国农业大学.

娄永根，孔垂华，孙晓玲，2018. 调控与利用生态功能分子：一种安全有效的有害生物防控新途径[J]. 植物保护学报，45（5）：925-927.

马瑞君，王明理，赵坤，等，2006. 高寒草场优势杂草黄帚橐吾水浸液对牧草的化感作用[J]. 应用生态学报，17（5）：845-850.

缪丽华，王媛，高岩，等，2012. 再力花地下部水浸提液对几种水生植物幼苗的化感作用[J]. 生态学报，32（14）：4488-4495.
彭少麟，邵华，2001. 化感作用的研究意义及发展前景[J]. 应用生态学报，12（5）：780-786.
孙庆花，张超，刘国彬，等，2016. 黄土丘陵区草本群落演替中先锋种群茵陈蒿浸提液的化感作用[J]. 生态学报，36（8）：2233-2242.
孙雨生，仇蓉蓉，邓兴，2014. 国内知识图谱研究进展——基于 CiteSpace Ⅱ的分析[J]. 现代情报，34（1）：84-88.
滕中秋，付卉青，贾少华，等，2011. 植物应答非生物胁迫的代谢组学研究进展[J]. 植物生态学报，35（1）：110-118.
万方浩，刘万学，郭建英，等，2011. 外来植物紫茎泽兰的入侵机理与控制策略研究进展[J]. 中国科学：生命科学，41（1）：13-21.
王蓓，蔡靖，姜在民，等，2011. 核桃叶水浸液对四种作物的化感作用[J]. 干旱地区农业研究，29（4）：47-52.
王辉，谢永生，程积民，等，2012. 基于生态位理论的典型草原铁杆蒿种群化感作用[J]. 应用生态学报，23（3）：673-678.
王明道，陈红歌，刘新育，等，2009. 地黄对芝麻的化感作用及其化感物质的分离鉴定[J]. 植物生态学报，33（6）：1191-1198.
王正文，祝廷成，2003. 松嫩草原主要草本植物种间关系及其对水淹干扰的响应[J]. 应用生态学报，14（6）：892-896.
王政权，张彦东，2000. 水曲柳落叶松根系之间的相互作用研究[J]. 植物生态学报，24（3）：346-350.
吴健，王敏，靳志辉，等，2016. 土壤环境中多环芳烃研究的回顾与展望——基于 Web of Science 大数据的文献计量分析[J]. 土壤学报，53（5）：1085-1096.
肖明，孔成果，2014. 大数据：何去何从——基于文献计量学的视角[J]. 图书馆学刊，11：110-117.
许国旺，2008. 代谢组学——方法与应用[M]. 北京：科学出版社.
张全国，张大勇，葛剑平，等，2014. 生物多样性整合研究的进展及热点——第 88 期“双清论坛”综述[J]. 生命科学，26（2）：97-99.
张苏芳，张真，王鸿斌，等，2012. 植物防御的新发现：植物-植物相互交流[J]. 植物生态学报，36（10）：1120-1124.
张炜平，潘莎，贾昕，等，2013. 植物间正相互作用对种群动态和群落结构的影响：基于个体模型的研究进展[J]. 植物生态学报，37（6）：571-582.
张晓芳，王金信，谢娜，等，2011. 白三叶草挥发物的化感作用及其化学成分分析[J]. 植物保护学报，38（4）：374-378.

章芳芳，2018. 根系分泌物对间作体系种间根系相互作用的调控及其关键成分研究[D]. 北京：中国农业大学.

赵丹，刘鹏飞，潘超，等，2015. 生态代谢组学研究进展[J]. 生态学报，35（15）：4958-4967.

赵慧莎，李向韬，王金莲，2016. 1998—2014 年国内区域旅游研究发展知识图谱——基于 CiteSpace 的科学计量分析[J]. 干旱区资源与环境，30（4）：203-208.

郑立龙，柴强，2011. 间作小麦、蚕豆的产量和竞争力对供水量和化感物质的响应[J]. 中国生态农业学报，19（4）：745-749.

周先叶，王伯荪，李鸣光，等，2000. 广东黑石顶自然保护区森林次生演替过程中群落的种间联结性分析[J]. 植物生态学报，24（3）：332-339.

周志红，骆世明，牟子平，1997. 番茄（*Lycopersicon*）的化感作用研究[J]. 应用生态学报，8（4）：445-449.

祖艳红，张慧，傅倩，等，2016. 基于 CiteSpace 的学科领域研究热点与前沿可视化分析——以液体燃料在催化化学领域为例[J]. 复旦学报（自然科学版），55（4）：527-533.

第 3 章 渗透胁迫和 pH 对化感作用的影响

中间锦鸡儿（*Caragana intermedia*）是豆科锦鸡儿属灌木类植物，具有抗旱、抗寒、耐热、耐沙埋等特性，防风固沙及保持水土的能力较强，同时又是优质的灌木饲料植物资源，具有较高的生态价值和经济价值（宋乃平等，2012）。播种育苗是锦鸡儿属植物造林的主要途径，但种子萌发和幼苗生长是植物一生中最脆弱而又最关键的阶段，在自然条件下，面临不可预测和多变的环境条件，存在较高的死亡风险（蔡仕珍等，2011）。

中间锦鸡儿是长期生活在西部干旱环境中的旱生植物，限制其生长的主要因素是水分（蔡仕珍等，2011）。有研究发现，随着 PEG 浓度升高，中间锦鸡儿种子发芽率降低，5%浓度的 PEG 处理种子的发芽率和酶活性最高(蔡仕珍等,2011)。储藏温度、NaCl 及 PEG 渗透处理对中间锦鸡儿种子萌发的影响研究表明，在干旱胁迫条件下的最高发芽率为 87%（杜海燕等，2015）。除 PEG 处理对中间锦鸡儿的影响以外，苜蓿各器官水浸提液随着浓度的增加，对中间锦鸡儿种子萌发的抑制作用增强（翟德苹等，2014）；其他植物种子在 PEG 处理后的发芽率等指标也相应受到抑制，随着干旱胁迫程度的加剧，唐古特白刺（罗光宏等，2014）、长豇豆（张凤银等，2014）、紫花苜蓿和高粱（李文娆等，2009）等种子的萌发率、发芽指数等指标降低。

在渗透胁迫下，植物种子萌发受到影响，原因之一是渗透胁迫引起植物细胞内生理活性的变化（刘长利等，2004）。与之相反，利用外源物质壳聚糖（张俊风等，2009）、电场（那日等，2005；杨生等，2004）、GA_3（赤霉素）（谷丹和王建华，2004）和稀土（张连第和阎德仁，1996）等处理中间锦鸡儿种子，能明显提高种子的萌发率。此外，不同地区不同酸碱程度的土壤，对植物种子萌发和幼苗生长的影响研究表明除水分胁迫外，pH 也是其中一个非常关键的影响因子。何海洋等（2013）的研究得出，随着 pH 的增大，光皮桦种子各项指标总体呈下降趋势；余桂红等（2009）研究表明，北美海蓬子在 pH 高于 7.0 时，随 pH 升高，发芽率呈下降趋势；于秋良等（2012）研究发现，绿豆种子在中偏碱的 pH（7.0～7.5）条件下萌发率最高、萌发最快、植株生长势相对较好，过低或过高的 pH 浸种不仅影响种子的萌发，还抑制植株的生长发育。

目前，多采用水浸提液生测法初步评估植物的种子萌发和化感潜势，但水浸提液法评估受到很多因子的干扰，如水浸提液的渗透压和 pH。因此，系统认识并尽量排除水浸提液中干扰因子的作用，对于逐步客观评估植物的种子萌发和化感作用具有重要意义。渗透压和 pH 作为影响种子萌发和幼苗生长的重要因子，二者的共同作用对中间锦鸡儿种子萌发和幼苗生长的影响至关重要。该试验采用中心组合试验设计和响应曲面分析法，利用渗透势和 pH 组合探讨适合中间锦鸡儿种子萌发和幼苗生长的最适条件，以期为解决中间锦鸡儿幼苗的培育和大面积种植等问题提供理论依据。

3.1 材料与方法

3.1.1 试验材料

试验材料为盐池县的中间锦鸡儿种子。

3.1.2 试验方法

选取均等大小、籽粒饱满的中间锦鸡儿种子 390 粒，每培养皿 30 粒。用 1 g/L 的 $KMnO_4$ 溶液对种子和培养皿分别消毒 15 min 和 30 min，再用蒸馏水冲洗 5～6 次，直至 $KMnO_4$ 溶液完全去除。培养皿（直径 9 cm）干燥后，PEG（6 000）溶液的相应渗透势分别为–1.76 MPa、–1.50 MPa、–0.88 MPa、–0.26 MPa 和–0.00 MPa，pH 设置分别为 5.0、5.5、6.8、8.0 和 8.5。每培养皿放 2 层滤纸，然后放入 30 粒种子，再加入 10 mL 配好的处理液，每天定时定量补充 PEG 和 pH 混合液以保湿。将其置于 25℃的恒温光照培养箱中，12 h 光照、12 h 黑暗处理，每 2 d 换一次滤纸。连续观察 3 d，至种子不再萌发时计为发芽结束（程龙等，2015）。不同渗透势的配制参照有关 PEG（6 000）溶液浓度与渗透势的关系式计算（Michel B E et al.，1973）：

$$\Psi s=-(1.18\times10^{-2})C-(1.18\times10^{-4})C^2+(2.67\times10^{-4})CT+(8.39\times10^{-7})C^2T$$

式中，Ψs 为渗透势；C 为 PEG（6 000）浓度，g/kg；T 为温度，℃。

不同 pH 的配制：用 0.2 mol/L 磷酸二氢钠和 0.2 mol/L 磷酸氢二钠调配成不同 pH 的缓冲溶液。

中心组合设计——渗透势和 pH 对中间锦鸡儿种子萌发和幼苗生长的影响：渗透势和 pH 的范围分别为–1.76～0.00 MPa 和 5.0～8.5。该试验的响应因子分别为发芽率、相对发芽率、发芽指数、活力指数、胚轴长、胚根长和茎粗长，因子为渗透势和 pH，分别以 $\Psi\pi$ 和 pH 表示，每个因子的试验水平编码分别为 $-a$、–1、0、1、a（表 3-1）。试验采用 2 因素 5 水平，其中 $|a|=1.414\ 21$ 为星号臂值，中心点重复 5 次，共计 13 次试验，试验的次序随机。

表 3-1 渗透势和 pH 对中间锦鸡儿种子发芽指数和活力指数的回归模型系数显著性检验及方差分析

变异源	发芽指数 GI		活力指数 VI	
	F	P-value Prob > F	F	P-value Prob > F
模型（Model）	4.10	0.046 6	7.22	0.010 9
A-$\Psi\pi$	0.93	0.367 5	0.48	0.512 5
B-pH	12.51	0.009 5	27.35	0.001 2
AB	2.58×10^{-3}	0.960 9	0.023	0.884 0
A^2	0.015	0.907 2	0.70	0.429 3
B^2	6.82	0.034 9	6.84	0.034 6
失拟（Lack of Fit）	0.41	0.758 0	1.30	0.390 2

3.1.3 项目测定

每天统计种子发芽数，以胚根冲破种皮 1～2 mm 为发芽标准。记录发芽时间，计算发芽率、相对发芽率、发芽指数、活力指数等。发芽第 8 天用电子数显游标卡尺（SF 2000，广陆数字测控股份有限公司）测量胚轴长、胚根长、茎粗长，选取 5～10 株用电子天平［EL 204，梅特勒—托利多仪器（上海）有限公司］对幼苗的鲜质量进行称量。

$$\text{发芽率（GR）} = \text{发芽种子数}/\text{供试种子数}\times 100\%$$

$$\text{相对发芽率} = \text{处理浓度发芽数}/\text{对照发芽数}\times 100\%$$

$$\text{发芽指数（GI）} = \sum (G_t / D_t)$$

式中，G_t 为第 t 天的发芽数，D_t 为相应的发芽天数。

$$\text{活力指数（VI）} = \text{GI}\times S$$

式中，GI 为发芽指数，S 为幼苗鲜质量（罗光宏等，2014；鱼小军等，2015）。采用 Design-Expert 7.1.6 进行渗透势和 pH 这两种因子影响下中间锦鸡儿的各项指标显著度分析及响应面曲线图的绘制，并选出适合中间锦鸡儿生长的渗透势和 pH 的最优组合。

3.1.4 数据分析

数据测定结果用平均值（mean）表示。通过最小二乘法拟合因子与响应值之间的二次多项回归方程：

$$\hat{Y} = b_0 + b_1 t + b_2 S + b_3 TS + b_4 t_2 + b_5 S_2$$

式中，$\hat{Y}$ 为响应预测；b_0 为回归常数；b_1、b_2 分别为渗透势和 pH 的一次效应；b_3 为渗透势和 pH 互作效应；b_4、b_5 分别为渗透势和 pH 的二次效应；t 为温度；S 为幼苗鲜质量；TS 为两者乘积。采用 Design-Expert 7.1.6 软件进行数据的处理及作图，对胚轴长、胚根长、茎粗长、发芽率、相对发芽率、发芽指数和活力指数进行二次多项回归拟合，显著水平设定为α=0.05。

3.2 结果与分析

3.2.1 渗透势和 pH 对发芽指数（GI）和活力指数（VI）的影响

从表 3-1 可以看出，渗透势（Ψπ）与 pH 对中间锦鸡儿种子发芽指数（GI）、活力指数（VI）所建立的回归模型显著（*P*=0.046 6，*P*=0.010 9）；失拟项分别为 *P*=0.758 0，*P*=0.390 2，均大于 0.05，表明拟合的模型有效。B-pH 和 B^2（pH^2）分别对 GI、VI 有极显著（*P*=0.009 5，*P*=0.001 2）和显著（*P*=0.034 9，*P*=0.034 6）影响。Ψπ和 pH 与 GI、VI 之间的实际二次回归方程的决定系数（R^2）分别为 0.745 3、0.837 6，即该模型能解释 74.5%、83.76%响应值的变化。通过渗透势和 pH 与 GI、VI 之间的响应曲面图（图 3-1、表 3-2）可评价试验因素对 GI、VI 的两两交互作用，当曲面较圆时说明试验因素对 GI、VI 影响不显著，曲面较陡时影响显著。等高线的形状可反映出交互效应的程度，越接近圆形越表示两因素交互作用不显著，角度越小则差异越显著。当渗透胁迫达到最大值（Ψπ= –1.76）时发芽指数要低于 Ψπ=–0.88 和 Ψπ=0.00 时的值。当 Ψπ、pH 为（–0.88，8.5）时 GI、VI 值相对较低；pH 在 6.9～8.5 时，随着 pH 的增大，GI、VI 均呈逐渐变小的趋势，即此范围的 pH 对 GI、VI 有明显的抑制作用。Ψπ、pH 分别为–0.26 MPa、5.9，GI、VI 分别为 35.85%、4.99%时最适合种子萌发（表 3-3）。

表 3-3 中间锦鸡儿种子萌发和幼苗生长的最适方案

渗透势 Ψπ/MPa	pH	胚轴长 *H*/mm	胚根长 *R*/mm	茎粗长 SD/mm	发芽率 GR/%	相对发芽率 RGR/%	发芽指数 GI/%	活力指数 VI/%	可靠性
–0.26	5.9	11.78	7.45	1.70	73.75	92.19	35.85	4.99	0.75

表 3-2 渗透势和 pH 的试验设计组合与结果

组别	编码值		实际值		胚轴长 H/mm	胚根长 R/mm	茎粗长 SD/mm	发芽率 GR/%	相对发芽率 RGR/%	发芽指数 GI/%	活力指数 VI/%
	$\Psi\pi$/MPa	pH	$\Psi\pi$/MPa	pH							
1	−1	−1	−1.50	5.5	14.47	7.82	1.78	66.67	83.33	34.69	5.27
2	1	−1	−0.26	5.5	11.92	7.78	1.74	70.00	87.50	35.03	5.11
3	−1	1	−1.50	8.0	8.75	5.73	1.71	33.33	41.67	21.68	2.84
4	1	1	−0.26	8.0	9.67	5.88	1.53	46.67	58.33	22.43	2.52
5	−a	0	−1.76	6.8	11.43	6.05	1.71	70.00	87.50	30.16	5.24
6	a	0	0.00	6.8	13.31	7.37	1.71	80.00	100.00	37.16	4.85
7	0	−a	−0.88	5.0	9.73	6.68	1.65	60.00	75.00	30.52	4.65
8	0	a	−0.88	8.5	8.39	4.66	1.55	60.00	75.00	20.09	2.67
9	0	0	−0.88	6.8	9.50	7.42	1.69	63.33	79.17	31.77	4.01
10	0	0	−0.88	6.8	10.97	5.89	1.52	86.67	108.33	40.55	5.18
11	0	0	−0.88	6.8	9.92	5.54	1.47	73.33	91.67	27.86	4.03
12	0	0	−0.88	6.8	13.87	8.03	1.58	76.67	95.83	31.72	4.52
13	0	0	−0.88	6.8	10.52	5.96	1.66	76.67	95.83	31.99	4.76

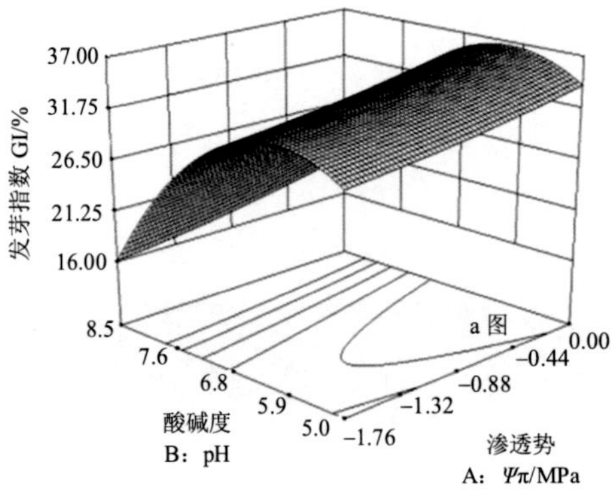

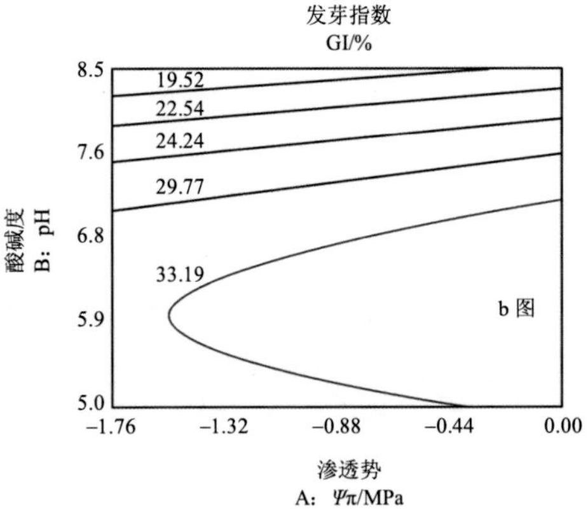

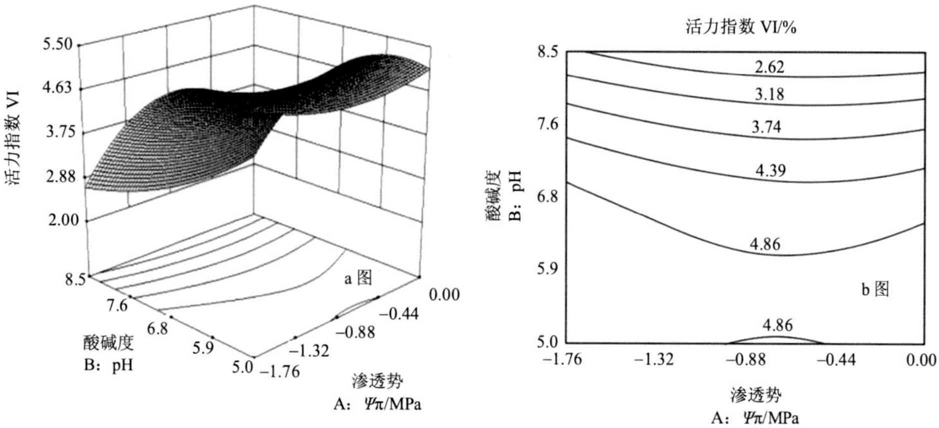

图 3-1　渗透势和 pH 及其交互作用对中间锦鸡儿种子 GI 和 VI 影响的响应面（a）和等高线（b）

3.2.2　渗透势和 pH 对发芽率（GR）、相对发芽率（RGR）的影响

从表 3-4 可以看出，发芽率、相对发芽率失拟项分别为 P=0.123 6、P=0.123 4（表 3-4），均大于 0.05，表明拟合的模型有效。其中 B^2（P=0.048 7）分别对 GR、RGR 有显著影响（表 3-4）；$\Psi\pi$和 pH 与 GR、RGR 之间的实际二次回归方程的决定系数（R^2）分别为 0.577 2、0.577 3，该模型能解释 57.72%、57.73%响应值的变化。不同 $\Psi\pi$下，渗透胁迫越大，发芽率和相对发芽率越低。当渗透势为−0.88 MPa 时，pH 过高（pH 8.5）和过低（pH 5.0），GR、RGR 均低于 pH 在 6.8 时。过高和过低的 pH 都会使 GR、RGR 显著下降。pH 在 6.9～8.5 时，随着 pH 增大，GI、VI 逐渐变小。$\Psi\pi$、pH 分别为−0.26 MPa、5.9，GR、RGR 分别为 73.75%、92.19% 时最适合种子萌发（表 3-3）。

表 3-4　渗透势和 pH 对中间锦鸡儿种子发芽率和相对发芽率的回归模型系数显著性检验及方差分析

变异源	发芽率 GR		相对发芽率 RGR/%	
	F	*P*-value Prob＞*F*	*F*	*P*-value Prob＞*F*
模型（Model）	1.91	0.210 6	1.91	0.210 6
A-$\Psi\pi$	0.80	0.400 7	0.80	0.400 7
B-pH	2.71	0.143 9	2.71	0.143 9
AB	0.17	0.693 3	0.17	0.693 8
A^2	0.57	0.473 1	0.57	0.473 1
B^2	5.68	0.048 7	5.68	0.048 7
失拟（Lack of Fit）	3.61	0.123 6	3.61	0.123 4

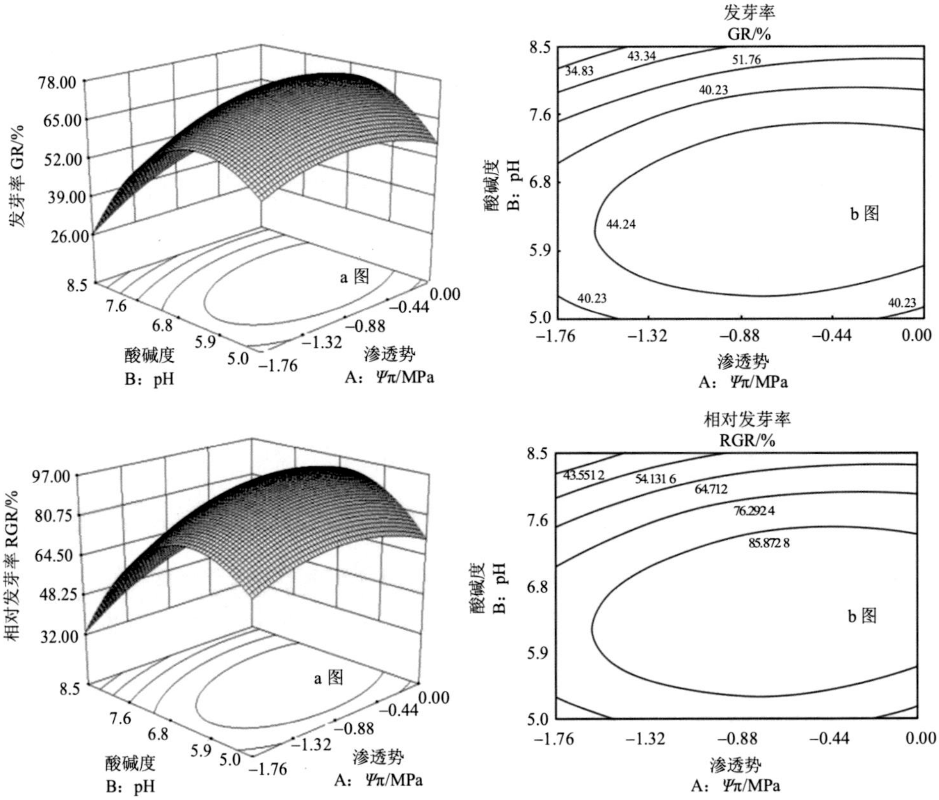

图 3-2　渗透势和 pH 及其交互作用对中间锦鸡儿种子 GR 和 RGR 影响的响应面（a）和等高线（b）

3.2.3 渗透势和 pH 对胚轴长（*H*）、胚根长（*R*）、茎粗（SD）的影响

从表 3-5 可以看出，渗透势（*Ψ*π）与 pH 对中间锦鸡儿种子胚轴长、胚根长、茎粗所建立的回归模型不显著（*P*=0.211 1、*P*=0.246 7、*P*=0.172 3）；胚轴、胚根、茎粗失拟项分别为 *P*=0.542 9、*P*=0.783 7、*P*=0.745 4，均大于 0.05，表明拟合的模型有效。pH 的一次项（*P*=0.035 2）对 *R* 有显著影响。*Ψ*π的二次项对 SD 的影响接近（*P*=0.050 4）显著水平。

*Ψ*π和 pH 与 *H*、*R*、SD 之间的实际二次回归方程的决定系数（R^2）分别为 0.576 9、0.552 2、0.606 4，即该模型能解释 57.69%、55.22%、60.64%响应值的变化。pH 为 6.9～8.5 时，胚轴长（*H*）呈逐渐下降趋势，渗透势均为–0.88 MPa；pH 为 5.0 和 8.5 时的 *H* 均显著低于除 pH 为 8.0 以外的其他处理。渗透势、pH 分别为–0.88 MPa、8.5 时的胚根长（*R*）均显著低于其他处理；pH 为 6.0～8.5 时，*R* 随着 pH 的增大而降低。在相同 pH 处理下，渗透势越高茎粗（SD）值越大。渗透势越靠近中心点 SD 越小，越往两边 SD 越大，尤其在渗透势、pH 分别为（–0.26 MPa，8.0）（–0.88 MPa，8.5）（–0.88 MPa，6.8）时显著低于其他处理。*Ψ*π、pH 分别为–0.26 MPa、5.9，*H*、*R*、SD 分别为 11.78 mm、7.45 mm、1.70 mm 时最适合种子萌发（表 3-3）。

表 3-5 渗透势和 pH 对中间锦鸡儿种子胚轴、胚根、茎粗的回归模型系数显著性检验及方差分析

变异源	胚轴长 *H*		胚根长 *R*		茎粗 SD	
	F	*P*-value Prob＞*F*	*F*	*P*-value Prob＞*F*	*F*	*P*-value Prob＞*F*
模型（Model）	1.91	0.211 1	1.73	0.246 7	2.16	0.172 3
A-*Ψ*π	0.048	0.832 7	0.57	0.476 6	0.94	0.364 4
B-pH	4.42	0.073 6	6.78	0.035 2	3.45	0.105 5
AB	1.09	0.330 4	0.01	0.921 4	0.76	0.411 7
A^2	1.74	0.229 0	0.4	0.545 0	5.57	0.050 4
B^2	1.73	0.230 4	0.71	0.428 8	0.3	0.598 9
失拟（Lack of Fit）	0.83	0.542 9	0.36	0.783 7	0.43	0.745 4

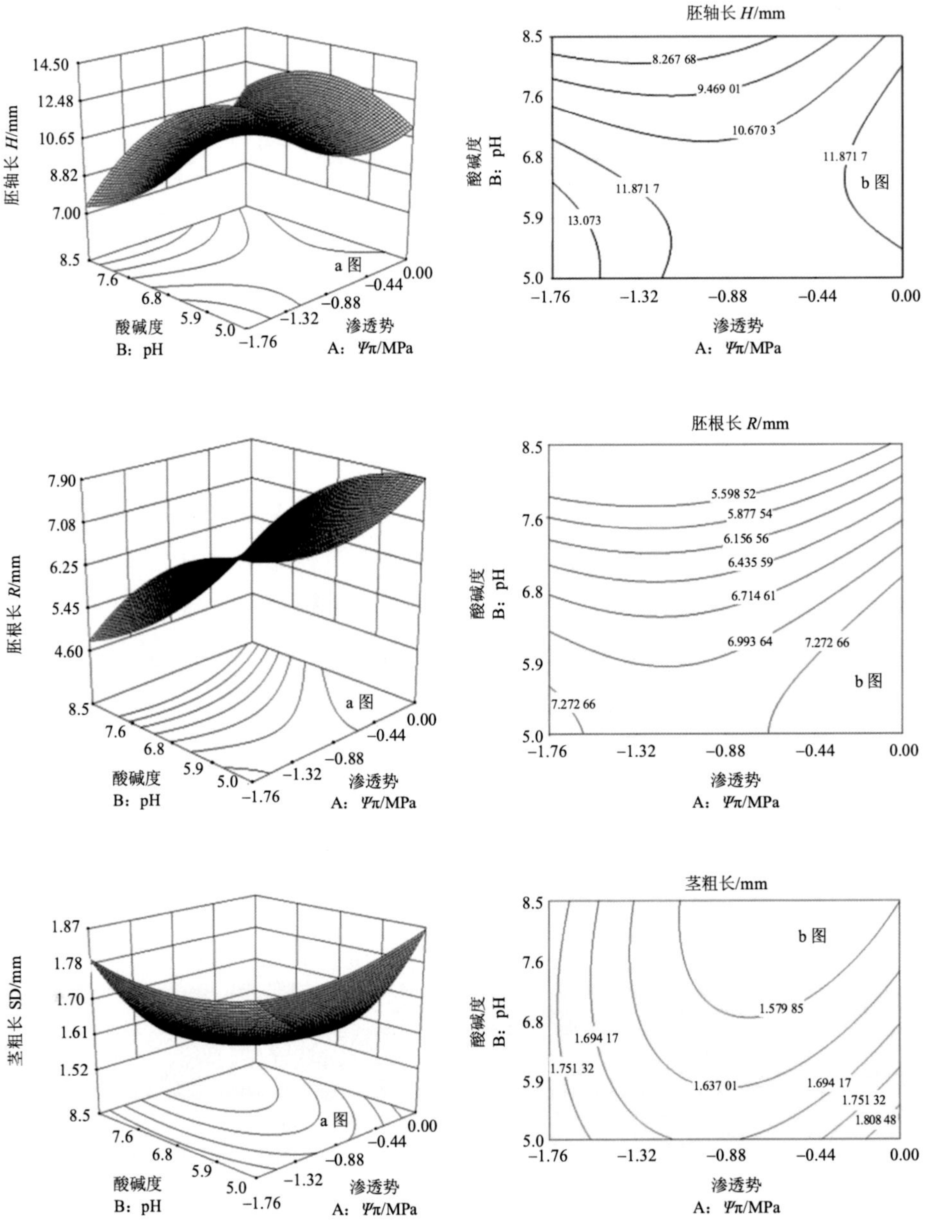

图 3-3　渗透势和 pH 及其交互作用对中间锦鸡儿种子 *H*、*R*、SD 影响的响应面（a）和等高线（b）

3.3 讨论

中间锦鸡儿因其蒸腾速率低、抗逆性强等特点，已经被广泛用于干旱半干旱地区的生态重建，特别是在退耕还林和退牧还草中应用广泛（李小芳等，2007；王孟本等，1996）。该地区干旱胁迫和酸碱度对中间锦鸡儿发芽和幼苗生长的影响研究具有重要意义。

3.3.1 渗透势和 pH 对中间锦鸡儿种子发芽指数（GI）和活力指数（VI）的影响

发芽指数和活力指数是反映种子活力的综合指标（何海洋等，2013）。试验结果发现，当渗透势胁迫达到最大值（$\Psi\pi = -1.76$ MPa）时发芽指数要低于 $\Psi\pi = -0.88$ MPa 和 $\Psi\pi = 0.00$ 时的值，这与罗光宏等（2014）的研究结果一致：随着干旱胁迫程度的加剧，唐古特白刺种子的萌发率、发芽指数和活力指数均会降低。

B-pH 和 B^2（pH）分别对 GI、VI 有极显著（P=0.009 5，P=0.001 2）和显著（P=0.034 9，P=0.034 6）影响，pH 在 6.9～8.5 时，无论 $\Psi\pi$ 如何变化，随着 pH 的增大，GI、VI 均呈逐渐变小的趋势，即此范围的 pH 对 GI、VI 有明显的抑制作用。何海洋等（2013）研究发现，在 pH 为 6.5 时，与对照相比无显著差异；在碱性条件下（pH 为 8.0 和 8.5 时），其种子发芽指数与活力指数和对照相比均差异极显著，表明随着 pH 的增大，其发芽指数和活力指数总体呈下降趋势。可见 pH 对 GI、VI 的抑制作用大于渗透势对 GI、VI 的影响。

因此，在育苗及大面积种植中间锦鸡儿幼苗时，为了获得较高的 GI、VI，不但要注意渗透势不可太高，基质或土壤的 pH 也需控制在小于 6.9 的范围内。$\Psi\pi$、pH 分别为−0.26 MPa、5.9，GI、VI 分别为 35.85%、4.99 时最适合种子萌发（表 3-3）。

3.3.2 渗透势和 pH 对中间锦鸡儿种子发芽率（GR）、相对发芽率（RGR）的影响

该试验结果表明，当 pH 同为 5.5、6.8、8.0 时，随着渗透势的增大，中间锦

鸡儿发芽率和相对发芽率呈降低的趋势。其他植物受渗透胁迫的影响也表现出类似的变化趋势，随着干旱胁迫程度的加剧，中间锦鸡儿（蔡仕珍，2011）、唐古特白刺（罗光宏等，2014）、长豇豆（张凤银等，2014）、紫花苜蓿和高粱（李文娆等，2009）等种子的萌发率、发芽指数等指标均会降低，可见渗透势越大，中间锦鸡儿种子的发芽率、相对发芽率越低。在渗透胁迫下，植物种子萌发受到影响，原因之一是渗透胁迫引起植物细胞内生理活性的变化（张俊风等，2009）；并且，限制水分条件下萌发缓慢、萌发率低的特性是干旱沙漠区植物保证幼苗存活的策略之一（曾彦军等，2005；Zhu Y et al.，2010）。

相对于渗透势，pH 对发芽率、相对发芽率有显著影响，其中 B^2（P=0.034 9、P=0.048 7）分别对 GR、RGR 有显著影响。在渗透势为–0.88 MPa 的情况下，pH 过高（pH 为 8.5）和过低（pH 为 5.0）时，GR、RGR 值均低于 pH 为 6.8 时。北美海蓬子的发芽率研究中也发现，pH 为 7.0 时最适于北美海蓬子的种子发芽，pH 高于 7.0 时，随 pH 升高，发芽率呈下降趋势（何海洋等，2013）。与中间锦鸡儿同为豆科植物的绿豆种子在中偏碱的 pH（7.0～7.5）条件下萌发率最高、萌发最快、植株生长势相对较好，过低或过高的 pH 浸种不仅影响种子的萌发，还抑制植株的生长发育（于秋良等，2012），即 pH 过高和过低都会使种子的 GR、RGR 显著下降。其中最适合绿豆种子萌发的 pH 比中间锦鸡儿种子略微偏高，可能是两种植物本身的生物学特性不同所致；$\Psi\pi$、pH 分别为–0.26MPa、5.9，GR、RGR 分别为 73.75%、92.19%时最适合种子萌发（表 3-2）。

3.3.3 渗透势和 pH 对中间锦鸡儿种子胚根长（*H*）、胚轴长（*R*）、茎粗（SD）的影响

pH 为 6.9～8.5 时胚轴长（*H*）呈逐渐下降趋势，渗透势均为–0.88 MPa，pH 为 5.0 和 8.5 时的 *H* 值显著低于除 pH 为 8.0 以外的其他处理。pH 的一次项（P=0.035 2）对胚根长（*R*）有显著影响，pH 为 6.0～8.5 时，随着 pH 的增大 *R* 降低；有研究也表明中强度酸对光皮桦种子根有明显的抑制作用，在碱性条件下，即 pH 为 7.5～8.5 时，其根抑制指数与对照相比差异达到极显著水平（何海洋等，2013）。可见，过低或过高的 pH 浸种不仅会影响种子的萌发，还会抑制植株的生长发育（鱼小军等，2015）。

$\Psi\pi$的二次项对SD的影响接近（P=0.050 4）显著水平，在相同的pH处理下，渗透势高的茎粗值较大（对照组除外），基本上渗透势越靠近中心点SD越小，越往两边SD越大。有研究发现，干旱胁迫和盐胁迫抑制了扁蓿豆和苜蓿种子胚芽和胚根的生长，干旱还抑制了地下部和地上部伸长生长、促进了上胚轴增粗、降低了种子萌发时的物质损耗（鱼小军等，2015；李小芳，2007）。在水分胁迫下，萌发种子通常会自动调节地上与地下器官的比例和生长量，使其有限的营养物质和水分优先满足根部生长（那日等，2010）。Michel（1973）、王进（2011）、Bahrami等（2012）研究得出不同植物在干旱胁迫下，根部优先生长的结论。该试验结果与其有所异同：茎粗的结果与其一致，而胚根、胚轴长却并没有显著变短，根部没有优先生长。这可能是由于试验处理与其不同，在渗透势和pH共同作用下，给种子创造了一个和单纯的干旱胁迫不同的生长环境，从而导致试验结果上的差异。因此，为使幼苗茁壮成长，增强其抵御自然灾害的能力，可以适当地进行干旱胁迫，使茎粗增大，抑制其伸长生长，有助于幼苗的横向生长，从而起到蹲苗的作用。$\Psi\pi$、pH分别为−0.26MPa、5.9，H、R、SD分别为11.78 mm、7.45 mm、1.70 mm时最适合种子萌发（表3-3）。

该试验采用中心组合设计，通过响应曲面法建立渗透势与pH对特定发芽指数、活力指数、发芽率、相对发芽率、胚轴长、胚根长、茎粗长的曲面模型，二次多项回归方程的拟合度较好，可以对这些指标进行很好的分析与预测。最终获得最佳条件：$\Psi\pi$、pH、H、R、SD、GR、RGR、GI、VI分别为−0.26MPa、5.9、11.78 mm、7.45 mm、1.70 mm、73.75%、92.19%、35.85、4.99，可靠性为0.75。

在生产中，可以将渗透势与pH尽量控制在适合其萌发和生长的最佳水平，当环境条件中二者不符合最佳水平时，可以适当地进行人为干预，以获得最有利于种子萌发和幼苗生长的环境条件。但应该注意渗透势与pH过高或过低均不利于中间锦鸡儿种子的萌发和幼苗的生长。

参考文献

Bahrami H R J，Ostadi J A，2012. Effect of drought stress on germination and seeding growth of sesame cultivars（*Sesamum indicum* L.）[J].International Journal of Agri Science，2（5）：423-428.

Michel B E，Kaufmann M R，1973.The osmotic potential of polyethylene glycol 6000[J].Plant Physiology，51（5）：914-916.

Zhu Y，Tan Y，Hua N，2010. Reduced seed germination due to water limitation is a special survival strategy used by xerophytes in arid dunes[J].Journal of Arid Environments，74（4）：508-511.

蔡仕珍，潘远智，陈其兵，等，2011. PEG胁迫对柠条种子萌发及生理特性的影响[J]. 种子，30（5）：42-45.

曾彦军，王彦荣，保平，等，2005. 几种生态因子对红砂和霸王种子萌发与幼苗生长的影响[J]. 草业学报，14（5）：24-31.

程龙，韩占江，石新建，等，2015. 白茎盐生草种子萌发特性及其对盐旱胁迫的响应[J]. 干旱区资源与环境，29（3）：131-136.

米志英，金文兵，朱振华，等，2015. 储藏温度、NaCl及PEG渗透处理对中间锦鸡儿（*Caragana intermedia*）种子萌发的影响[J]. 中国沙漠，35（4）：907-911.

谷丹，王建华，2004.GA3和6-BA对柠条锦鸡儿种子萌发及幼苗生长调控研究[J]. 种子，23（11）：3-6.

何海洋，胡春芹，丁强强，等，2013. 不同pH对光皮桦种子萌发及幼苗生长的影响[J]. 西南林业大学学报，33（5）：29-33.

李文娆，张岁岐，山仑，2009. 水分胁迫下紫花苜蓿和高粱种子萌发特性及幼苗耐旱性[J]. 生态学报，29（6）：3066-3074.

李小芳，李军，王学春，等，2007. 半干旱黄土丘陵区柠条林水分生产力和土壤干燥化效应模拟研究[J]. 干旱地区农业研究，25（3）：113-119.

刘长利，王文全，魏胜利，2004. 干旱胁迫对甘草种子吸胀萌发的影响[J]. 中草药，35（12）：1402-1405.

罗光宏，王进，颜霞，等，2014. 干旱胁迫对唐古特白刺（*Nitraria tangutorum*）种子吸胀萌发和幼苗生长的影响[J]. 中国沙漠，34（6）：1537-1543.

那日，杨生，杨体强，等，2005. 模拟沙地干旱环境研究电场对两种沙生植物抗旱性的影响[J]. 中国沙漠，25（1）：113-117.

宋乃平，杨新国，何秀珍，等，2012. 荒漠草原人工柠条林重建的土壤养分效应[J]. 水土保持通报，32（4）：21-26.

王进，王桔红，张勇，等，2011. 苦豆子和披针叶黄华种子萌发和幼苗生长对干旱胁迫的响应[J]. 中国生态农业学报，19（4）：872-877.

王孟本，李洪建，柴宝峰，1996. 柠条（*Caragana korshinskii*）的水分生理生态学特性[J]. 植物生态学报（6）：494-501.

杨生，那日，杨体强，2004. 电场处理对柠条种子萌发生长及酶活性的影响[J]. 中国草地，26（3）：78-80.

于秋良，杨志贤，李忠芳，等，2012. pH 值对绿豆种子萌发和幼苗生长的影响[J]. 南方农业学报，43（10）：1466-1469.

余桂红，曹君，马鸿翔，2009. NaCl 和 pH 值对北美海蓬子种子萌发的影响[J]. 江苏农业科学，（2）：88-90.

鱼小军，肖红，徐长林，等，2015. 扁蓿豆和苜蓿种子萌发期抗旱性和耐盐性比较[J]. 植物遗传资源学报，16（2）：405-410.

翟德苹，陈林，杨新国，等，2014. 苜蓿不同器官水浸提液对中间锦鸡儿种子萌发的影响[J]. 水土保持研究，21（4）：59-63.

张凤银，陈禅友，张萍，等，2014. PEG 模拟不同程度干旱胁迫对长豇豆种子萌发及幼苗生理特性的影响[J]. 湖南师范大学自然科学学报，37（2）：28-32.

张俊风，段新芳，李庆梅，等，2009. 壳聚糖处理对柠条种子萌发及幼苗生长的影响研究[J]. 种子，28（9）：80-83.

张连第，阎德仁，刘永军，等，1996. 稀土对柠条种子萌发效应的研究[J]. 内蒙古林业科技，（3）：50-52.

第 4 章 中间锦鸡儿不同器官的化感作用

4.1 茎水浸提液对草本的化感作用

植物化感作用的定义为植物通过向环境中释放化学物质而对其他植物或微生物产生直接或间接的有利或不利影响的过程（平晓燕等，2018）。植物化感作用现象虽然在 2 000 多年前就已被发现，但对其开始展开系统的研究却是在近半个世纪前，它是植物界普遍存在的一种现象，被广泛用于描述所有生物类型两两之间的化学物质交互作用（Weir T L et al.，2004）。化感物质几乎存在于植物体的各个器官（根、茎、叶、花、果实）当中，茎、叶器官所含化感物质最多，在植物相互作用的过程中发挥着重要作用（王锐等，2013），且只有在通过适当途径的情况下才可以从植物各器官中将化感物质释放到环境当中，从而对该植物周围的其他植物或者微生物起到化感作用。目前，普遍认为化感作用的机制是非本地物种在新生境中成功定居并造成影响（Meiners S J et al.，2013），其研究已成为化学生态学中最活跃的领域之一，特别是化感物质在杂草控制和可持续发展农业上的应用已成为研究热点（周凯等，2004）。中间锦鸡儿（*C. intermedia*）是豆科锦鸡儿属灌木饲用植物，特别适应荒漠草原的环境，防风固沙能力及保持水土能力极强（曾淼，2016），又是优质灌木饲料植物资源，经济价值较高，在我国西北的农牧交错带地区得到了极大的推广应用。研究表明，中间锦鸡儿具有化感作用（翟德苹等，

2014；陈林等，2014)，且化感作用具有一定的特异性（郑丽等，2005)，但同一化感物质对不同植物的作用也不一定相同，对不同植物的化感作用是促进还是抑制也处于未知状态。灌草复合栽培利用的这种模式是我国开发利用众多荒漠草原、草地资源的重要途径之一，研究不同植物之间的关系，可以提高人工灌草复合种植栽培的成功率。荒漠草原中使用中间锦鸡儿林带对其周边植物种及同属植物是否会有化感作用产生，目前是未知的，因此，研究中间锦鸡儿对其周边植物种的化感作用是非常重要的。

植物茎部是植物的五大器官之一，茎部具有输导营养物质和水分以及支持叶、花和果实在一定空间的作用，以随着空气流动及雨水顺着植物茎部落下等方式使化感物质传播，在植物化感作用方面具有重要作用。许多研究表明，植物茎部也是植物化感物质的主要来源器官之一，对植物自身及生活在周围的植物种有着明显的化感效应（翟德苹等，2014)，因此茎部对自身及周边植物种生长发育的影响越来越受到重视（邢阿宝等，2017)。研究茎部生物学对于研究中间锦鸡儿不同部位的化感物质对周边作物生长状况的影响有着极其重要的理论与实际意义。在目前的研究中，对中间锦鸡儿根系化感作用的研究较多，而对中间锦鸡儿茎部的化感作用的研究尚少。因考虑到在实验选取样地周围各种作物与中间锦鸡儿分布较为稀疏，无法控制相同实验条件的情况（Ridenour W M et al.，2001)，本研究有关化感作用的研究主要集中在中间锦鸡儿茎系提取液对受体植物种子萌发和幼苗生长的影响上（郑丽等，2005)。利用生物试验法检测中间锦鸡儿茎部对特定植物的化感作用影响情况存在一定局限性（陈瑞等，2019)，但从实际的生产利用角度考虑仍有一定的可取之处（鲁京慧，2018)。本研究采用在室内使用培养箱模拟相应环境条件的方法去探究中间锦鸡儿茎部水浸提液对建植区中间锦鸡儿周边常见的 10 种作物种子萌发情况及幼苗生长的影响（陈林等，2016)。

4.1.1 材料与方法

4.1.1.1 试验材料

供体植物茎部采集于宁夏盐池县建植的中间锦鸡儿围栏封育区内。受体植物分别为苦豆子、针茅、草木犀、胡枝子、棉蓬、沙蒿、蒙古冰草、蒙农杂交冰草、扁穗冰草、沙生冰草（表 4-1），种子均购买于宁夏回族自治区盐池县绿苗草种公司。

表 4-1　10 种受体植物

序号	植物种	缩写	科	一年生/多年生
1	苦豆子 *Sophora alopecuroides*	*SA*	豆科 Leguminosae	多年生 Perennial
2	草木犀 *Melilotus officinalis*	*MO*	豆科 Leguminosae	一年生 Therophyte
3	针茅 *Stipa capillata* Linn.	*SL*	禾本科 Gramineae	多年生 Perennial
4	胡枝子 *Lespedeza bicolor* Turcz	*LT*	豆科 Leguminosae	多年生 Perennial
5	沙米 *Agriophyllum squarrosum*（Linn.）Moq	*AM*	藜科 Chenopodiaceae	一年生 Therophyte
6	沙蒿 *Artemisia desertorum* Spreng. Syst. Veg	*AS*	菊科 Asteraceae	多年生 Perennial
7	蒙古冰草 *Agropyron mongolicum* Keng var. *mongolicum*	*AK*	禾本科 Gramineae	多年生 Perennial
8	蒙农杂种冰草 *A.cristatum×A.desertorum* cv.*Mengnong*	*AA*	禾本科 Gramineae	多年生 Perennial
9	沙生冰草 *Agropyron desertorum*（Fisch.）Schult	*AF*	禾本科 Gramineae	多年生 Perennial
10	扁穗冰草 *Agropyron cristatum*（L.）Gaertn	*AG*	禾本科 Gramineae	多年生 Perennial

4.1.1.2　中间锦鸡儿茎水浸提液的制备

提取植物化感物质的方法对研究相应化感作用特别重要。使用有机溶剂提取植物化感物质不符合自然界中的实际情况，因为有机溶剂具有一定的毒性，会影响试验研究的准确性。自然界中的实际情况为，水溶性的化感物质主要是通过雨水和雾滴等的淋溶进入土壤而发生化感作用，对植物生长产生重要的促进效果或抑制效果。因此，在室内最能呈现实际自然状态的办法为在常温下进行蒸馏水提取。本研究在 2018 年 7 月底开始，将事先采集好的中间锦鸡儿的茎部用自来水反复冲洗干净，自然风干，碎成小段，粉碎后过 0.250 mm 筛孔，称取茎部粉末样品

10 g，加入 100 mL 蒸馏水，在室温下静置浸泡 48 h，将提取液先用 5 层纱布过滤，再使用定量滤纸进行过滤，得到质量浓度为 100 mg/mL 的浸提液母液，再分别取对应数量的母液加入不同量蒸馏水，分别稀释成 0.05 mg/mL、1.0 mg/mL、5.0 mg/mL、10.0 mg/mL、25.0 mg/mL、50.0 mg/mL 6 种浓度的中间锦鸡儿茎部浸提液，然后置于 5℃冰箱中密封保存，备用。

4.1.1.3 种子萌发和幼苗生长试验

本研究主要通过分别模拟种子萌发和生长初期（幼苗阶段）环境，观测种子萌发过程及萌发成功的种子生长情况，研究中间锦鸡儿茎部水浸提液对种子萌发情况的影响（刘学东等，2016）。

种子萌发过程：将采购的种子送入种子分析仪中分析，选取一定数量饱满健壮、表面无损害且无病虫害的种子，使用 0.3%的高锰酸钾溶液将受体种子浸泡消毒 10 min 后，使用蒸馏水将浸泡消毒过的种子反复冲洗干净。试验前对双手进行消毒，取出新购买的培养皿，用 65%的酒精对试验使用的培养皿进行消毒，重复 2～3 次；在培养皿底部铺上双层滤纸，滴入定量蒸馏水使滤纸与培养皿底部贴合并排尽空气以排除空气对试验结果的干扰，并为每个培养皿编号。

将选取出的优良种子依次放入受试培养皿中，每个培养皿里放 30 粒，摆放整齐，并在完全放置后向其中加入相对应不同浓度的处理液，本研究共设置六个浓度梯度，并加一组蒸馏水做空白对照。加好对应浓度处理液后将其放入室内培养箱中（培养箱设置条件为：光照强度 70%，相对湿度 66%，昼 14 h 夜 10 h）进行为期 15 天的萌发培养实验，自种植第 2 天起每天记录种子发芽数（以胚根冲破种皮 1～2 mm 为发芽标准），每天为各培养皿适量补充对应浓度的浸提液或蒸馏水。在第 16 天时将种子取出使用游标卡尺测量成功发芽受试种子的胚根长、胚轴长及胚轴直径，并使用精度为 0.000 1 g 的天平称其鲜重，放入烘箱中 65℃恒温烘干至恒重后称其干重。

4.1.1.4 数据处理和分析

因不同物种间种子萌发情况和其生长参数差异性较大，为了便于比较不同物种之间的差异，本研究使用相对值（对照的百分比）来表示发芽率、发芽指数、发芽时间、胚轴长、胚根长、胚轴直径、地上地下部分鲜干重。

$$A=\frac{发芽种子数}{供试种子总数}\times 100\%$$

$$B=\frac{处理发芽率}{对照发芽率}\times 100\%$$

$$C=\frac{处理发芽指数}{对照发芽指数}\times 100\%$$

$$D=\sum (G_i / T_i)$$

$$E=\sum G_i T_i / \sum G_i$$

式中，A 为发芽率；B 为相对发芽率；C 为相对发芽指数；D 为发芽指数；E 为平均发芽时间（d）；G_i 为第 i 天的发芽数；T_i 为相应的发芽时间（d）。

供体对同一受体之中各个测试项目之间的对照抑制百分率的算术平均值为综合效应，在本研究中表现为种子发芽率、发芽指数、平均发芽时间、胚根长、胚轴直径、胚轴长和鲜质量的对照抑制百分率的算术平均值。

采用 IBM SPSS 20.0 统计分析软件进行各项参数之间的方差分析，方差齐性时用 Duncan 法在 α =0.05 水平进行其显著性检验，方差齐性检验不适合时用 Dunnet 法在 α =0.05 水平进行显著性检验。得到的所有数值均表示为各受试种子萌发和幼苗生长参数的平均值±标准误差（陈林等，2016）。

4.1.2 结果与分析

4.1.2.1 对发芽率的影响

从图 4-1 可以看出：在 0.05 mg/mL 的中间锦鸡儿茎部水浸提液处理下的苦豆子种子相对发芽率为 51.85%，胡枝子种子的相对发芽率为 58.33%，沙蒿种子的相对发芽率仅为 37.28%，显著低于对照（P<0.05），而扁穗冰草、胡枝子在 1.0 mg/mL 浸提液处理下的种子相对发芽率分别较对照高 52.94%和 75.00%（P<0.05）；在浸提液质量浓度≥5 mg/mL 时，除了沙生冰草种子在 5 mg/mL 和 10 mg/mL 浸提液处理下相对发芽率分别较对照高 50.00%、12.50%，胡枝子种子在 5 mg/mL、10 mg/mL 和 25 mg/mL 浸提液处理下相对发芽率分别较对照高 33.33%、25.00% 和 16.67%，扁穗冰草、蒙农杂交冰草、苦豆子、沙米、沙蒿和针茅种子的相对发

芽率显著低于对照（$P<0.05$）。

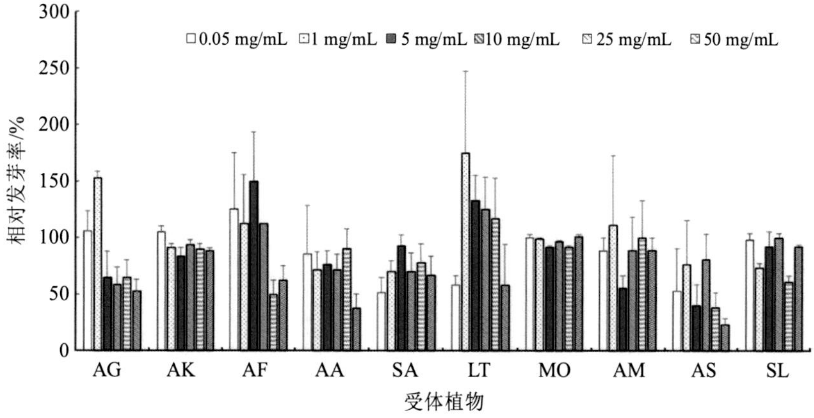

图 4-1　中间锦鸡儿茎部水浸提液对受体植物种子发芽率的影响

综上所述，中间锦鸡儿茎部水浸提液对受体植物发芽率的影响存在差异，当浸提液质量浓度为 0.05 mg/mL 时对扁穗冰草、蒙古冰草及沙生冰草种子有促进作用；当浸提液质量浓度为 1 mg/mL 时对扁穗冰草、沙生冰草、胡枝子及沙米种子发芽有促进作用；在 5 mg/mL 和 10 mg/mL 浸提液处理下对沙生冰草及胡枝子种子发芽有促进作用，蒙古冰草、蒙农杂交冰草、苦豆子、沙米、沙蒿及针茅种子发芽率总体呈抑制的趋势，且蒙农杂交冰草及沙蒿种子在浸提液质量浓度达到最大（50 mg/mL）时显著低于其他处理（$P<0.05$）；草木犀种子发芽率则几乎不受浸提液的影响。

4.1.2.2　对相对发芽指数及发芽时间的影响

从图 4-2 可以看出：当浸提液质量浓度为 0.05 mg/mL 时，扁穗冰草和沙生冰草的种子相对发芽指数分别较对照高 14.71%和 60.14%（$P<0.05$）；当浸提液质量浓度为 1 mg/mL 时，扁穗冰草、沙生冰草和胡枝子的种子相对发芽指数分别较对照高 60.56%、25.05%和 68.80%（$P<0.05$）；当浸提液质量浓度为 5 mg/mL 时，沙生冰草和胡枝子的种子相对发芽指数分别较对照高 71.92%和 15.31%（$P<0.05$）。

总体而言，中间锦鸡儿茎部水浸提液对蒙古冰草、蒙农杂交冰草、苦豆子、沙米、沙蒿和针茅种子的相对发芽指数有抑制作用。中间锦鸡儿茎部水浸提液浓度的提高对扁穗冰草、沙生冰草种子的相对发芽指数有促进作用；当扁穗冰草种子所处浸提液质量浓度≥5 mg/mL、沙生冰草种子所处浸提液质量浓度≥10 mg/mL时，其种子的相对发芽指数会随着浸提液质量浓度的提高而受到抑制。胡枝子在浸提液质量浓度达到最小（0.05 mg/mL）及最大（50 mg/mL）时显著低于其他处理（$P<0.05$）；而草木犀种子的相对发芽指数几乎不受浸提液质量浓度的影响。

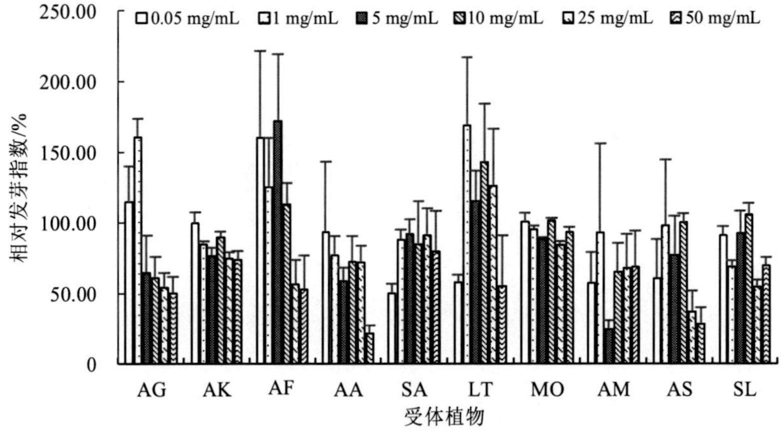

图 4-2 中间锦鸡儿茎部水浸提液对受体植物种子相对发芽指数的影响

从图 4-3 可以看出：中间锦鸡儿茎部浸提液的质量浓度为 50 mg/mL 时对胡枝子的发芽时间有抑制作用（$P<0.05$）；对其他 9 种受体植物的发芽时间并无显著影响。

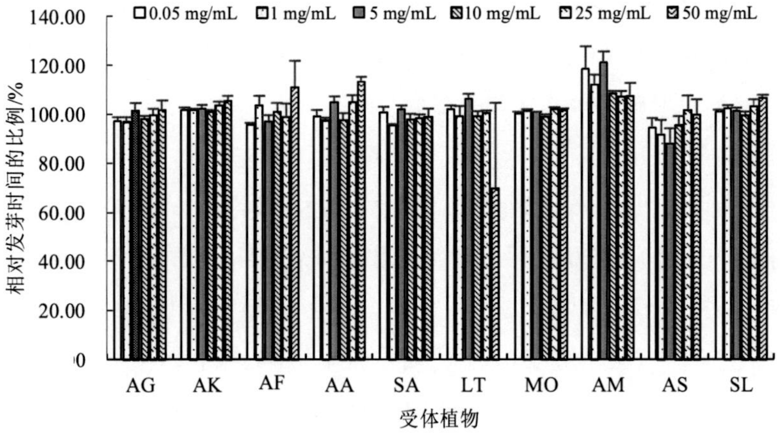

图 4-3 中间锦鸡儿茎部水浸提液对受体植物种子发芽时间的影响

4.1.2.3　对胚轴的影响

从图 4-4 可以看出：当中间锦鸡儿茎部水浸提液质量浓度为 0.05 mg/mL 时，沙生冰草和蒙农杂交冰草的种子相对胚轴长显著高于对照（$P<0.05$），对蒙古冰草的种子相对胚轴长有抑制作用，对沙米种子的相对胚轴长抑制作用更为明显；当中间锦鸡儿茎部水浸提液质量浓度为 1 mg/mL 时，沙生冰草、胡枝子和针茅种子的相对胚轴长显著高于对照（$P<0.05$），对沙米种子的抑制作用最为强烈，低于对照值 57.99%，差异显著；当中间锦鸡儿茎部水浸提液质量浓度为 5 mg/mL 时，沙生冰草、蒙农杂交冰草和胡枝子种子的相对胚轴长显著高于对照，扁穗冰草、沙米和沙蒿种子的相对胚轴长显著低于对照，其中对沙米种子相对胚轴长的抑制作用最为明显；当中间锦鸡儿茎部水浸提液质量浓度为 10 mg/mL 时，扁穗冰草、蒙农杂交冰草、胡枝子和草木犀种子的相对胚轴长显著高于对照，对沙米种子相对胚轴长的抑制作用最为明显，低于对照 54.23%，差异显著；当中间锦鸡儿茎部水浸提液质量浓度为 25 mg/mL 时，沙生冰草和沙米种子的相对胚轴长分别低于对照 23.91%和 45.02%，差异显著；当中间锦鸡儿茎部水浸提液质量浓度为 50 mg/mL 时，胡枝子和沙米种子的相对胚轴长分别低于对照 78.98%和 33.00%，差异显著。中间锦鸡儿茎部水浸提液对蒙古冰草和草木犀种子的相对胚轴长无显著影响；对沙生冰草和沙米种子的相对胚轴长的影响较大，其中对沙米种子的相对胚轴长抑制作用总体上随着浸提液质量浓度的增加而减弱。

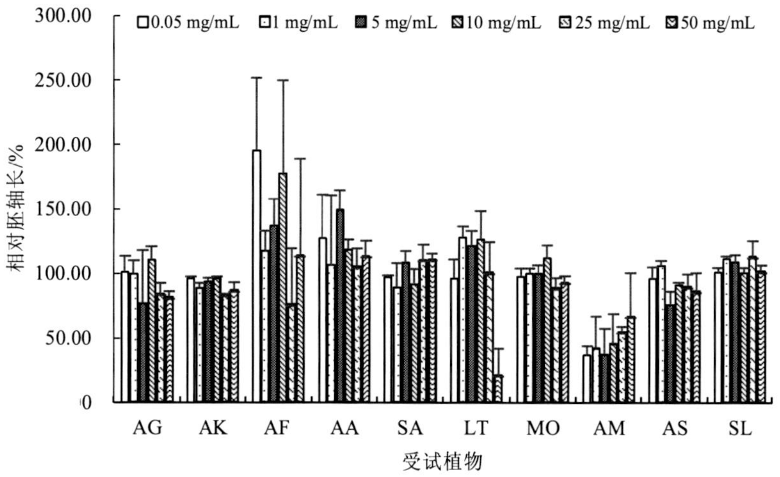

图 4-4　中间锦鸡儿茎部水浸提液对受体植物胚轴长的影响

从图 4-5 可以看出，当中间锦鸡儿茎部水浸提液质量浓度为 0.05 mg/mL 时，草木犀种子的相对胚轴粗高于对照 14.3%，差异显著；蒙古冰草和沙米种子的相对胚轴粗低于对照 25.11%和 22.83%，差异显著。当中间锦鸡儿茎部水浸提液质量浓度为 1 mg/mL 时，针茅种子相对胚轴粗高于对照 47.97%，差异显著；对沙米种子的相对胚轴粗抑制作用最为明显。当中间锦鸡儿茎部水浸提液质量浓度为 5 mg/mL 时，针茅种子相对胚轴粗高于对照 68.68%，差异显著；扁穗冰草和沙米种子的相对胚轴粗分别低于对照 30.23%和 50.51%，差异显著。当浸提液质量浓度为 10 mg/mL 时，沙生冰草和针茅种子的相对胚轴粗分别高于对照 25.51%和 68.68%，差异显著；对沙米种子的相对胚轴粗抑制作用最为明显，低于对照 50.77%，差异显著。当中间锦鸡儿茎部水浸提液质量浓度为 25 mg/mL 时，沙生冰草和沙米种子的相对胚轴粗分别低于对照 29.57%和 42.46%，差异显著，其中对沙米种子的相对胚轴粗抑制作用最为明显。当中间锦鸡儿茎部水浸提液质量浓度为 50 mg/mL 时，胡枝子、草木犀和沙米种子的相对胚轴粗分别低于对照 63.02%、22.48%和 39.58%，差异显著。

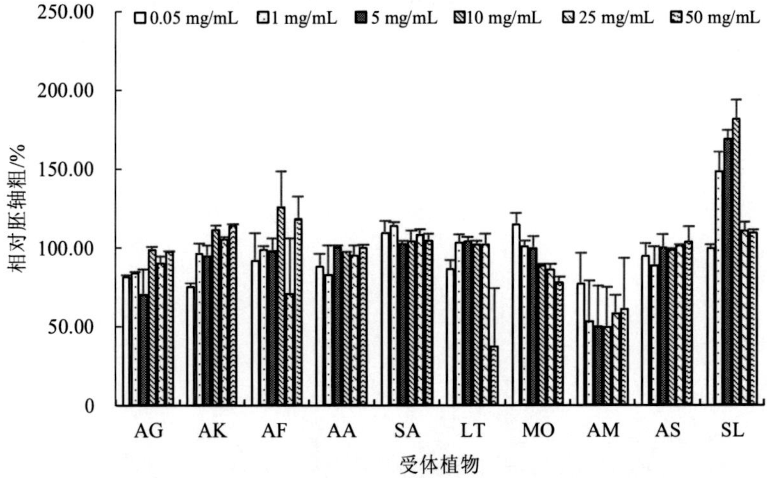

图 4-5　中间锦鸡儿茎部水浸提液对受体植物胚轴粗的影响

总体而言，扁穗冰草和蒙古冰草种子的相对胚轴粗随着中间锦鸡儿茎部水浸提液浓度的增加而增大；草木犀种子的相对胚轴粗随着中间锦鸡儿茎部水浸提液浓度的增加而减少；针茅种子的相对胚轴粗随着中间锦鸡儿茎部水浸提液浓度的增加而表现出先增加后减少的趋势；中间锦鸡儿茎部水浸提液对蒙农杂交冰草、苦豆子和沙蒿种子的相对胚轴粗未表现出明显的作用。中间锦鸡儿茎部水浸提液的不同质量浓度（除 50 mg/mL）对沙米种子的相对胚轴粗抑制作用最大。

4.1.2.4 对胚根的影响

从图 4-6 可以看出，当中间锦鸡儿茎部水浸提液质量浓度为 0.05 mg/mL 时，沙生冰草和胡枝子种子的相对胚根长分别高于对照 63.01%和 37.70%，差异显著；扁穗冰草和沙蒿种子的相对胚根长分别低于对照 26.23%和 28.88%，差异显著。当中间锦鸡儿茎部水浸提液质量浓度为 1 mg/mL 时，沙生冰草、蒙农杂交冰草和胡枝子种子的相对胚根长分别高于对照 22.58%、26.31%和 91.79%，差异显著；扁穗冰草和沙米种子的相对胚根长分别低于对照 27%和 66%，差异显著。当中间锦鸡儿茎部水浸提液质量浓度为 5 mg/mL 时，沙生冰草、蒙农杂交冰草和胡枝子种子的相对胚根长分别高于对照 53.25%、28.95%和 65.00%，差异显著；扁穗冰草、苦豆子、沙蒿种子的相对胚根长分别低于对照 57.37%、22.34%和 59.33%，差异显著。当中间锦鸡儿茎部水浸提液质量浓度为 10 mg/mL 时，沙生冰草、胡枝子和草木犀种子的相对胚根长分别高于对照 66.57%、57.79 和 44.88%，差异显著；扁穗冰草和沙蒿种子的相对胚根长分别低于对照 31.95%和 33.21%，差异显著。当中间锦鸡儿茎部水浸提液质量浓度为 25 mg/mL 时，蒙农杂交冰草和胡枝子种子的相对胚根长分别高于对照 36.19%和 71.93%，差异显著；扁穗冰草、蒙古冰草、沙生冰草、沙米和沙蒿种子的相对胚根长低于对照，其中对沙米种子的相对胚根长抑制作用最为明显，低于对照 85.95%，差异显著。当中间锦鸡儿茎部水浸提液质量浓度为 50 mg/mL 时，针茅种子的相对胚根长高于对照 22.43%，差异显著；扁穗冰草、蒙古冰草、胡枝子、沙米和沙蒿种子的相对胚根长分别低于对照 41.63%、22.99%、59.76%、90.66%和 50.98%，差异显著。

总体而言，不同中间锦鸡儿茎部水浸提液浓度对不同植物的相对胚根长具有不同的作用。中间锦鸡儿茎部水浸提液对扁穗冰草、沙米和沙蒿种子的相对胚根长抑制作用最为明显；沙生冰草、蒙农杂交冰草和胡枝子种子的相对胚根长随着浸提液浓度的增加而增加。中间锦鸡儿茎部水浸提液对苦豆子和针茅种子的相对胚根长没有显著影响。

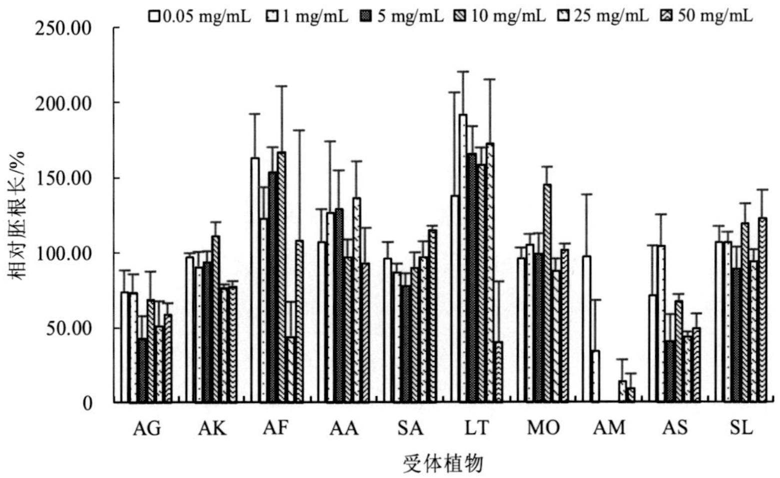

图 4-6　中间锦鸡儿茎部水浸提液对受体植物胚根长的影响

4.1.2.5　对胚轴干重的影响

从图 4-7 可以看出，当中间锦鸡儿茎部水浸提液质量浓度为 0.05 mg/mL 时，扁穗冰草和沙生冰草种子的相对胚轴干重分别高于对照 27.16%和 28.87%；胡枝子、沙米和针茅种子的相对胚轴干重分别低于对照 27.77%、76.16%和 58.12%，差异显著（$P<0.05$）。当中间锦鸡儿茎部水浸提液质量浓度为 1 mg/mL 时，沙生冰草和沙蒿种子的相对胚轴干重分别高于对照 26.24%和 20.23%；蒙农杂交冰草、沙米和针茅种子的相对胚轴干重分别低于对照 11.22%、60.86%和 16.71%，差异显著（$P<0.05$）。当中间锦鸡儿茎部水浸提液质量浓度为 5 mg/mL 时，沙生冰草和苦豆子种子的相对胚轴干重分别高于对照 37.65%和 20.82%；扁穗冰草、蒙古冰草、沙米和针茅种子的相对胚轴干重分别低于对照 30.5%、12.42%、51.2%和 28.71%，差异显著（$P<0.05$）。当中间锦鸡儿茎部水浸提液质量浓度为 10 mg/mL 时，显著促进沙生冰草种子相对胚轴干重的增加；扁穗冰草、沙米和针茅种子的相对胚轴干重分别低于对照 39.43%、27.16%和 45.65%，差异显著（$P<0.05$）。当中间锦鸡儿茎部水浸提液质量浓度为 25 mg/mL 时，蒙农杂交冰草种子的相对胚轴干重高于对照 28.63%；扁穗冰草、蒙古冰草、胡枝子、沙米和针茅种子的相对胚轴干重分别低于对照 50.00%、13.65%、14.86%、66.23%和 39.29%，差异显

著（$P<0.05$）。当中间锦鸡儿茎部水浸提液质量浓度为 50 mg/mL 时，蒙农杂交冰草种子的相对胚轴干重高于对照 71.13%；扁穗冰草、胡枝子和针茅种子的相对胚轴干重分别低于对照 62.37%、72.31%和 37.65%，差异显著（$P<0.05$）。

总体而言，扁穗冰草种子的相对胚轴干重随着中间锦鸡儿茎部水浸提液质量浓度的增加而降低。中间锦鸡儿茎部水浸提液对沙生冰草、蒙农杂交冰草、苦豆子和沙蒿种子的相对胚轴干重具有促进作用；对胡枝子、沙米和针茅种子的相对胚轴干重具有抑制作用；对蒙古冰草和草木犀种子的相对胚轴干重的影响不明显。

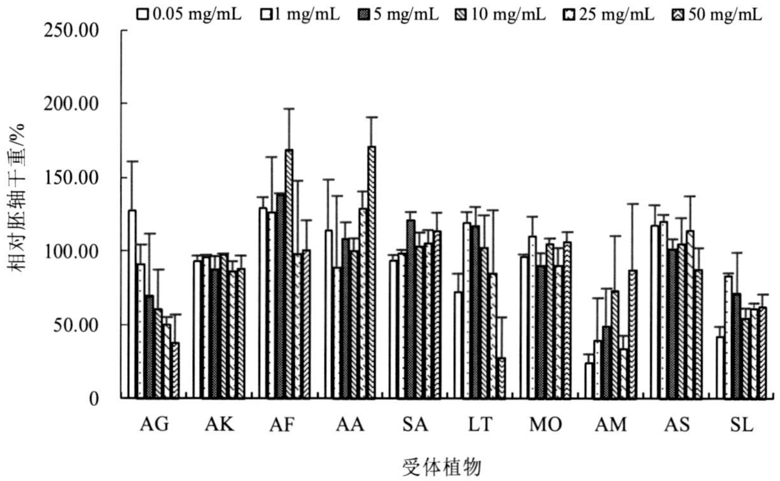

图 4-7 中间锦鸡儿茎部水浸提液对受体植物胚轴干重的影响

4.1.2.6 对胚根干重的影响

从图 4-8 可以看出，当中间锦鸡儿茎部水浸提液质量浓度为 0.05 mg/mL 时，沙蒿种子的相对胚根干重高于对照 76.59%；沙生冰草、蒙农杂交冰草、苦豆子、胡枝子、草木犀和针茅种子的相对胚根干重分别低于对照 43.04%、29.17%、17.92%、18.69%、29.41%和 51.96%，差异显著（$P<0.05$）。当中间锦鸡儿茎部水浸提液质量浓度为 1 mg/mL 时，沙蒿种子的相对胚根干重高于对照 219.57%；扁穗冰草、蒙农杂交冰草、沙米和针茅种子的相对胚根干重分别低于对照 25.39%、22.27%、86.07%和 31.03%，差异显著（$P<0.05$）。当中间锦鸡儿茎部水浸提液质量浓度为 5 mg/mL 时，扁穗冰草、蒙古冰草、蒙农杂交冰草、苦豆子、草木犀和针茅种子的相对胚根

干重分别低于对照 29.54%、25.87%、48.75%、40.66%、34.58%和 53.24%，差异显著（$P<0.05$）；沙米种子在此浸提液质量浓度时不能生长。当中间锦鸡儿茎部水浸提液质量浓度为 10 mg/mL 时，沙生冰草种子的相对胚根干重高于对照 103.16%，差异显著；扁穗冰草、蒙农杂交冰草和针茅种子的相对胚根干重分别低于对照 51.87%、43.02%和 48.53%，差异显著（$P<0.05$）；沙米种子在此浸提液质量浓度时无法生长。当中间锦鸡儿茎部水浸提液质量浓度为 25 mg/mL 时，对扁穗冰草、蒙古冰草、沙生冰草、苦豆子、胡枝子、草木犀、沙米、沙蒿和针茅种子的相对胚根干重均有抑制作用，其中对沙米种子的相对胚根干重抑制作用最大，达 91.04%。当中间锦鸡儿茎部水浸提液质量浓度为 50 mg/mL 时，对处理下的各种植物种子均有抑制作用，其中对扁穗冰草和胡枝子的相对胚根干重抑制作用最为明显。

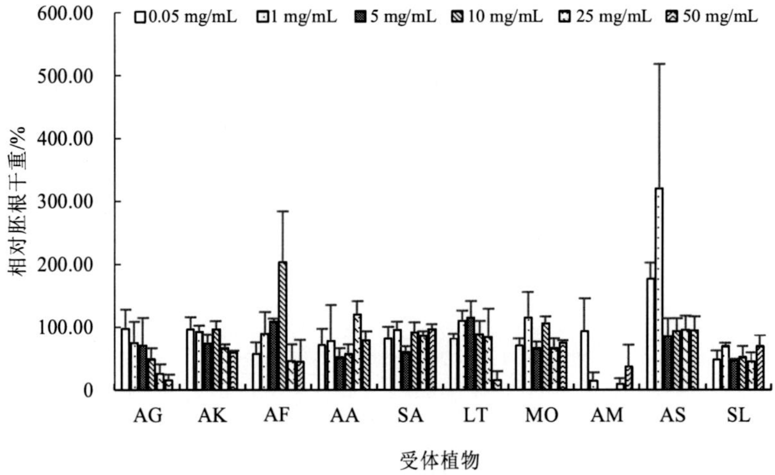

图 4-8　中间锦鸡儿茎部水浸提液对受体植物胚根干重的影响

总体而言，扁穗冰草种子的相对胚根干重随着中间锦鸡儿茎部水浸提液浓度的增加而减少。中间锦鸡儿茎部水浸提液对蒙古冰草、沙生冰草、蒙农杂交冰草、胡枝子、草木犀、沙米、针茅种子的相对胚根干重具有抑制作用。适度的中间锦鸡儿茎部水浸提液能够促进沙蒿种子的相对胚根干重的增加，而随着浸提液浓度的增加也将抑制沙蒿种子的相对胚根干重。沙米种子在 5～10 mg/mL 的中间锦鸡儿茎部水浸提液中无法生存。

4.1.2.7 综合效应

表 4-2 为中间锦鸡儿茎部水浸提液不同质量浓度对受体植物种子的不同化感作用的综合效应。对扁穗冰草表现出高浓度抑制的现象；对沙生冰草表现出低浓度促进高浓度抑制的现象；对沙米、沙蒿、针茅总体呈抑制现象；对蒙古冰草、蒙农杂交冰草、苦豆子、草木犀有一定抑制作用，但抑制效果不显著。

表 4-2 不同质量浓度的中间锦鸡儿茎部水浸提液对 10 种受体植物化感作用的综合效应

单位：%

受体植物	中间锦鸡儿茎部水浸提液质量浓度					
	0.05 mg/mL	1 mg/mL	5 mg/mL	10 mg/mL	25 mg/mL	50 mg/mL
扁穗冰草	99.84±17.20	104.01±11.51	70.03±26.55	75.43±13.55	64.80±9.92	61.84±8.60
蒙古冰草	95.48±5.49	92.54±4.93	88.13±7.11	99.46±4.67	85.60±3.71	86.57±4.36
沙生冰草	127.10±30.25	111.75±24.44	131.61±18.31	145.94±33.31	67.40±26.72	88.88±33.25
蒙农杂交冰草	98.06±27.68	90.92±32.34	97.23±11.66	88.90±9.92	106.49±13.84	91.11±11.54
苦豆子	85.04±8.20	92.07±7.66	94.30±7.05	91.48±13.04	96.71±10.05	98.10±10.18
胡枝子	86.52±15.69	136.73±23.81	122.09±14.81	117.97±19.07	110.76±30.09	40.47±30.96
草木犀	96.89±5.42	103.08±9.35	91.84±6.27	106.54±5.28	87.01±6.63	93.62±3.76
沙米	74.23±20.88	62.20±32.20	42.13±11.78	53.75±17.22	55.55±13.46	65.58±24.84
沙蒿	95.51±19.80	125.51±41.34	75.93±15.73	91.30±9.98	77.59±11.81	71.47±11.95
针茅	85.91±6.20	95.40±4.79	96.21±10.83	101.43±8.55	80.04±7.39	91.56±7.64

4.1.3 讨论与结论

试验中所采用的大多数植物种子在萌发和幼苗初期生长阶段对环境的胁迫最为敏感（尤佳等，2013）。植物的生长阶段中幼苗阶段是其生命中最为重要的时期，对以后植物的形态有着重要影响，更是对于外界逆境很敏感的时期（罗通等，2014）。植物之间的化感作用可以通过影响受体植物种子的发芽率及其发芽质量来表现（吴海荣，2006），抑制效果较重可能会导致其植株发芽率低、已生长植株矮小畸形，影响其与周边作物的资源竞争能力，会影响该植物未来的生长情况，甚至会影响其在生物群落中的地位及作用。因本研究测验方法的局限性及不同作物之间的生物特性，关于中间锦鸡儿茎部水浸提液与其周边不同植物物种之间的化感作用还需要深入研究，能否运用到实际生产中，是否适用于建植地的人工建植复合系统，还需要进一步研究，实际建植时也需要谨慎考虑。

不同植物物种所具有的化感物质非常复杂，抑制与促进的物质都可能存在（张晓芳等，2011），在不同的中间锦鸡儿茎部水浸提液浓度下化感作用所表现的形式也不一样，一物多用的生态功能在化感物质中是普遍存在的（孔垂华，1998）。由本研究数据可知，在相同中间锦鸡儿茎部水浸提液浓度下对不同物种表现出的化感作用并不相同，且有较大差异。不同中间锦鸡儿茎部水浸提液浓度下对同一物种的种子萌发及幼苗生长情况的影响又各不相同，可知中间锦鸡儿的茎部水浸提液中的化感作用是非常复杂的。不同供体植物的化感作用是不同的，还需深入研究其确切原因，可能会与各物种不同的进化历史有关（郑丽等，2005）。

研究中间锦鸡儿各部位的化感作用是非常重要的，对科学建植灌草复合系统具有重要意义。在进行建植时，不仅要考虑作物间的化感作用程度，避免其抑制作用，还需要考虑不同物种在空间上的搭配问题。中间锦鸡儿在建植区与其他作物搭配建植的适宜种植量，及试验中已萌发受体植物的后续生长情况，都需要进一步去探索研究。

4.2　花水浸提液对作物种子萌发和幼苗生长的影响

植物化感作用（Allelopathy）是植物之间存在的一种相互的化学作用，包括促进和抑制两个方面。Rice（1984）将化感作用定义为“一种植物通过向环境中释放化学物质对另一种植物产生直接或间接的影响”，能发挥化感效应的化学物质称为化感物质。化感物质存在于植物的各部分组织或器官中，包括叶、茎、花、果、种子和根系。大量研究表明，植物通过根系分泌、淋溶、挥发（彭少麟等，2001；Zhang F J et al.，2011）、残体分解（万欢欢等，2011）以及花粉传播等途径向环境释放某些特定的化学物质并对周围植物的生长、发育以及繁殖等生理活动产生有利或有害的影响。因此，了解化感物质对植物作用的方式及其机理对于合理配置种植农作物有重要意义（Wang C X et al.，2011；张岚等，2007；周凯等，2004；杨期和等，2005）。中间锦鸡儿（*Caragana intermedia*）属豆科锦鸡儿属的落叶灌木，由于其根系发达、耐旱性、防风蚀、保水土性能强，已成为中国“三北”地区主要的水土保持和防风固沙的灌木树种。玉米（*Zea mays* L.）、苏丹草（*Sorghum sudanense*）和高丹草（*Sorgum bicolor*×*S.sudanense*）作为饲料作物，具有叶大、高产、抗旱、耐牧以及生物量产量高等特性，并且苏丹草和高丹草还具有分蘖力强、再生性好及草质优的特点，在西北农牧交错带具有良好的生态适应性，能较好地为放牧家畜提供饲料，在放牧地补播和建立的旱地人工草地中具有重要的作用，在良好发展畜牧业和维持草原多样性方面有重要意义。

现阶段大量的研究主要集中在研究植物茎、叶及根系对受体植物的化感影响，而对繁殖体——花和果实的研究很少，其实，植物凋落的花粉中也含有大量的化感物质，一些植物在授粉期间可以产生大量的花粉，花粉中的化感物质可有效地抑制周围竞争植物的萌发与生长（Murphy S D，1999）。因此，本研究选用不同浓度的中间锦鸡儿花水浸提液处理玉米、苏丹草和高丹草种子，研究不同浓度中间锦鸡儿花水浸提液对受体作物种子萌发和幼苗生长的影响，来探讨中间锦鸡儿花凋落物对玉米、苏丹草和高丹草的化感作用，为提高荒漠化草原土地利用效率以及农林复合系统生产和生态问题提供新的思路和理论依据。

4.2.1　材料与方法

4.2.1.1　试验材料

供体植物中间锦鸡儿在2011年9月初采集于宁夏盐池县柳杨堡乡建植24年生中间锦鸡儿的围栏封育区内。受体农作物为玉米、苏丹草和高丹草，种子均购买于宁夏回族自治区银川市西北农资城。

4.2.1.2　试验方法

中间锦鸡儿花水浸提液的制备：将采集的盛花期中间锦鸡儿的花洗净、阴干、用粉碎机粉碎、过60目筛。称取中间锦鸡儿花粉末10 g，加100 mL蒸馏水室温下浸提，浸提时间为48 h，将提取液先用3层纱布过滤，再用滤纸过滤，得到质量浓度为 100 mg/mL 的浸提液母液，再将母液按不同倍数稀释成 0.5 mg/mL、1.0 mg/mL、5.0 mg/mL、10.0 mg/mL 和 25.0 mg/mL 的浸提液（张强，2005），放冰箱内4℃条件下保存，备用。

选择颗粒饱满、大小基本一致的受体作物种子，用0.3%高锰酸钾溶液消毒，再用无菌蒸馏水冲洗干净（张汝民等，2010），均匀摆放在铺有 2 层灭菌滤纸（灭菌处理）、直径为 9 cm 的培养皿中（玉米为 10 粒/皿，苏丹草和高丹草均为 30 粒/皿），分别加入 10 mL 各浓度中间锦鸡儿花水浸提液，以无菌蒸馏水为对照，每个处理重复 3 次，在生化培养箱（LRH-250，上海齐欣科技有限公司）25℃恒温条件下进行。每天补充一定量相应的中间锦鸡儿花水浸提液或者无菌蒸馏水。

4.2.1.3 项目测定

受试种子播种 24 h 后开始记录发芽率，每天定时观察，直至对照组种子的发芽率不再变化为止，记录此时各受试种子的发芽率。培养 7 d 后用电子游标卡尺测量其胚根、胚芽、苗高，用精度为 0.000 1 g 的电子天平（EL204，梅特勒-托利多仪器有限公司）称量幼苗鲜重及干重，各取其平均值。

$$发芽率（\%）=发芽数/总种子数\times 100$$

$$发芽指数\ GI=\sum（G_t / D_t）$$

式中，G_t 为第 t 天的发芽数；D_t 为相应的发芽天数。

采用化感作用响应指数（Response index，RI）度量化感作用的类型和强度（吴秀华等，2012），当 $T \geqslant C$，$RI=1-C/T$；当 $T<C$，$RI=T/C-1$。其中：C 为对照值；T 为处理值。RI＜0 为抑制作用，RI＞0 为促进作用，绝对值的大小与化感作用强度一致。

综合效应（SE）是供体对同一受体各个测试项目化感效应指数（RI）的算术平均值（沈慧敏等，2005）。选取同一处理下受体种子的发芽率、发芽指数、胚芽、胚根长度、幼苗高度以及干重的化感效应指数（RI）算术平均值。

4.2.1.4 数据分析

试验结果以（平均值±标准误差）表达，通过 SPSS 16.0 对试验数据进行单因素方差分析（One-way ANOVA）；在满足方差齐性的情况下，利用 Duncan 检验进行多重比较，以确定各因子内部不同水平平均值之间的差异显著性。

4.2.2 结果与分析

4.2.2.1 中间锦鸡儿花水浸提液对 3 种受体作物种子萌发的影响

从表 4-3 可以看出，随中间锦鸡儿花水浸提液质量浓度的增加，3 种受体植物的种子发芽率对不同质量浓度的浸提液化感效应响应不同。其中，在同一处理浓度下，玉米的发芽率低于苏丹草和高丹草；玉米种子发芽率对中间锦鸡儿花水浸提液的敏感性响应最强，发芽抑制作用随着浸提液浓度的升高而增大；而苏丹草、高丹草则表现为“低促高抑”作用。同一浓度的中间锦鸡儿花水浸提液对 3 种受体作物的化感作用不同，低质量浓度（C=1.0 mg/mL）的花水浸提液对玉米种子的发芽率抑制率为 4.56%，而对苏丹草和高丹草种子则表现为促进作用，化感效应指数分别为 6.88%和 13.70%；中低质量浓度（≤10.0 mg/mL）的花水浸提液对 3 种受体作物种子发芽率无显著影响（P>0.05），浓度增加时（C>10.0 mg/mL）对玉米发芽率无显著影响（P>0.05），而苏丹草和高丹草种子发芽率受到显著抑制（P<0.05），并且高丹草种子对花水浸提液的敏感响应幅度要高于玉米和苏丹草。

表 4-3　中间锦鸡儿花水浸提液对 3 种受体作物发芽率、发芽指数及其化感指数的影响

受体作物	处理浓度/（mg/mL）	发芽率/%	RI/%	发芽指数	RI/%
玉米 *Zea mays* L.	0	0.77±0.32a	0	8.59±0.80a	0
	0.5	0.75±0.26a	−2.28	8.61±2.70a	0.30
	1.0	0.73±0.22ab	−4.56	8.58±1.44a	−0.08
	5.0	0.69±0.33abc	−9.78	7.61±0.92a	−11.43
	10.0	0.63±0.21bc	−18.57	7.25±1.08a	−15.57
	25.0	0.60±0.23 c	−21.49	6.84±0.59a	−20.34
苏丹草 *Sorghum sudanense*	0	0.78±0.06a	0	51.28±4.91a	0
	0.5	0.89±0.14a	12.21	55.98±0.65a	8.39
	1.0	0.84±0.07b	6.88	55.08±4.61ab	6.91
	5.0	0.73±0.06 c	−7.27	47.53±8.29bc	−7.31
	10.0	0.44±0.03 d	−43.60	29.18±4.63 c	−43.19
	25.0	0.39±0.04 d	−49.20	25.89±11.09 c	−49.51
高丹草 *Sorgum bicolor*× *S.sudanense*	0	0.79±0.02 a	0	53.67±1.65a	0
	0.5	0.84±0.06ab	5.30	55.76±3.48ab	3.74
	1.0	0.81±0.09ab	13.70	54.54±6.86ab	1.59
	5.0	0.70±0.07bc	−15.60	44.66±5.64bc	−16.73
	10.0	0.59±0.04 c	−26.04	37.87±3.19 cd	−29.45
	25.0	0.444±0.11 d	−43.98	28.894±8.125 d	−46.17

注：表中同一列中同一观测指标，字母不同表示在 0.05 水平上有显著差异，字母相同表示差异不显著。

随着中间锦鸡儿花水浸提液浓度的增加，受体作物种子发芽指数均表现为“低促高抑”现象，但不同受体作物种子的发芽指数对同一处理浓度浸提液的化感响应不同。与对照相比，低质量浓度（≤1.0 mg/mL）花水浸提液对玉米发芽指数表现为抑制作用，对苏丹草和高丹草则表现为促进作用，化感作用均不显著（$P>0.05$）。高质量浓度（C=25 mg/mL）中间锦鸡儿花水浸提液使玉米、苏丹草和高丹草种子的发芽指数分别降低了 20.34%、49.51%和 46.17%。

4.2.2.2 中间锦鸡儿花水浸提液对 3 种受体作物胚根、胚芽的影响

表 4-4 为不同浓度中间锦鸡儿花水浸提液对 3 种受体作物胚根、胚芽生长的化感效应。3 种受体作物的胚根长度对中间锦鸡儿花水浸提液有不同程度的响应，随着中间锦鸡儿花水浸提液浓度的升高，对玉米和苏丹草胚根的抑制作用也持续增强，各组间的差异显著（$P<0.05$）。低浓度的中间锦鸡儿花水浸提液可以促进高丹草种子胚根的生长，在质量浓度为 1.0 mg/mL 时促进作用达到最大，比对照高 6.25%；但随着浸提液浓度的升高其抑制作用也逐渐增强，中间锦鸡儿花水浸提液质量浓度 $C\geqslant$10 mg/mL 时，高丹草种子胚根对中间锦鸡儿花水浸提液的响应最强烈。高浓度浸提液（C=25 mg/mL）时 3 种受体作物胚根抑制率为：高丹草＞玉米＞苏丹草。

表 4-4 中间锦鸡儿花水浸提液对受体作物胚根、胚芽的化感响应指数

单位：%

受体作物	项目	浸提液质量浓度					
		0（CK）	0.5 mg/mL	1.0 mg/mL	5.0 mg/mL	10.0 mg/mL	25.0 mg/mL
玉米 *Zea mays* L.	胚根	0	−5.07	−17.88	−26.68	−40.94	−67.78
	胚芽	0	−9.23	−3.82	−3.73	−50.49	−67.70
苏丹草 *Sorghum sudanense*	胚根	0	−0.60	−0.18	−11.06	−40.89	−54.22
	胚芽	0	−8.27	−4.53	−22.08	−37.18	−74.23
高丹草 *Sorgum bicolor*× *S.sudanense*	胚根	0	1.88	6.25	−5.01	−50.77	−68.18
	胚芽	0	−12.76	−8.50	−0.39	−14.02	−49.64

中间锦鸡儿花水浸提液对 3 种受体作物胚芽长度表现为不同程度的抑制作用，且抑制作用呈先减小后增大的趋势。低质量浓度（C=0.5 mg/mL）时，与对照相比，玉米、苏丹草和高丹草分别降低 3.73%、22.08%和 0.39%，但未达显著差异

（$P>0.05$）。随着中间锦鸡儿花水浸提液质量浓度的升高（ρ =1.0 mg/mL），对受体作物的化感抑制作用反而减弱，分别为 3.82%、4.53%和 8.50%。中高浓度（$\rho \geqslant$ 10.0 mg/mL）的中间锦鸡儿花水浸提液对受体作物胚芽表现为显著的抑制作用（$P<0.05$），且浓度越高抑制作用越强，当浸提液质量浓度为 25.0 mg/mL 时对玉米、苏丹草和高丹草的胚芽的抑制作用分别为 67.70%、74.23%和 49.64%，与对照差异显著（$P<0.05$）。

从图 4-9 可以看出，不同浓度的中间锦鸡儿花水浸提液对受体作物胚芽和胚根长度的影响不同，同一浓度下 3 种受体作物的胚根和胚芽长度也不尽相同；3 种受体作物的胚芽长度随着浸提液质量浓度的增加有相同的变化趋势，即低浓度花水浸提液处理的作物种子的胚芽长度低于对照组，随着浸提液质量浓度的增大，胚芽长度在ρ =1.0 mg/mL 处达到一个峰值，但随着浸提液质量浓度的持续增加（$\rho \geqslant$ 10.0 mg/mL），胚芽受到的抑制作用逐渐增强，随着浸提液质量浓度的继续增大，其长度显著低于对照组（$P<0.05$）。中间锦鸡儿花水浸提液对玉米和苏丹草的胚根表现出“浓度剂量”效应，即花水浸提液处理的玉米和苏丹草的胚根长度均低于对照组，且随着花水浸提液处理浓度的增大，抑制作用总体上也增强；而低浓度的中间锦鸡儿花水浸提液处理的高丹草种子胚根长高于对照，高浓度花水浸提液处理则抑制高丹草胚根的生长，随花水浸提液质量浓度升高，抑制作用有增强的趋势。

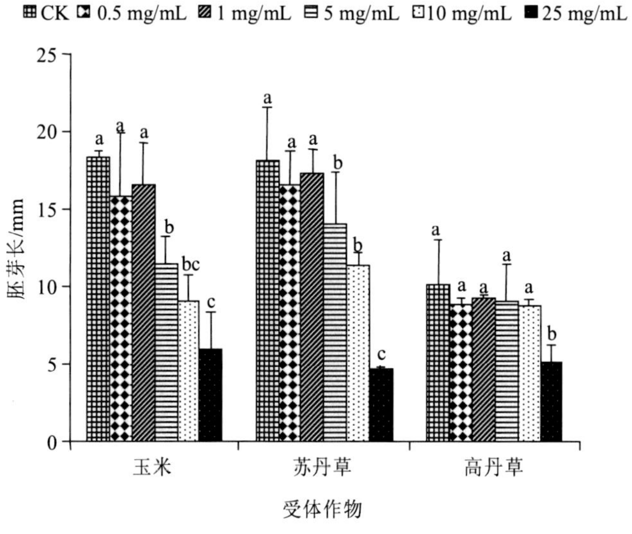

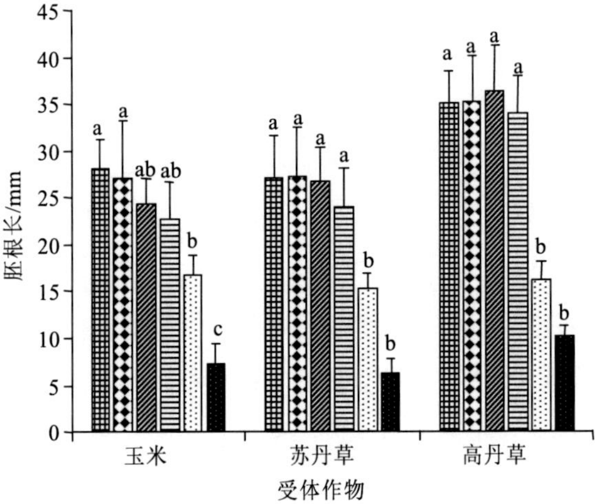

图 4-9　不同浓度中间锦鸡儿花水浸提液处理下 3 种受体作物种子胚芽长和胚根长

注：不同小写字母表示同种受体作物在不同浓度花水浸提液处理下差异显著（$P<0.05$）。

4.2.2.3　中间锦鸡儿花水浸提液对 3 种受体作物幼苗苗高和干重的影响

不同浓度的中间锦鸡儿花水浸提液对 3 种受体植物幼苗的增高生长有不同程度的抑制作用（图 4-10），花水浸提液对玉米和苏丹草种子幼苗增高呈现“低促高抑”现象，而对高丹草基本上表现出“浓度效应”，随花水浸提液浓度的增大，对幼苗苗高的抑制作用显著增强（$P<0.05$）。3 种受体作物种子幼苗的高度在同一浓度处理时，苗高抑制率之间也存在显著差异（$P<0.05$）。用低浓度的花水浸提液（ρ =0.5 mg/mL）处理时，玉米、苏丹草和高丹草均表现为促进作用，分别为 14.6%、15.2%和 5.4%，其中苗高与对照差异不显著（$P>0.05$）；随着花水浸提液浓度的升高，苏丹草幼苗高度的增加受到抑制，当质量浓度为 1.0 mg/mL 处理时对玉米的苗高促进作用达到 10.28%，而苏丹草和高丹草的抑制率分别为 5.54%和 11.13%。在高浓度的浸提液处理下，3 种受体作物种子幼苗高度受到显著抑制作用（$P<0.05$），质量浓度≥10 mg/mL 处理时，苏丹草幼苗苗高对中间锦鸡儿花水浸提液的响应最强烈，其中，浸提液质量浓度为 25 mg/mL 时苏丹草幼苗苗高抑制率达到 71.30%；高丹草幼苗居中，抑制率为 65.72%；玉米亩高抑制率仅为 36.85%。

从图 4-10 可以看出，中间锦鸡儿花水浸提液对苏丹草和高丹草幼苗的干重具有“低促高抑”效应，而对玉米种子幼苗的干重表现为抑制作用，即花水浸提液处理下的种子幼苗干重均低于对照组，差异不显著（$P>0.05$）。质量浓度≤1.0 mg/mL 的中间锦鸡儿花水浸提液促进苏丹草和高丹草幼苗干重的增加（$P>0.05$），花水浸提液质量浓度为 0.5 mg/mL 处理时，苏丹草和高丹草的幼苗干重分别比对照增加 1.29%和 3.27%；花水浸提液质量浓度为 1.0 mg/mL 处理时，苏丹草和高丹草种子幼苗干重比对照组增加 6.78%和 2.76%（$P<0.05$）；花水浸提液质量浓度为 5.0 mg/mL 处理时，苏丹草种子幼苗干重的促进作用响应最为强烈，与对照相比差异显著（$P<0.05$）；但随着浸提液浓度增加，3 种受体作物种子幼苗的干重均受到不同程度的抑制，但差异不显著，高浓度的花水浸提液对 3 种受体作物种子幼苗干重有显著抑制作用（$P<0.05$），浸提液质量浓度为 25.0 mg/mL 处理时玉米、苏丹草和高丹草的干重抑制率分别为 9.8%、16.47%和 6.17%。

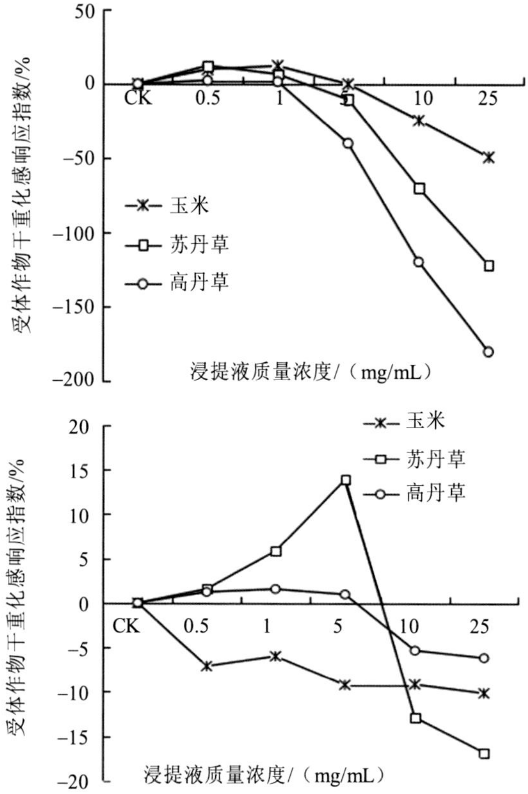

图4-10　不同浓度中间锦鸡儿花水浸提液处理下3种受体作物幼苗的苗高和干重化感响应指数

4.2.2.4 中间锦鸡儿花水浸提液对3种受体作物的化感综合效应

从化感综合效应分析（表4-5），中间锦鸡儿花水浸提液处理对受体植物玉米、苏丹草和高丹草均有较强化感抑制作用，表现出明显的“浓度效应”，即低浓度的花水浸提液对作物种子的萌发有一定的激发作用，但随着花水浸提液处理浓度的升高，对受体作物的化感抑制效应逐渐增强；在同一浓度处理下，中间锦鸡儿花水浸提液对受体作物的化感效应因种而异。浸提液对高丹草的抑制作用最强，SE总平均值为–13.29；对玉米和苏丹草作用较为相近，SE总平均值分别为–5.87、–3.35。高丹草和玉米种子比苏丹草种子对中间锦鸡儿花水浸提液具有更强的敏感性，其化感作用综合效应的平均值大小为：高丹草＞玉米＞苏丹草。

表4-5 中间锦鸡儿花水浸提液对3种受体作物种子的化感综合效应

受体作物	浸提液处理质量浓度					
	0（CK）	0.5 mg/mL	1.0 mg/mL	5.0 mg/mL	10.0 mg/mL	15.0 mg/mL
玉米 *Zea mays* L.	0	1.23	2.85	–2.79	–13.20	–23.34
苏丹草 *Sorghum sudanense*	0	10.30	6.90	–13.43	–12.43	–11.43
高丹草 *Sorgum bicolor*× *S.sudanense*	0	–1.92	0.22	–8.72	–27.61	–41.73

4.2.3 结论与讨论

在自然界中，水溶性的化感物质主要通过雨水的淋溶作用进入土壤，对周围的植物产生直接或间接的影响。植物植株大小、枯落物的密度及其分解速度等均会影响土壤中化感物质的含量，土壤中化感物质的积累达到一定量后，就会抑制周围其他植物种子萌发和幼苗生长，从而影响植物个体或群落的竞争力（Saxena A et al.，1996；Escudero A et al.，2000）。本研究结果表明，中间锦鸡儿花水浸提液对玉米、苏丹草和高丹草种子的萌发以及幼苗苗高、干重均表现出不同程度的化感作用。大量研究表明，植物释放的化感物质（主要是萜类化合物）低浓度下对植物的生长具有促进作用，随浓度增大则表现为抑制作用（谷文祥等，1998；曾任森等，1996），这一特征与植物生长调节剂的作用机理极为相似。

本研究中，相同质量浓度的中间锦鸡儿花水浸提液对不同受体作物种子的发芽率和发芽指数的影响有差异性，这与大多数的研究相同（罗振海，2009；张凤云，2005），说明植物体内的化感物质具有选择性和专一性，也可能是由于不同植物种子萌发过程中的生理活动对化感物质的响应程度不同；通常受体作物种子在不同浓度浸提液处理下萌发的作用效果不同（刘彬彬等，2005），主要表现为“浓度效应”“低促高抑”以及“低浓度无影响、高浓度抑制”效应（陈林等，2013）。该研究的中间锦鸡儿花水浸提液对玉米、苏丹草和高丹草3种受体作物种子发芽率和发芽指数均表现出“低浓度促进，高浓度抑制”效应，这与王冬梅（2012）、梁静（2011）等的研究结果一致：只有当化感物质的浓度处在受体作物有效浓度范围内，受体作物才会对化感作用作出响应。低浓度的促进作用可能是因为适量的化感物质提高了受体作物的酶活性，利于植物的生长代谢（翟德苹等，2014）；而高浓度浸提液对受体作物种子的萌发产生抑制作用可能是因为化感物质影响受体作物种子细胞分化过程中的生理活动，导致对种子萌发起关键性作用的酶（如过氧化物酶、过氧化氢酶、超氧化物歧化酶等）的活性受到限制（刘忠玲等，2011），破坏了种子生物膜结构，影响种子的呼吸作用。中间锦鸡儿花水浸提液对受体作物的胚根、胚芽表现为“浓度效应”，种子经过浸提液处理后其胚根、胚芽的伸长量及其形态都与对照表现出差异性，这表明化感物质中某类化合物的浓度过高会对幼苗胚根和胚芽的细胞分裂等生理活动产生抑制作用；另外化感物质在种子萌发初期可能改变了植物体内激素的分配及平衡，或是影响了幼苗对某些矿质元素的吸收从而使胚根和胚芽在生理和形态上发生改变（宋亮等，2006）。以该研究中玉米为例，在高浓度中间锦鸡儿花水浸提液处理下，胚根的长度明显短于对照并且颜色呈黄褐色，曲折较多，由此说明中间锦鸡儿花水浸提液中含有的某种化感活性物质不仅抑制根系生长，而且使根系发生畸变。

现通过采用室内试验试图探索中间锦鸡儿花水浸提液对 3 种受体作物的化感作用，结果表明在植物的组织或器官中，凋落的花粉对周围其他的植物种子的萌发以及幼苗的生长同样产生促进或抑制的作用，且不同受体作物对中间锦鸡儿花朵部分的化感作用响应程度不同。该研究结论是在室内模拟情况下得到的，与自然环境条件还有一定差距，鉴于此，今后还需进一步开展野外控制试验，在植物化感作用的生理指标及作用机理等方面进行深入探讨。

4.3 根水浸提液对灌草的化感作用

植物化感作用是指植物化感物质通过淋溶、挥发、残体分解和根系分泌等途径向环境中释放化学物质，从而对自身或周围其他植物（包括微生物）直接或间接产生有利或有害影响的作用（Rice E L，1984）。它是植物界普遍存在的一种现象，被广泛用于描述所有生物类型两两之间的化学物质交互作用（Weir T L，2004）。化感物质几乎存在于所有的植物器官中（李春杰等，2013）。目前，普遍认为化感作用的机制是非本地物种在新生境中成功定居并造成影响（Meiners S J et al.，2012），其研究已成为化学生态学最活跃的研究领域之一，特别是化感物质在杂草控制和可持续发展农业上的应用已成为研究热点（周凯等，2004）。有研究表明，中间锦鸡儿具有一定的化感作用（陈林等，2014；翟德苹，2014），在以往研究中受体植物大多为一些模式植物，如甘草（张强，2005）、玉米（陈林等，2014）、黑豆（王冰等，2013）、小麦（陈林等，2014）、苜蓿（翟德苹，2014）等，但化感作用具有物种特异性（郑丽等，2005），对模式植物有作用但并不一定对其他植物也有作用，而且植物化感作用包括促进和抑制两个方面（涂利华等，2014）。灌草复合栽培利用模式是开发利用荒漠草原草地资源的重要途径之一，了解不同植物间的关系，有助于提高人工复合系统成功建植的概率。在荒漠草原建植中间锦鸡儿林带是否会对当地植物种以及同属植物产生化感作用，目前尚不清楚；因此，研究中间锦鸡儿的化感作用对直接与其竞争的植物的影响是非常必要的。

植物根系是吸收养分的重要器官（邱秋金等，2015），根系同时是化感物质进入环境的重要通道（梁文举等，2005），在化感方面具有重要作用。许多研究已表明，植物根系是化感物质的主要来源器官之一，对自身或周围植物具有明显的化感效应（Gatti A B et al.，2010；李坤，2010），因此，根系对植物生长发育的影响越来越受到重视（李志霞等，2012）。有研究证明，根系浸提液除对植物生长发育有影响外（蔺菲等，2006），还对植物体内抗氧化系统和光合作用（Qian H F et al.，2009）、根系活力（林希昊等，2010）、基因表达（Boesch-Saadatmandi C et al.，2011）等起作用。因此，深入研究根系生物学对于最终揭示化感作用机制有着极其重要的理论与实际意义（林文雄，2013）。目前，对中间锦鸡儿根系的化感作用研究尚少。考虑到对植物成株进行化感作用的研究受到竞争和化感作用分离方法的限制（Ridenour W M et al.，2001），有关化感作用的研究主要集中在植物提取液对植物种子萌发和幼苗生长的影响上（郑丽等，2005）。尽管利用生物试验法检测中间锦鸡儿对特定植物的化感作用还存在一定的局限性，但从实际生产利用角度考虑仍有一定的价值。本研究采用室内模拟法探究了中间锦鸡儿根水浸提液对建植区常见植物种子萌发和幼苗生长的影响，以及采取气相色谱-质谱联用技术（gas chromatography-mass spectrometry，GC-MS）将中间锦鸡儿根水浸提液中的主要化感物质进行分离和鉴定，为中间锦鸡儿化感作用的深入研究提供理论基础。

4.3.1　材料与方法

4.3.1.1　试验材料

供体植物根系采集于宁夏回族自治区盐池县柳杨堡乡 1987 年建植的中间锦鸡儿围栏封育区内。受体植物分别为苦豆子、沙打旺、草木犀、披碱草、苏丹草、柠条锦鸡儿和小叶锦鸡儿（表 4-6），种子均购买于宁夏回族自治区盐池县金陵草业有限公司。

表 4-6　7 种受体植物

植物种	缩写	科	一年生/多年生	草本/灌木
苦豆子 *Sophora alopecuroides*	*SA*	豆科 Leguminosae	多年生 Perennial	草本 Herbage
草木犀 *Melilotus officinalis*	*MO*	豆科 Leguminosae	一年生 Therophyte	草本 Herbage
沙打旺 *Astragalus adsurgens*	*AA*	豆科 Leguminosae	多年生 Perennial	草本 Herbage
披碱草 *Elymus dahuricus*	*ED*	禾本科 Gramineae	多年生 Perennial	草本 Herbage
苏丹草 *Sorghum sudanense*	*SS*	禾本科 Gramineae	一年生 Therophyte	草本 Herbage
柠条锦鸡儿 *Caragana korshinskii*	*CK*	豆科 Leguminosae	多年生 Perennial	灌木 Shrub
小叶锦鸡儿 *Caragana microphylla*	*CM*	豆科 Leguminosae	多年生 Perennial	灌木 Shrub

4.3.1.2　中间锦鸡儿根水浸提液的制备

化感物质的提取方法对研究化感作用非常重要（Zhu M Q et al.，2009）。考虑到使用有机溶剂提取化感物质不符合自然情况，且有机溶剂具有一定的毒性，会影响研究的准确性。而在自然界中，水溶性化感物质主要通过雨水和雾滴等的淋溶进入土壤发生化感作用（郑丽等，2005），继而对植物的生长产生重要影响（焦晓林等，2012），因此，最能体现自然状态的方法为常温下的蒸馏水提取。本研究将采集的中间锦鸡儿根系用自来水冲洗干净，阴干，剪成小段，粉碎后过 60 目筛。2014 年 8 月，称取根系粉末样品 10 g，加 100 mL 蒸馏水，在室温下浸泡 48 h，将提取液先用 3 层纱布过滤，再用定量滤纸过滤，得到质量浓度为 100 mg/mL 的浸提液母液，再将母液用蒸馏水分别稀释成 0.5 mg/mL、1.0 mg/mL、2.0 mg/mL、5.0 mg/mL 和 10.0 mg/mL 后置于 4℃冰箱中保存，备用。

4.3.1.3　种子萌发和幼苗生长试验

本研究主要从种子萌发和种子露白生长方面研究中间锦鸡儿根水浸提液对种子萌芽的影响，分别模拟种子萌发和生长初期（幼苗）阶段（曾任森，1999）。

种子萌发：精选出颗粒饱满、大小基本一致的受体植物种子，用 1 g/L $KMnO_4$

溶液消毒 15 min 后，取出，用蒸馏水反复冲洗，分别选取不同浓度的根水浸提液 7 mL 注入培养皿中，选取受体植物种子于培养皿上，放置在培养皿中的滤纸上进行发芽，30 粒/皿；以蒸馏水处理为对照组，每处理 3 个重复。

培养条件：恒温 25℃、光照 12 h，每天记录各处理的发芽种子数（以胚根冲破种皮 1～2 mm 为发芽标准），每天适量补充对应蒸馏水或根水浸提液，直到对照组种子不再萌发时结束。

幼苗生长：在种子萌发试验的基础上，在每个培养皿中随机选取经根水浸提液处理的正常幼苗 10 株，同一处理各取 3 皿，共 30 株，用电子数显游标卡尺测定胚根长、胚轴长、胚轴直径，同时称量幼苗鲜质量。

4.3.1.4　化学成分分析

化感作用的核心是化感物质，目前对化感物质多采用 GC-MS 方法进行分离鉴定（孙小霞等，2014）。在本研究中，中间锦鸡儿根水浸提液样品采用气相色谱-质谱联用仪（Thermo ISQ LT GC-MS）测定其物质成分及含量。GC 条件：色谱柱为 Agilent DB-5 ms；升温程序为初始温度 60℃，保持 5 min，以 15℃/min 的速率升至 270℃，保持 8 min；载气为氦。MS 条件：电离方式 EI；电子轰击源轰击电压 70 eV；离子源温度 220℃；传输线温度 270℃；扫面质量范围 30～400 aum。采用 NIST2011 谱图库通过色谱保留时间进行定性；采用峰面积表示各组分的相对含量（在 GC-MS 分析结果中各组分峰面积占总峰面积的比例，%）。

4.3.1.5　数据处理和分析

由于物种间种子萌发和生长参数差异很大，为便于比较，本研究采用相对值（对照的百分比）（郑丽等，2005）表示发芽率、发芽指数、发芽时间、胚轴长、胚轴直径、胚根长度以及幼苗鲜质量。

$$发芽率=\frac{发芽种子数}{供试种子总数}\times 100\%$$

$$相对发芽率=\frac{处理发芽率}{对照发芽率}\times 100\%$$

$$相对发芽指数=\frac{处理发芽指数}{对照发芽指数}\times 100\%$$

$$发芽指数 = \sum (G_i / T_i)$$

$$平均发芽时间（d）= \sum G_i T_i / \sum G_i$$

式中，G_i 为第 i 天的发芽数；T_i 为相应的发芽时间（d）。

$$\mathrm{IR} = \frac{C - T}{C} \times 100\%$$

式中，IR 为抑制率，IR＞0 表示抑制作用，IR＜0 表示促进作用，IR 绝对值的大小与化感作用强度一致；C 为对照值；T 为处理值。

综合效应是供体对同一受体各个测试项目的对照抑制百分率的算术平均值，在本研究中为种子发芽率、发芽指数、平均发芽时间、胚根长、胚轴直径、胚轴长和鲜质量的对照抑制百分率的算术平均值。

采用 SPSS 17.0 统计分析软件对受试种子萌发和幼苗生长参数进行方差分析，方差齐性时用邓肯复极差测验法在 α =0.05 水平进行显著性检验，方差齐性检验不适合时用邓尼特法在 α =0.05 水平进行显著性检验。所有数值均表示为平均值±标准误差；采用 SigmaPlot 10.0 作图。

4.3.2 结果与分析

4.3.2.1 对发芽率的影响

从图 4-11 可以看出，在质量浓度为 0.5 mg/mL 的中间锦鸡儿根水浸提液处理下小叶锦鸡儿的种子相对发芽率仅为 45.00%，显著低于对照（P＜0.05）；披碱草、苏丹草和小叶锦鸡儿在质量浓度为 2.0 mg/mL 根水浸提液处理下种子相对发芽率分别较对照低 11.54%、23.33%和 17.50%（P＜0.05）；在质量浓度为 5.0 mg/mL 的根水浸提液处理下，草木犀和小叶锦鸡儿种子相对发芽率分别显著低于对照（P＜0.05），而柠条锦鸡儿则略有促进作用，较对照高 3.03%，但差异无统计学意义（P＞0.05）；在质量浓度为 10.0 mg/mL 的根水浸提液处理下，苦豆子、沙打旺、草木犀和小叶锦鸡儿种子相对发芽率显著低于对照（P＜0.05），披碱草、苏丹草和柠条锦鸡儿分别较对照低 3.85%、15.00%和 16.67%，但差异无统计学意义（P＞0.05）。

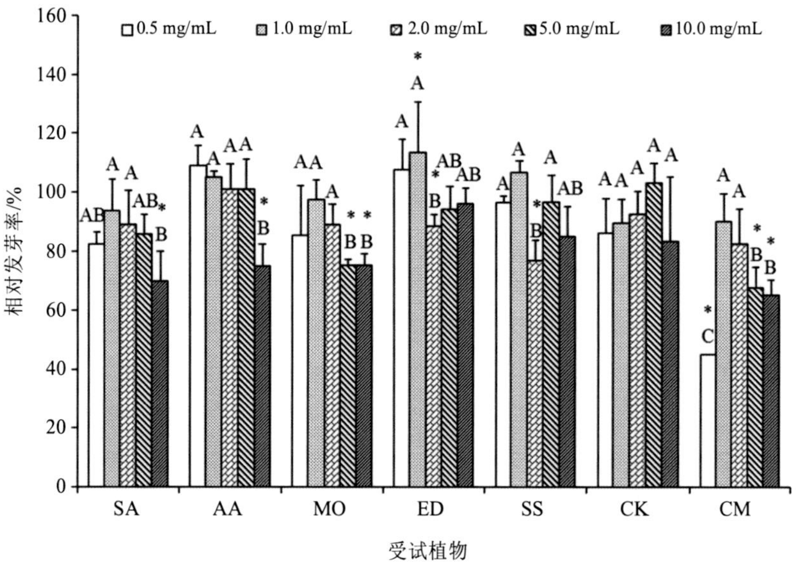

图 4-11 中间锦鸡儿根水浸提液对受体植物种子发芽率的影响

注：短栅上的不同大写字母表示同一受体植物在不同根水浸提液浓度处理之间在 $P<0.05$ 水平差异有统计学意义；*表示与对照相比在 $P<0.05$ 水平差异有统计学意义。

综上所述，中间锦鸡儿根水浸提液对受体植物发芽率的影响存在浓度差异：苦豆子、沙打旺和草木犀种子发芽率总体呈降低的趋势，且苦豆子和沙打旺在浸提液质量浓度达到最大（10.0 mg/mL）时显著低于其他处理（$P<0.05$）；草木犀种子相对较为敏感，在根水浸提液为 5.0 mg/mL 时，与其他处理差异有统计学意义（$P<0.05$）；柠条锦鸡儿种子发芽率则几乎不受根水浸提液的影响（$P>0.05$）。

4.3.2.2 对相对发芽指数及发芽时间的影响

从图 4-12 可以看出，当中间锦鸡儿根水浸提液质量浓度为 0.5 mg/mL 时，苦豆子和小叶锦鸡儿的相对发芽指数分别较对照低 17.78%和 74.04%（$P<0.05$），披碱草则显著高于对照 52.27%（$P<0.05$）；当根水浸提液质量浓度为 1.0 mg/mL 时，沙打旺和披碱草种子的相对发芽指数分别高于对照 19.45%和 63.12%（$P<0.05$），对其他 5 种受体植物无显著影响（$P>0.05$）；在质量浓度为 2.0 mg/mL 的根水浸提液处理下，苦豆子和苏丹草种子相对发芽指数显著低于对照（$P<0.05$），降幅

分别达到了 16.01%和 37.86%；在质量浓度为 5.0 mg/mL 的根水浸提液处理下，草木犀种子相对发芽指数低于对照 37.40%，差异有统计学意义（$P<0.05$）；在质量浓度为 10.0 mg/mL 的根水浸提液处理下，苦豆子、沙打旺、草木犀、苏丹草和小叶锦鸡儿种子相对发芽指数分别较对照低 31.11%、15.04%、47.75%、45.19%和 35.96%，差异均具有统计学意义（$P<0.05$）。

总体上，苦豆子、沙打旺、草木犀、披碱草和苏丹草种子发芽指数随着中间锦鸡儿根水浸提液质量浓度的增大呈降低的趋势，但受体植物种子发芽指数对根水浸提液浓度的响应有所不同。披碱草在根水浸提液质量浓度为 2.0 mg/mL 时，种子发芽指数显著低于低浓度处理（$P<0.05$）；草木犀在根水浸提液质量浓度为 5.0 mg/mL 时，发芽指数达到统计学上的显著差异（$P<0.05$）；苦豆子、沙打旺和小叶锦鸡儿种子在根水浸提液最大质量浓度（10.0 mg/mL）处理时，发芽指数与其他浓度处理之间差异有统计学意义（$P<0.05$）；而柠条锦鸡儿种子发芽指数在各处理间差异无统计学意义（$P>0.05$）。

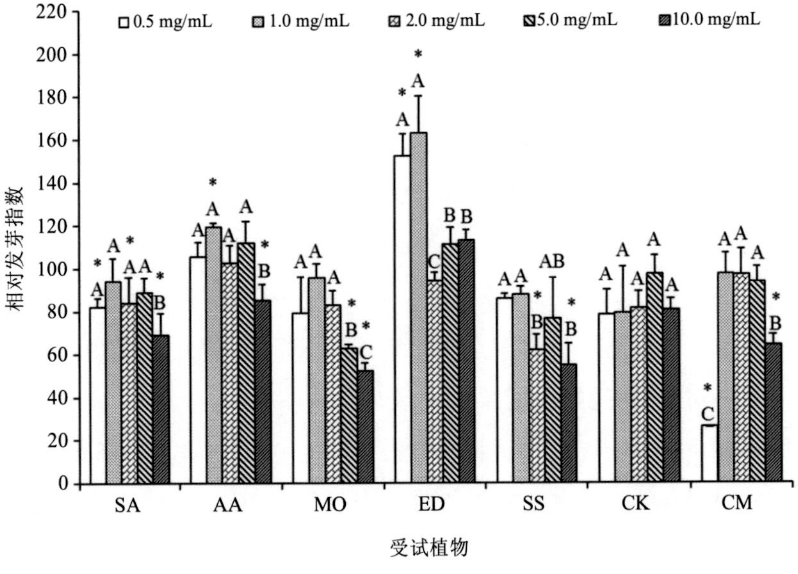

图 4-12　中间锦鸡儿根水浸提液对受体植物种子相对发芽指数的影响

注：短栅上的不同大写字母表示同一受体植物在不同根水浸提液浓度处理之间在 $P<0.05$ 水平差异有统计学意义；*表示与对照相比在 $P<0.05$ 水平差异有统计学意义。

从图 4-13 可以看出，中间锦鸡儿根水浸提液对 7 种受体植物的发芽时间并无显著影响（$P>0.05$）。

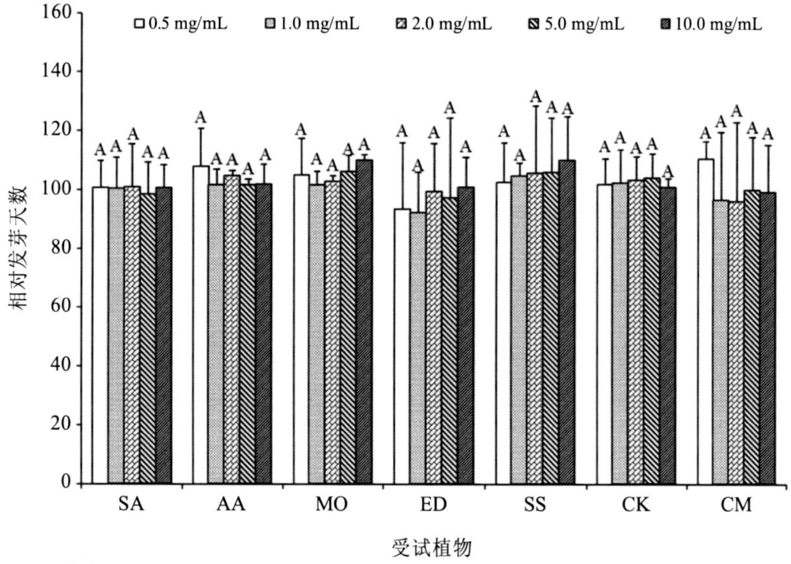

图 4-13　中间锦鸡儿根水浸提液对受体植物种子发芽时间的影响

注：短栅上的不同大写字母表示同一受体植物在不同根水浸提液浓度处理之间在 $P<0.05$ 水平差异有统计学意义；*表示与对照相比在 $P<0.05$ 水平差异有统计学意义。

4.3.2.3　对胚轴长的影响

从图 4-14 可以看出，当中间锦鸡儿根水浸提液质量浓度为 0.5 mg/mL 和 1.0 mg/mL 时，沙打旺和草木犀的相对胚轴长显著低于对照（$P<0.05$），降幅分别为 26.44%～31.58%和 16.69%～17.94%，披碱草则高于对照 46.86%～52.48%（$P<0.05$）；沙打旺在质量浓度为 2.0 mg/mL 的根水浸提液处理下相对胚轴长低于对照 28.80%，差异有统计学意义（$P<0.05$）；在较高的根水浸提液质量浓度处理下（5.0 mg/mL 和 10.0 mg/mL），苦豆子、沙打旺和草木犀种子相对胚轴长分别较对照低 31.83%～34.56%、19.07%～20.89%和 33.12%～36.36%（$P<0.05$），披碱草则显著高于对照 51.10%～61.62%（$P<0.05$）；小叶锦鸡儿在质量浓度为 10.0 mg/mL 的根水浸提液处理下胚轴长高于对照 41.94%，差异有统计学意义（$P<0.05$）。

从图 4-14 还可以看出，沙打旺和苏丹草的相对胚轴长在各个中间锦鸡儿根水浸提液浓度处理下差异均无统计学意义（$P>0.05$）；随着根水浸提液浓度的增大，苦豆子、草木犀的相对胚轴长呈降低趋势，均在质量浓度为 5.0 mg/mL 时显著低于其他处理（$P<0.05$）；柠条锦鸡儿和小叶锦鸡儿的相对胚轴长则总体上随着根水浸提液浓度的增大而升高，柠条锦鸡儿在根水浸提液质量浓度为 5.0 mg/mL 处理下的相对胚轴长显著高于 0.5 mg/mL 质量浓度处理（$P<0.05$），而小叶锦鸡儿在根水浸提液质量浓度≥1.0 mg/mL 时显著高于低质量浓度处理（0.5 mg/mL）（$P<0.05$）。

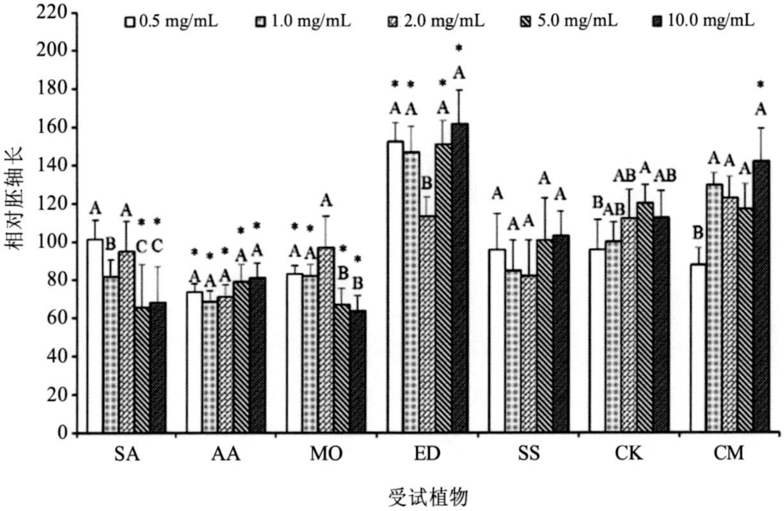

图 4-14　中间锦鸡儿根水浸提液对受体植物胚轴长的影响

注：短栅上的不同大写字母表示同一受体植物在不同根水浸提液浓度处理之间在 $P<0.05$ 水平差异有统计学意义；*表示与对照相比在 $P<0.05$ 水平差异有统计学意义。

从图 4-15 中可以看出，当根水浸提液质量浓度为 0.5 mg/mL 处理时，沙打旺、草木犀、柠条锦鸡儿和小叶锦鸡儿的相对胚轴直径分别低于对照 8.20%、5.88%、7.58%和 25.37%，披碱草和苏丹草则分别高于对照 6.88%和 7.09%（$P<0.05$）；当根水浸提液质量浓度为 1.0 mg/mL 处理时，草木犀的相对胚轴直径低于对照 13.46%，披碱草则高于对照 12.67%，均达到统计学上的显著差异（$P<0.05$）；当根水浸提液质量浓度为 2.0 mg/mL 处理时，苦豆子和草木犀相对胚轴直径分别低

于对照 7.93%和 14.33%，披碱草和苏丹草分别高于对照 8.65%和 7.15%（$P<0.05$）；当根水浸提液质量浓度为 5.0 mg/mL 处理时，苦豆子和草木犀的相对胚轴直径分别低于对照 6.33%和 14.14%，披碱草和柠条锦鸡儿则分别高于对照 4.73%和 7.01%；当根水浸提液质量浓度为 10.0 mg/mL 处理时，苏丹草的相对胚轴直径较对照低 6.66%，小叶锦鸡儿显著高于对照 13.49%（$P<0.05$）。

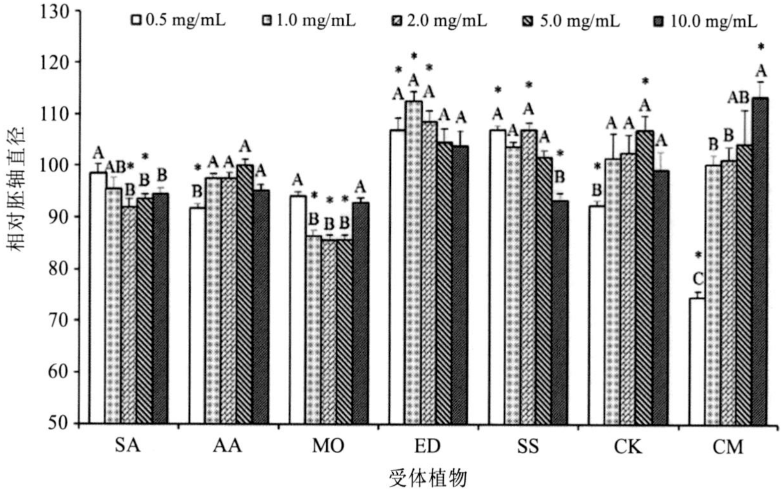

图 4-15 中间锦鸡儿根水浸提液对受体植物胚轴直径的影响

注：短栅上的不同大写字母表示同一受体植物在不同根水浸提液浓度处理之间在 $P<0.05$ 水平差异有统计学意义；*表示与对照相比在 $P<0.05$ 水平差异有统计学意义。

综上，用中间锦鸡儿根水浸提液处理的苦豆子和苏丹草，随根水浸提液浓度的增大，相对胚轴直径有降低趋势，苦豆子在根水浸提液质量浓度为 2.0 mg/mL 处理时显著低于质量浓度为 0.5 mg/mL 处理（$P<0.05$），苏丹草则在根水浸提液质量浓度为 10.0 mg/mL 处理时显著低于其他处理（$P<0.05$）；而沙打旺、柠条锦鸡儿和小叶锦鸡儿相对胚轴直径则总体上随着根水浸提液浓度的升高而增大，在浓度≥1.0 mg/mL 处理下 3 种受体植物的相对胚轴直径显著高于质量浓度为 0.5 mg/mL 处理（$P<0.05$）；披碱草相对胚轴直径在各处理下差异无统计学意义（$P>0.05$）。

4.3.2.4 对胚根的影响

从图 4-16 可以看出，在中低中间锦鸡儿根水浸提液浓度（0.5～2.0 mg/mL）

处理下，苦豆子和沙打旺的相对胚根长均高于对照，且达到统计学上的显著差异（$P<0.05$）；在质量浓度为 5.0 mg/mL 的根水浸提液处理下，沙打旺和柠条锦鸡儿相对胚根长显著高于对照（$P<0.05$）；在质量浓度为 10.0 mg/mL 的根水浸提液处理下，苦豆子、沙打旺、草木犀和小叶锦鸡儿相对胚根长均显著低于对照（$P<0.05$）；在质量浓度为 0.5～10.0 mg/mL 的根水浸提液处理下，披碱草相对胚根长均显著高于对照，涨幅在 30.49%～137.83%（$P<0.05$）。总体上，不同处理下的苦豆子、沙打旺和草木犀，其相对胚根长随中间锦鸡儿根水浸提液浓度的增大呈降低趋势，且降幅较大，在质量浓度为 10.0 mg/mL 的根水浸提液处理时，3 种植物较质量浓度为 0.5 mg/mL 处理降幅分别达到了 64.68%、77.66%和 55.77%；而对苏丹草的相对胚根长则无显著影响（$P>0.05$）。

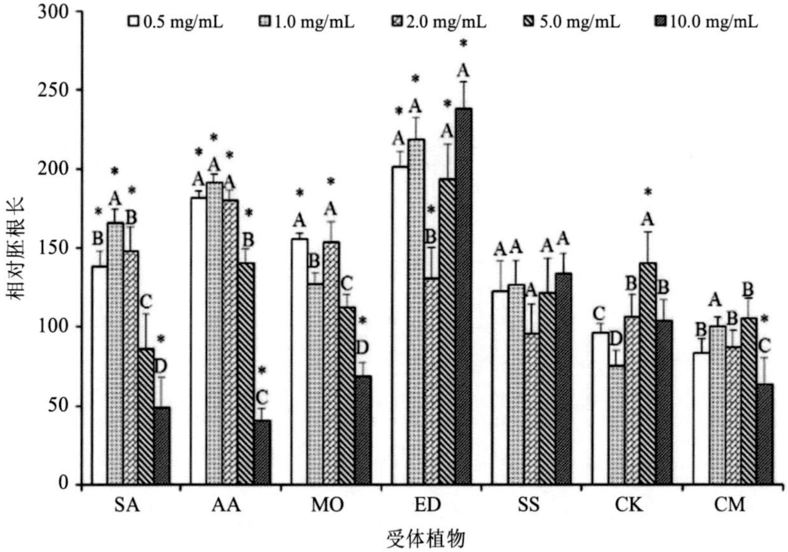

图 4-16　中间锦鸡儿根水浸提液对受体植物胚根长的影响

注：短栅上的不同大写字母表示同一受体植物在不同根水浸提液浓度处理之间在 $P<0.05$ 水平差异有统计学意义；*表示与对照相比在 $P<0.05$ 水平差异有统计学意义。

4.3.2.5　对幼苗鲜质量的影响

用植株总鲜质量作为指标，虽然敏感性稍差，但容易测量，是可行而有效的方法（曾任森，1999）。从图 4-17 可以看出，随着中间锦鸡儿根水浸提液浓度的增加，苦豆子相对鲜质量呈降低的趋势，在根水浸提液质量浓度为 0.5～2.0 mg/mL 处理时，苦豆子相对鲜质量与对照相比变化为–4.18%～13.68%，但差异无统计学意义（*P*>0.05）；在根水浸提液质量浓度为 5.0～10.0 mg/mL 处理时，苦豆子相对鲜质量显著低于对照，降幅达到了 25.15%～29.04%（*P*<0.05）。小叶锦鸡儿则随根水浸提液浓度的增加呈升高的趋势，在质量浓度为 5.0～10.0 mg/mL 处理时，小叶锦鸡儿相对鲜质量显著高于对照，涨幅达到了 20.16%～45.28%（*P*<0.05）。中间锦鸡儿根水浸提液在质量浓度为 0.5～10.0 mg/mL 处理时对苏丹草相对鲜质量无显著影响（*P*>0.05）；在质量浓度为 0.5 mg/mL 中间锦鸡儿根水浸提液处理下草木犀的相对鲜质量较对照高 23.81%（*P*<0.05）；披碱草在根水浸提液质量浓度为 0.5～1.0 mg/mL 处理时的相对鲜质量高于对照 17.45%～14.78%（*P*<0.05）；在质量浓度为 2.0 mg/mL 的根水浸提液处理下，只有草木犀的相对鲜质量显著高于对照，涨幅为 11.01%（*P*<0.05）；在高浓度（10.0 mg/mL）的根水浸提液处理下，沙打旺和草木犀相对鲜质量分别较对照低 22.06%和 18.95%（*P*<0.05），而披碱草相对鲜质量显著高于对照 21.45%（*P*<0.05）。

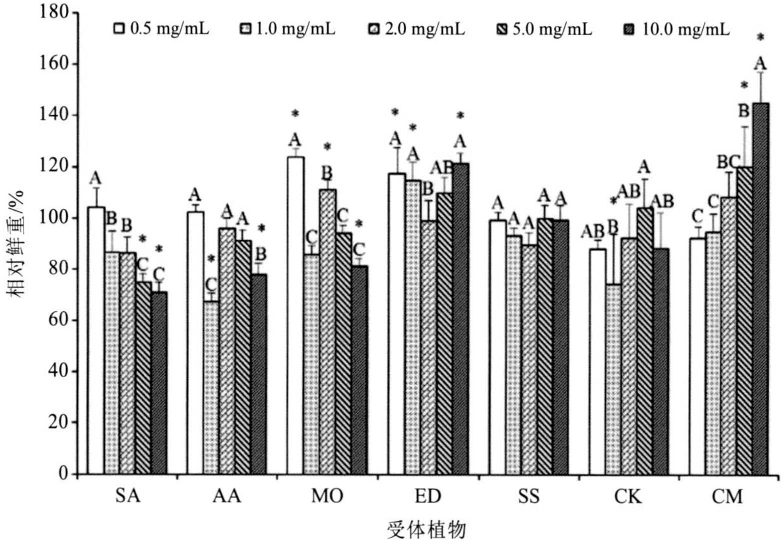

图 4-17 中间锦鸡儿根水浸提液对受体植物鲜质量的影响

注：短栅上的不同大写字母表示同一受体植物在不同根水浸提液浓度处理之间在 *P*<0.05 水平差异有统计学意义；*表示与对照相比在 *P*<0.05 水平差异有统计学意义。

4.3.2.6 化感作用的综合效应

不同浓度的中间锦鸡儿根水浸提液对 7 种受试灌草具有不同的化感作用综合效应。总体上，苦豆子和草木犀在质量浓度为 0.5～2.0 mg/mL 处理时，略有促进或抑制作用，但无显著影响（$P>0.05$），在根水浸提液质量浓度为 5.0～10.0 mg/mL 处理时，则有显著的抑制作用（$P<0.05$），表现出“低浓度无影响，高浓度抑制”效应；沙打旺在根水浸提液质量浓度为 0.5～5.0 mg/mL 处理时，有显著促进作用（$P<0.05$），而在根水浸提液质量浓度为 10.0 mg/mL 处理时，具有显著抑制作用（$P<0.05$），表现出明显的“低促高抑”效应；披碱草在不同根水浸提液浓度处理下则表现出不同程度的抑制作用；苏丹草仅在根水浸提液质量浓度为 2.0 mg/mL 处理时有抑制作用，在其他浓度下无显著影响（$P>0.05$）；而柠条锦鸡儿和小叶锦鸡儿在低根水浸提液质量浓度（1.0 mg/mL 或 0.5 mg/mL）处理时有一定的抑制作用，在其他浓度下无明显影响（表 4-7）。

表 4-7　不同浓度中间锦鸡儿根水浸提液对 7 种受体植物化感作用的综合效应

单位：%

受体植物	中间锦鸡儿根水浸提液质量浓度				
	0.5 mg/mL	1.0 mg/mL	2.0 mg/mL	5.0 mg/mL	10.0 mg/mL
苦豆子 *S. alopecuroides*	−1.08 ±1.29C	−2.49±1.85C	0.66±3.04C	15.32±6.72 B	25.46±1.81 A
沙打旺 *A. adsurgens*	−10.25±4.65C	−7.17±1.95BC	−7.55±3.65BC	−3.58±1.95B	20.55±5.83A
草木犀 *M. officinalis*	−3.77±3.70B	3.50±6.45B	−3.11±2.54B	13.87±10.08A	22.30±7.28A
披碱草 *E. dahuricus*	−33.09±10.69B	−37.38±14.61B	−4.75±9.30A	−23.08±7.62B	−33.50±11.00B
苏丹草 *S. sudanense*	−1.40±3.31B	−1.05±2.96B	11.59±8.46A	−0.44±2.93B	3.01±4.21B
柠条锦鸡儿 *C. korshinskii*	8.67±4.35AB	11.23±7.00A	1.39±6.00B	−10.85±6.21C	4.45±8.01AB
小叶锦鸡儿 *C. microphylla*	25.79±14.46A	−1.23±3.06B	0.71±3.29B	−1.11±5.02B	1.11±8.66B

注：表中数据为平均值±标准误差；同行数据后的不同大写字母表示在 $P<0.05$ 水平差异有统计学意义。

4.3.2.7 化学成分分析

中间锦鸡儿根水浸提液样品经 GC-MS 分析后，所得质谱经数据处理系统对其内存谱库检索，结合人工谱图解析，确定了中间锦鸡儿根水浸提液的主要化学成分，分析结果如表 4-8 所示，鉴定出 21 种化合物，包括醇、酮、醚、酯、萜类、有机酸、卤代烷以及含氮化合物 8 类物质。其中以醇类最多，有 6 种，所占含量也最高，达 81.25%；其次为有机酸，共 4 种，占 8.03%；含氮化合物有 4 种，占 6.51%；酮和萜类各有 2 种，分别占 0.59%和 0.47%；醚、酯及卤代烷各有 1 种，依次占 0.26%、0.03%、0.04%。

表 4-8 中间锦鸡儿根水浸提液主要化学成分

序号	保留时间/min	化合物	分子式	相对分子质量	相对含量/%
1	3.53	3-羟基-2-丁酮 3-hydroxy-2-butanone	$C_4H_8O_2$	88	0.23
2	3.82	1,2-丙二醇 1,2-propanediol	$C_3H_8O_2$	76	0.36
3	4.57	2,3-丁二醇 2,3-butanediol	$C_4H_{10}O_2$	90	29.60
4	5.37	2,5,8,11,14-五氧杂-16-十六烷醇 2,5,8,11,14-pentaoxahexadecan-16-ol	$C_{11}H_{24}O_6$	252	0.06
5	6.17	*L*-乳酸 *L*（+）-lactic acid	$C_3H_6O_3$	90	5.50
6	6.49	仲丁醇 *sec*-butanol	$C_4H_{10}O$	74	0.12
7	8.19	己酸 Hexanoic acid	$C_6H_{12}O_2$	116	0.94
8	9.47	*DL*-高丝氨酸 *DL*-homoserine	$C_4H_9NO_3$	119	4.73
9	10.51	肼基甲酸苄酯 Carbobenzoxyhydrazide	$C_8H_{10}N_2O_2$	166	0.16
10	10.81	溴代环己烷 Cyclohexyl bromide	$C_6H_{11}Br$	162	0.04
11	11.77	1,3-二氢异苯并呋喃 Phthalan	C_8H_8O	120	0.26

序号	保留时间/min	化合物	分子式	相对分子质量	相对含量/%
12	12.34	2-癸酮 2-Decanone	$C_{10}H_{20}O$	156	0.36
13	12.63	蓖麻油酸 Ricinoleic acid	$C_{18}H_{34}O_3$	298	0.17
14	13.76	1-十四醇 1-tetradecanol	$C_{14}H_{30}O$	214	0.54
15	14.33	环氧异长叶烯 4,4,8,8-tetramethyloctahydro-4a, 7-methanonaphtho[1,8a-b]oxirene	$C_{15}H_{24}O$	220	0.45
16	15.32	*N,N*-双（2-羟乙基）-2-氨基乙磺酸 *N,N*-bis（2-hydroxyethyl）- 2-aminoethanesulfonic acid	$C_6H_{15}NO_5S$	213	0.81
17	15.38	赤霉素 Gibberellic acid	$C_{19}H_{22}O_6$	346	0.02
18	15.50	3-甲基异喹啉 3-methylisoquinoline	$C_{10}H_9N$	143	0.81
19	16.79	肌醇 D-myo-Inositol	$C_{12}H_{22}O_{11}$	342	50.57
20	16.96	10-十一烯酸 10-undecenoic acid	$C_{11}H_{20}O_2$	184	1.42
21	17.17	氧杂环十二烷-2-酮 Oxacyclododecan-2-one	$C_{11}H_{20}O_2$	184	0.03

4.3.3 讨论与结论

大多数植物在种子萌发和幼苗初期生长阶段对环境胁迫最为敏感（尤佳，2012），种子发芽率及萌发速率的降低可能会降低植物在群落中的多度（郑丽等，2005）和竞争能力（罗通等，2014）；而植物的幼苗阶段是其一生中最关键的时期，对于植物的形态有着直接的影响，也是对外界逆境较为敏感的时期（罗通等，2014）。植物化感作用对受体植物能通过对种子发芽率、根长和根质量的抑制来表现（吴海荣等，2006），对根生长的抑制导致植株根系变小，吸水、吸肥能力降低；对茎生长的抑制导致植株矮小、瘦弱，严重影响植物对地上和地下资源的竞争能力（郑丽等，2005），进而会直接影响植株未来的生长发育及其在群落中的地位和作用。总体上，本研究中的中间锦鸡儿在一定程度上会抑制部分植物（苦豆子、草木犀、苏丹草、柠条锦鸡儿和小叶锦鸡儿）种子萌发和幼苗生长，将会使其在竞争中处于优势地位，而对另一部分植物（沙打旺和披碱草）起到促进作用，进而能够共生，这与李淑君等（2014）野外实地调查结果相吻合：种植柠条林后，相邻生态系统之间地上植被物种逐渐被新物种替代，而建植末期与初期相比物种组成发生了较大变化，约有42%的物种被其他物种替代。但鉴于生物试验检测法的局限性及不同物种本身发芽特性的特殊性，有关中间锦鸡儿与不同物种的化感作用潜力有必要进一步深入研究，是否适用于人工建植复合系统，在实际生产中也需要谨慎确定。

植物的化感物质为次生代谢物质，非常复杂，克异和促进2种作用的物质都可能存在，在特定浓度或其他因素条件下，可以使化感作用表现出促进作用或抑制作用（于兴军，2004），而且一物多用的生态功能在化感物质中是普遍存在的（孔垂华，1998）。在本研究中，相同浓度的中间锦鸡儿根水浸提液对不同物种的化感作用表现并不相同，存在很大差异，而且同一浓度处理既对同一物种种子萌发抑制，又对幼苗生长起到促进作用，如苦豆子、苏丹草和小叶锦鸡儿，这可能与部分供试植物种子发芽率低、发芽时间长、发芽不整齐，进而使得结果的重现性差有关。显然，中间锦鸡儿根水浸提液的化感作用，无论是促进还是抑制作用，都是相当复杂的。不同受体植物对中间锦鸡儿根水浸提液的化感作用敏感程度不同，其确切原因还不清楚，但可能与各物种不同的进化历史有关（郑丽等，2005），需要进一步深入研究。

化感物质的分离、鉴定是植物化感作用研究的重要组成部分（邬彩霞等，2014），但化感物质往往是微量的，收集、分离和鉴定有一定的难度，现代化学分析和鉴定技术的进步为化感物质的分离鉴定提供了强有力的技术支持，气质联用（GC-MS）是常用的鉴定化感物质的方法，但只有20%左右的有机物可以通过GC-MS进行鉴定，80%左右相对分子质量大且为水相的有机物不能使用GC-MS方法（王明道等，2009）。本研究的中间锦鸡儿根水浸提液样品经GC-MS分析后，鉴定出20种化合物，包括醇、酮、醚、酯、萜类、有机酸、卤代烷以及含氮化合物8类物质，并不排除中间锦鸡儿根水浸提液中还有其他种类的化感物质，而且仅初步确定了其成分和化合物类型，还有待进一步研究并确认这些单体化合物各自的化感活性。此外，本研究尚处在实验室研究阶段，对根系浸提液进行了初步鉴定，但在野外实际土壤条件下，中间锦鸡儿的化感物质是否存在，以及化感作用浓度是否会达到对以上植物种子萌发及幼苗生长表现出化感作用的程度，则有待更深入研究。

由于植物的化感作用常常是几个或几类化合物综合作用的结果，化感物质之间常常有协同或拮抗作用（张晓芳等，2011）。一般认为，某种单独的化感物质抑制作用较弱，混合物则具有加合作用。林文雄等（2001）研究表明，水稻的化感作用潜力高低并非都与每一种酚类化合物含量的高低呈正相关，可能是酚类化合物之间存在相互作用；何华勤等（2004）采用正交旋转回归试验，对化感作用研究中常见的 5 种酚酸化合物（水杨酸、对羟基苯甲酸、肉桂酸、香草酸和阿魏酸）进行物质间的相互作用效应研究，发现酚酸间的相互作用是拮抗还是增效取决于各化合物在混合物中的浓度。本研究鉴定出的 20 种化合物的相互作用效应尚不明确，因此，需要全面系统地分析代谢产物的组成、作用机制、物质间的相互作用关系以及化感物质在自然环境下的变化规律，并通过代谢途径的调控来研究最佳化感作用物质组合及其作用机制。

总之，研究中间锦鸡儿的化感作用对指导灌草复合系统的科学配置具有现实意义，在荒漠草原地区生态恢复——建植人工灌草复合型草地时，不仅要考虑物种间在空间、时间上的合理搭配，还要考虑物种间化感作用，避免种间抑制作用，增强促进作用。关于中间锦鸡儿与其他灌草物种合理搭配的适宜播种量，室外检验时中间锦鸡儿化感作用是否存在，以及受体物种后期生长对中间锦鸡儿化感作用的响应等，都有待进一步探索。

4.4 土壤水浸提液对灌草的化感作用

复合农林是一种有效的土地利用方式和生产技术。因其组分结构配置合理、资源利用率高、土地生产力高、利于生态环境稳定等特点，越来越被重视与提倡。目前，复合农林系统的种间竞争一直是阻碍其推广和实施的瓶颈。如何使林木和作物之间的种间竞争作用最小化、种间促进作用最大化成为复合农林系统提高产量和总生产力的核心（Rao M R et al.，1998）。

化感物质存在于很多种类的植物中，它通过多种机制如植物残体分解、挥发、根分泌和淋洗等释放到植物根际，影响植物的萌芽、生长、繁殖和分布（刘兴宇等，2007）。植物化感物质可影响植物的激素代谢、酶活性、光合作用、呼吸作用等方面（Politycka B，1996；Leather G R et al.，1986；Einhellig E A，1995；Baziramakenga R et al.，1997；Barkosky R R et al.，1993；吕卫光等，2002）。

中间锦鸡儿（*C. intermedia*）属豆科（Leguminosae），锦鸡儿属，灌木，又叫毛条、白柠条，为豆科锦鸡儿属落叶大灌木饲用植物，根系极为发达，主根入土深。目前是中国西北、华北、东北西部水土保持和固沙造林的重要树木之一，属于优良固沙和绿化荒山植物。作为重要的固沙树木，中间锦鸡儿在干旱少雨的西北部得到广泛种植。探明中间锦鸡儿对其周围植物生长是否存在化感作用，对于开展农林复合种植时建立合理的种植制度，减少化感作用的负效应具有非常重要的意义。近年来，中间锦鸡儿根、茎、叶对植物的化感作用已有报道，但对于中间锦鸡儿土壤化感作用的研究并不多。本研究在之前研究的基础上，研究中间锦鸡儿土壤对黑豆幼苗生长光合特性的影响，以期为中间锦鸡儿化感作用的研究以及农林相互渗透对生态环境综合治理的需要提供基础数据。同时，对复合农林系统种间关系的研究有助于更深层次地理解生态系统结构和功能的稳定性，探索资源合理高效的利用方式。

4.4.1 研究地区与研究方法

4.4.1.1 研究区概况

宁夏回族自治区盐池县皖记沟行政村，位于盐池县城东北约 3 km，地貌为鄂尔多斯缓坡起伏高原。气候特点为干旱少雨、蒸发量大、冬春两季风大沙多，属典型的中温带大陆性气候。1954—2010 年年平均气温为 8.46℃，年降水量为 276.3 mm，年日照时数为 2 862.6 h。地表植被属荒漠草原，沙生特征明显。土壤以有机质含量低、易沙化的淡灰钙土和风沙土为主。地表水与地下水资源匮乏。20 世纪 60 年代以来，由于人类活动加剧，土地沙化面积仍不断扩大（宋乃平等，2012）。

4.4.1.2 中间锦鸡儿土壤水浸提液制备

2012 年 8 月，在宁夏回族自治区盐池县皖记沟行政村围栏封育建植 37 年的中间锦鸡儿样地内，多点采集中间锦鸡儿林冠下（滴水线区域）0～10 cm 土壤，过 1 mm 筛，去除落叶、树枝、石块等杂物，称取 5 g 土壤样品加 100 mL 蒸馏水溶解，玻璃棒搅拌均匀，浸泡 48 h。随后经 4 层纱布过滤，制成质量浓度为 R_1（0.05 g/mL）的中间锦鸡儿林土壤水浸提取液的母液。最后再将母液分别稀释成 R_2（0.025 g/mL）、R_3（0.012 5g/mL）和 R_4（0.006 25g/mL）的测试溶液，装入棕色瓶内，置于 4℃的冰箱备用。以蒸馏水作对照。

4.4.1.3 种子的萌发试验

选用当地黑豆本土种作为受体。将黑豆用 1%的高锰酸钾灭菌 30 min，再用蒸馏水清洗干净，最后置于培养皿中。发芽床制备：用 75%的酒精擦拭培养皿（直径 9 cm）上下内层消毒，铺上 2 层定性滤纸，每个培养皿中放置 30 粒黑豆，加覆盖种 1/3 体积的蒸馏水，置于温度为 25℃±2℃、光照为 8 h/d 的条件培养箱（LRH 系列生化培养箱）中培养。每天定时检查记录，并保持滤纸湿润，以胚根冲破种皮为发芽标准。

4.4.1.4 种子幼苗的培养

采用基质培养法进行培养。光照培养 7 d 后，选择发芽均匀一致的黑豆种子，转移至 250 mL 的烧杯中，每个烧杯中先放入定量的珍珠岩，然后放置 3 粒萌发的种子，以 Hoagland 营养液促进幼苗生长。将烧杯置于实验室中培养，培养条件为室温 25℃、光照 8 h/d，每隔 1 d 补充 10 mL 中间锦鸡儿林土壤水浸提取液或蒸馏水。待每株具有 3～4 片成熟真叶后测定其光合生理指标。

4.4.1.5 叶片光合生理特征参数的测定

按照文献（Lu C M et al.，2003；邱念伟等，2011）方法，用 CIRAS-2 便携式植物光合作用测定仪测定其光合指标。于上午 8：30—11：00 选取植株相同位置的一小簇（片）活体叶片，测定并通过换算获得叶片的净光合速率（net photosynthesis rate，Pn）（单位鲜重 FW）、蒸腾速率（transpiration rate，Tr）（单位鲜重）等参数，每次测定重复 3 次。测定时使用红蓝光源叶室，温度为 25℃。叶片水分利用效率（water use efficiency，WUE）计算公式为：WUE=Pn/Tr（Farquhar

G D et al.，1982）。对数据采用 Excel 进行图表处理和分析。

4.4.1.6 光响应曲线的测定

采用 CIRAS-2 便携式植物光合作用测定仪，测定光合—光响应曲线（Pn-PAR）。设置 CO_2 浓度为大气 CO_2 浓度，由高到低设定光强为 1 200 μmol/（m^2·s）、1 000 μmol/（m^2·s）、800 μmol/（m^2·s）、600 μmol/（m^2·s）、400 μmol/（m^2·s）、200 μmol/（m^2·s）、100 μmol/（m^2·s）、50 μmol/（m^2·s）和 0 μmol/（m^2·s），运用自动测量程序测定，根据光响应曲线的经典 Farquhar 模型（Goddijn O J M et al.，1999）拟合光补偿点（LCP）、光饱和点（LSP）、最大净光合速率（Pn·max）等相关参数。

根据低光照强度（＜200 μmol/（m^2·s））测得的光合速率值建立直线回归方程，直线与横坐标轴的交点即为光补偿点（LCP），直线斜率即为表观量子效率（AQY）（丁顺华等，2005）。

4.4.2 结果与分析

4.4.2.1 不同浓度中间锦鸡儿林土壤水浸提液处理黑豆的 Ci-PAR 曲线

从图 4-18 中可以看出，中间锦鸡儿林土壤水浸提液对黑豆叶片的胞间 CO_2 浓度（Ci）产生了影响，处理黑豆的各 Ci-PAR 曲线之间存在梯度关系，并随着光强的上升，响应曲线呈下降趋势；当 PAR＞600 μmol/（m^2·s）时，曲线下降趋于平缓，为 $R_1>R_2>R_3>R_4>$CK。

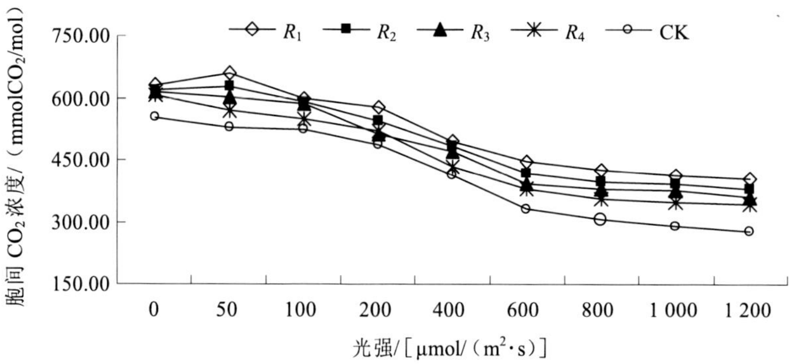

图 4-18 不同中间锦鸡儿林土壤水浸提液处理的黑豆叶片胞间 CO_2 浓度—光响应曲线

4.4.2.2 不同浓度中间锦鸡儿林土壤水浸提液处理黑豆的 Tr-PAR 曲线

蒸腾作用是植物吸收水分和转运水分的主要动力，能维持植物各部分的水分饱和，保持细胞组织的形态，促进无机盐类在植物体内的分布，而且能将植物在光合作用和氧化代谢中产生的多余热能散出（周玉梅等，2008）。从图 4-19 可以看出，各处理黑豆的 Tr-PAR 响应曲线之间存在明显的梯度关系，随着 PAR 的增强，响应曲线平缓上升；当 PAR＞600 μmol/（m^2·s）时，曲线上升呈平稳趋势，为 $R_1<R_2<R_3<R_4<$CK。

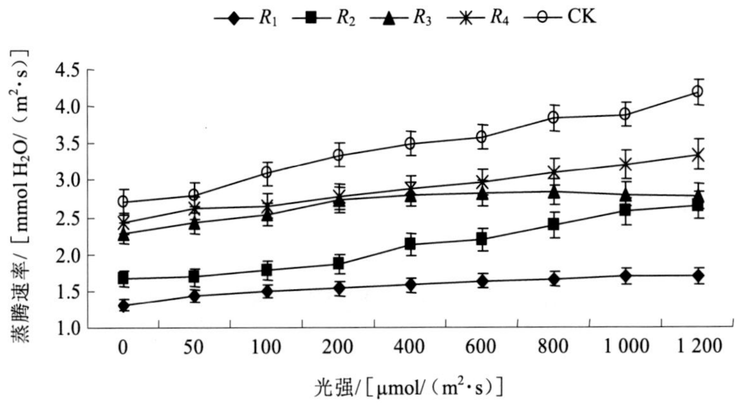

图 4-19　不同中间锦鸡儿林土壤水浸提液处理的黑豆叶片的蒸腾速率—光响应曲线

4.4.2.3 不同浓度的中间锦鸡儿林土壤水浸提液处理黑豆的 WUE-PAR 曲线

植物的水分利用效率可用叶片瞬时的光合速率与蒸腾速率之比来表示，反映植物逆境条件下的水分利用状况。从图 4-20 可以看出，随着光强（PAR）增强，在低光强区域内（0～400 μmol/（m^2·s）），各中间锦鸡儿林土壤水浸提液处理黑豆叶片的水分利用效率呈明显的上升趋势；随着 PAR 的增大，响应曲线的增幅逐渐减少，曲线渐变低平；当 PAR＞600 μmol/（m^2·s）时，各中间锦鸡儿林土壤水浸提液处理的 WUE 差异显著，$R_1>R_2>R_3>R_4>$CK。

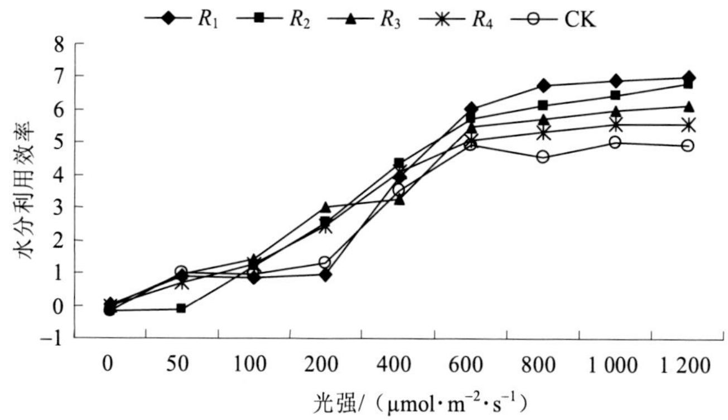

图 4-20　不同中间锦鸡儿林土壤水浸提液处理的黑豆叶片的水分利用效率—光响应曲线

4.4.2.4　不同浓度的中间锦鸡儿林土壤水浸提液处理黑豆的 Pn-PAR 曲线

光合速率是反映光合作用强弱的最重要指标。光合速率越大，表明植物光合作用的水平越高，反之亦然。从图 4-21 可以看出，随着 PAR 的增强，在光强为＜200 μmol/（m^2·s）时，各浓度中间锦鸡儿林土壤水浸提液处理黑豆 Pn 呈上升趋势，但是各处理之间的差异不显著；随着 PAR 的继续增强，Pn 上升逐渐缓和并呈稳定趋势；当 Pn＞600 μmol/（m^2·s）时，各中间锦鸡儿林土壤水浸提液处理间的 Pn 差异显著，为 R_1＜R_2＜R_3≈R_4＜CK。在一定的环境条件下，叶片的最大光合速率表示叶片的最大光合作用能力（陆佩玲等，2000），表观量子效率反映了叶片光合作用的光能利用效率，尤其是对弱光的利用能力（蹇洪英等，2003）。当光照强度在 0～200 μmol/（m^2·s）时，5 个处理的光照强度（X）和净光合速率（Y）变化之间的线性方程如表 4-9 所示。

表 4-9　5 个处理的光强和净光合速率变化之间的线性方程

处理	Pn-PFD 直线回归方程		
R_1	$y = 0.028x-0.493$	$R^2 = 0.928$	$y = 0$ 时，$x = 17.61$
R_2	$y = 0.029x-0.502$	$R^2 = 0.935$	$y = 0$ 时，$x = 17.31$
R_3	$y = 0.036x-0.612$	$R^2 = 0.991$	$y = 0$ 时，$x = 17.00$
R_4	$y = 0.037x-0.625$	$R^2 = 0.994$	$y = 0$ 时，$x = 16.89$
CK	$y = 0.047x-0.707$	$R^2 = 0.999$	$y = 0$ 时，$x = 15.04$

当 $y=0$ 时，线性方程与 x 轴的交点即为各处理的光补偿点，R_1、R_2、R_3、R_4 与 CK 光补偿点（LCP）分别是：17.61 mmol·mol^{-1}、17.31 mmol·mol^{-1}、17.00 mmol·mol^{-1}、16.89 mmol·mol^{-1} 与 15.04 mmol·mol^{-1}。

线性方程的斜率即为各处理的表观量子效率，R_1、R_2、R_3、R_4 与 CK 表观量子效率分别为：0.028 mmol·mol^{-1}、0.029 mmol·mol^{-1}、0.036 mmol·mol^{-1}、0.037 mmol·mol^{-1} 与 0.047 mmol·mol^{-1}。表观量子效率为 $R_1<R_2<R_3<R_4<$CK。

随着光照强度的增加，初始阶段各处理的光合速率上升较快，后逐渐变缓，当超过一定限度时，即使再增加光照强度，净光合速率也不会再增加，这种现象称为光饱和现象，光饱和时的光照强度称为光饱和点（LSP）（关洪斌等，2007）。R_1、R_2 的光饱和点为 800 mmol·mol^{-1}，R_3、R_4、CK 的光饱和点均为 1 000 mmol·mol^{-1}。达到光饱和点时，最大净光合速率（Pn·max）为 $R_1<R_2<R_3\approx R_4<$CK。

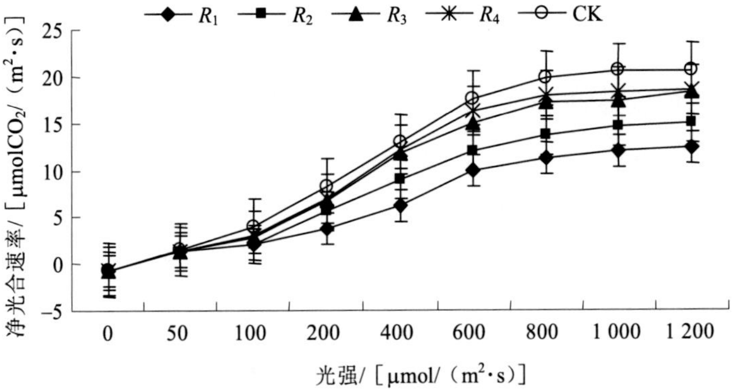

图 4-21　不同浓度的中间锦鸡儿林土壤水浸提液处理的黑豆叶片的光合—光响应曲线

4.4.3　结论与讨论

在本研究中，中间锦鸡儿林土壤水浸提液对黑豆幼苗光合特征参数的影响，主要表现在对黑豆幼苗净光合速率、蒸腾速率和胞间 CO_2 浓度的影响，得出的结论为：

各处理的黑豆光合—光响应曲线，随着光强（PAR）的增强，响应曲线平缓上升；当 PAR＞600 μmol/（m^2·s）时，曲线上升呈平稳趋势，且各中间锦鸡儿林土壤水浸提液处理间存在显著差异。

随着光强（PAR）的增强，在低光强（＜200 μmol/（m^2·s））时，各浓度中间锦鸡儿林土壤水浸提液处理黑豆蒸腾速率（Tr）呈上升趋势，各处理之间的差异不显著；随着PAR的继续增强（Pn＞600 μmol/（m^2·s）），Tr上升逐渐缓和并呈稳定趋势。

各处理的黑豆胞间CO_2浓度—光响应曲线之间存在梯度关系，并随着光强的上升，响应曲线呈下降趋势；当PAR＞600 mmol·mol^{-1}时，曲线下降趋于平缓。

化感作用（Allelopathy）是1937年由德国科学家Molish提出的。植物化感作用广泛存在于自然界。化感作用是影响植物群落变化的重要因素之一（Nillson MC，1994）。化感作用是指植物以及微生物释放化学物质到外部环境，促进或者抑制临近植物（异种或者同种个体）的生长发育的现象（杨期和等，2005）。植物的根、茎、叶、花、林土壤都可以产生化感物质，全世界已阐明有100多种植物具有化感潜力（闫世江等，2009）。化感物质首先作用于植物根细胞的细胞膜，通过影响膜电位、膜活性和膜透性等来影响细胞膜功能，进而通过一系列作用机制最终影响植物的光合作用等生理生化过程（Einhelling FA，1995）。它可以通过影响GS、Ci、Tr等气孔因素直接影响光合作用。本研究表明，中间锦鸡儿林土壤水浸提液对黑豆叶片的胞间CO_2浓度（Ci）、蒸腾速率（Tr）均有影响，进而影响到了黑豆叶片的光合速率（Pn）。化感物质对受体植物的影响存在浓度效应（张新慧等，2008；韩丽梅等，2002；刘爱荣等，2007），即在低浓度下化感有促进作用，高浓度下则表现为抑制作用。本研究中表明，中间锦鸡儿林土壤水浸提液对受体植物黑豆幼苗生长具有明显的化感作用，并表现出低浓度时影响小，高浓度时抑制作用显著的规律。这与其他物种化感作用研究结果相类似。高浓度的化感物质对植物有抑制幼苗生长的影响（张中信等，2010；王岑等，2010），会降低光合速率（高兴祥等，2009；郁继华等，2006）。

4.5 中间锦鸡儿不同组织水浸提液对黑豆幼苗光合特性的影响

植物的化感作用是植物通过向体外分泌代谢过程中的化学物质，对其他植物产生直接或间接的影响的过程。化感物质存在于很多种类的植物中，它通过多种机制如植物残体分解、挥发、根分泌和淋洗等释放到植物根际，影响植物的萌芽、生长、繁殖和分布（刘兴宇等，2007）。植物化感物质可影响植物的激素代谢、酶活性、光合作用、呼吸作用等方面（Politycka B，1996；Einhellig E A，1995；Baziramakenga R et al.，1997；Barkosky R R et al.，1993；吕卫光等，2002）。

4.5.1 材料与方法

4.5.1.1 中间锦鸡儿各组织水浸提液的制备

2012 年 8 月，在宁夏回族自治区盐池县皖记沟行政村围栏封育建植 87 年的中间锦鸡儿样地内，多点采集中间锦鸡儿林冠下（滴水线区域）土壤，过 1 mm 筛，去除落叶、树枝、石块等杂物；同时采集中间锦鸡儿的根、茎、叶，用蒸馏水洗净，晾干，粉碎（高速万能粉碎机 FW-100 24 000 r/min，天津市华鑫仪器厂）成粉末状。4 种供体材料各称取 5 g 样品加蒸馏水 100 mL 溶解，玻璃棒搅拌均匀，浸泡 48 h。随后经 4 层纱布过滤，即制成质量浓度为 5.0×10^{-2} g/mL 的中间锦鸡儿林土壤水浸提取液的母液。最后再将母液分别稀释成 R_1（2.5×10^{-2}g/mL）、R_2（1.25×10^{-2} g/mL）和 R_3（6.25×10^{-3} g/mL）的测试溶液，装入棕色瓶内，置于 4℃的冰箱备用。以蒸馏水作对照。

4.5.1.2 种子的萌发试验

选用当地黑豆本土种作为受体。将黑豆用 1%的高锰酸钾灭菌 30 min，再用蒸馏水清洗干净，最后置于培养皿中。发芽床制备：用 75%的酒精擦拭培养皿（直径 9 cm）上下内层消毒，铺 2 层定性滤纸，每个培养皿中放置 30 粒黑豆，加覆盖种 1/3 体积的蒸馏水，置于温度为 25±2℃、光照为 8 h/d 的培养箱（LRH 系列生化培养箱）中培养。每天定时检查记录，并保持滤纸湿润，以胚根冲破种皮为发芽标准。

4.5.1.3 种子幼苗的培养

采用基质培养法进行培养。光照培养 7 d 后，选择发芽均匀一致的黑豆种子，转移至 250 mL 的烧杯中，每个烧杯中先放入定量的珍珠岩，加入 10 mL 的 Hoagland 营养液，放置 3 粒萌发的种子。每组 5 个处理（中间锦鸡儿的 3 种组织和中间锦鸡儿林土壤的浸提液、3 个浓度梯度、1 种受体种子），蒸馏水处理作为对照重复 3 次。将烧杯置于实验室中培养，培养条件为室温 25℃、光照 10 h/d，每隔 1 d 补充 10 mL 中间锦鸡儿各组织水浸提取液或蒸馏水。待每株具有 3～4 片成熟真叶后测定其光合生理指标。

4.5.1.4 叶片光合生理特征参数的测定

按照文献（Lu C M et al.，2003；邱念伟等，2011）方法，用 CIRAS-2 便携式植物光合作用测定仪测定其光合指标。于上午 8：30—11：00 选取植株相同位置一小簇（片）活体叶片，测定并通过换算获得叶片的净光合速率（net photosynthesis rate，Pn），测定时使用红蓝光源叶室，温度为 25℃。

采用非直角双曲线模型拟合光响应曲线，并计算光响应特征参数，模型表达式为：

$$Pn = [\alpha \cdot I + Pn \cdot max - sqrt(\alpha \cdot I + Pn \cdot max) 2 - 4K \cdot \alpha \cdot I \cdot Pn \cdot max] / (2K) - Rd$$

式中，α为表观量子效率（AQY）；Pn·max 为最大净光合速率；I 为光合有效辐射（PAR）；K 为光响应曲线的曲角；Rd 为暗呼吸速率，将光强为 200 μmol/（m^2·s）以下的 Pn-PAR 响应曲线进行直线回归，其斜率即为表观量子效率，该方程与最大净光合速率的交点即为光饱和点（LSP），与 x 轴的交点即为光补偿点（LCP）。

采用 SPSS 17.0 统计分析软件和 Excel 进行数据及图表的处理和分析。

4.5.1.5 光响应曲线的测定

采用 CIRAS-2 便携式植物光合作用测定仪，测定光合—光响应曲线（Pn-PAR）。设置 CO_2 浓度为大气 CO_2 浓度，由高到低设定光强为 1 200 μmol/（m^2·s）、1 000 μmol/（m^2·s）、800 μmol/（m^2·s）、600 μmol/（m^2·s）、400 μmol/（m^2·s）、200 μmol/（m^2·s）、100 μmol/（m^2·s）、50 μmol/（m^2·s）和 0 μmol/（m^2·s），运用自动测量程序测定。

根据光响应曲线的经典 Farquhar 模型（Farquhar G D et al.，1982）进行拟合光补偿点（LCP）、光饱和点（LSP）、最大净光合速率（Pn·max）等相关参数。

根据低光照强度＜200 μmol/（m^2·s）时，测得的光合速率值建立直线回归方程，直线与横坐标轴的交点即为光补偿点（LCP），直线斜率即为表观量子效率

（AQY）（丁顺华等，2005）。

4.5.2 结果与分析

4.5.2.1 中间锦鸡儿根水浸提液处理黑豆的 Pn-PAR 曲线

光合速率（Pn）是反映光合作用强弱的最重要指标。光合速率越大，表明植物光合作用的水平越高，反之亦然。如图 4-22 所示，随着 PAR 的增强，在光强＜200 μmol/（m^2·s）时，各浓度中间锦鸡儿根水浸提液处理下黑豆幼苗的 Pn 呈上升趋势；随着 PAR 的继续增强，Pn 上升逐渐缓和并呈稳定趋势；当 PAR＞600 μmol/（m^2·s）时，各中间锦鸡儿根水浸提液处理间的 Pn 有明显差异，为 G_1＜G_2＜G_3＜CK（*G* 代表中间锦鸡儿根水浸提液浓度）。可以看出：一定光强范围内，在同一浓度的中间锦鸡儿根水浸提液处理下，黑豆幼苗的光合速率随光强的增强而增大，说明一定范围内的光强对黑豆幼苗的光合作用有促进作用；在同一光强下，随着中间锦鸡儿根水浸提液浓度增大，黑豆幼苗光合速率降低，说明中间锦鸡儿根水浸提液对黑豆幼苗光合速率有一定的抑制作用。

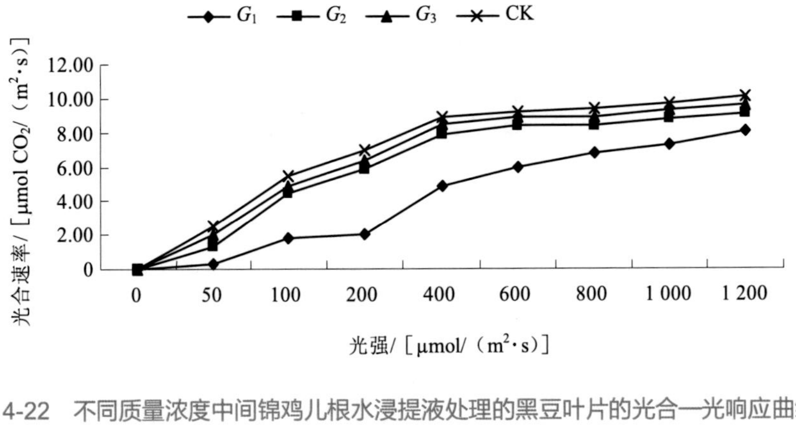

图 4-22 不同质量浓度中间锦鸡儿根水浸提液处理的黑豆叶片的光合—光响应曲线

当光照强度＜200 μmol/（m^2·s）时，4 个中间锦鸡儿根水浸提液处理的光照强度（*X*）和净光合速率（*Y*）变化之间的线性方程如表 4-10 所示。

表 4-10 各中间锦鸡儿根水浸提液处理的光强和净光合速率变化之间的线性方程

处理	Pn-PFD 直线回归方程		
G_1	$y = 0.018x–0.187$	$R^2 = 0.877$	$x = 10.26$
G_2	$y = 0.044x–0.280$	$R^2 = 0.944$	$x = 6.36$
G_3	$y = 0.048x–0.095$	$R^2 = 0.991$	$x = 1.98$
CK	$y = 0.054x–0.015$	$R^2 = 0.998$	$x = 0.28$

当 y=0 时，线性方程与 x 轴的交点即为各处理光补偿点，G_1、G_2、G_3 与 CK 光补偿点（LCP）分别是：10.26 μmol/（m^2·s）、6.36 μmol/（m^2·s）、1.98 μmol/（m^2·s）和 0.28 μmol/（m^2·s）。

本研究中，G_3、G_2 和 G_1 处理的黑豆幼苗叶片 AQY、Pn、LSP 都显著低于 CK 处理并呈下降趋势；与 CK 相比 G_2 和 G_3 处理的 AQY 分别降低了 27.2%和 12.0%，G_1、G_2 的 Pn 均降低了 9.0%，G_1 处理的 AQY 值最小，与 CK 相比降低了 79.2%，如表 4-11 所示。

表 4-11 不同浓度中间锦鸡儿根水浸提液处理的黑豆幼苗叶片光响应特征参数

处理	表观量子效率/[μmolCO_2/（m^2·s）]	最大净光合速率/[μmolCO_2/（m^2·s）]	近光饱和点/[μmolphotons/（m·s）]	光补偿点/[μmolphotons/（m^2·s）]
G_1	0.026	18.415	600	10.26
G_2	0.091	18.413	600	6.36
G_3	0.110	19.775	800	1.98
CK	0.125	20.244	800	0.28

4.5.2.2 中间锦鸡儿根水浸提液处理黑豆的 Tr-PAR 曲线

从图 4-23 可以看出，各处理的黑豆 Tr-PAR 响应曲线之间存在明显的梯度关系，随着 PAR 的增强，响应曲线平缓上升；为 $G_1 < G_2 < G_3 <$ CK。从图 4-23 可以看出，一定光强范围内，在同一浓度的中间锦鸡儿根水浸提液处理下，黑豆幼苗的蒸腾速率随光强的增强而增大，说明一定范围内的光强对黑豆幼苗的蒸腾速率有促进作用；在同一光强下，随着中间锦鸡儿根水浸提液浓度增大，黑豆幼苗蒸

腾速率降低，说明高浓度的中间锦鸡儿根水浸提液对黑豆幼苗蒸腾速率有一定的抑制作用。

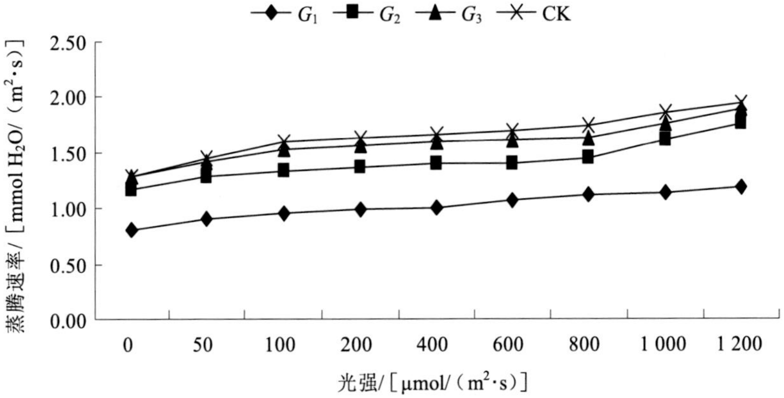

图 4-23　不同浓度中间锦鸡儿根水浸提液处理的黑豆叶片的蒸腾速率—光响应曲线

4.5.2.3　中间锦鸡儿茎水浸提液处理黑豆的 Pn-PAR 曲线

从图 4-24 可以看出，随着 PAR 的增强，在低 PAR 区域内［<400μmol/（m^2·s）］，各中间锦鸡儿茎水浸提液处理的黑豆幼苗净光合速率迅速上升；随中间锦鸡儿茎水浸提液浓度的增大，响应曲线的增幅逐渐减小，曲线渐变低平，当 PAR>600 μmol/（m^2·s）时，各中间锦鸡儿茎水浸提液处理的黑豆幼苗 Pn 间存在差异，为 $J_1<J_2<J_3\approx$CK（J 代表中间锦鸡儿茎水浸提液浓度）。从图 4-24 可以看出，一定光强范围内，在同一浓度的中间锦鸡儿茎水浸提液处理下，黑豆幼苗的光合速率随光强的增强而增大，说明在一定范围内的光强对黑豆幼苗的光合作用有促进作用；在同一光强下，随着中间锦鸡儿茎水浸提液浓度增大，黑豆幼苗光合速率降低，说明高浓度的中间锦鸡儿茎水浸提液对黑豆幼苗光合速率有一定的抑制作用。

当光照强度 PAR<200 μmol/（m^2·s）时，4 个中间锦鸡儿茎水浸提液处理的光照强度（X）和净光合速率（Y）变化之间的线性方程如表 4-12 所示。

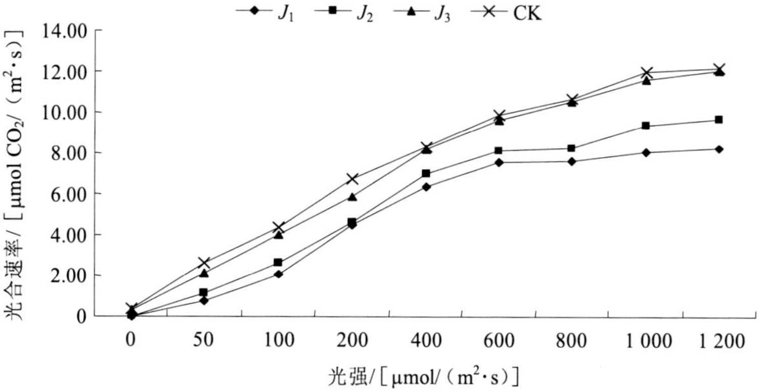

图 4-24　不同浓度中间锦鸡儿茎水浸提液处理的黑豆叶片的光合—光响应曲线

表 4-12　4 个中间锦鸡儿茎水浸提液处理的光强和净光合速率变化之间的线性方程

处理	Pn-PFD 直线回归方程		
J_1	$y = 0.022x–0.767$	$R^2 = 0.936$	$x = 34.85$
J_2	$y = 0.036x–0.597$	$R^2 = 0.998$	$x = 16.67$
J_3	$y = 0.055x–0.250$	$R^2 = 0.997$	$x = 4.56$
CK	$y = 0.061x–0.127$	$R^2 = 0.998$	$x = 2.09$

J_1、J_2、J_3 与 CK 光补偿点（LCP）分别是：34.85 μmol/（m^2·s）、16.67 μmol/（m^2·s）、4.56 μmol/（m^2·s）与 2.09 μmol/（m^2·s）。

J_3、J_2 和 J_1 处理的黑豆幼苗叶片 AQY、Pn、LSP 都显著低于 CK 并呈下降趋势；与 CK 相比，J_1 和 J_2 处理的 AQY 分别降低了 62.4%和 76.8%，J_1 处理的 LSP、Pn 最小，分别比 CK 降低了 50.0%和 62.1%（表 4-13）。

表 4-13　不同浓度中间锦鸡儿茎水浸提液处理的黑豆幼苗叶片光响应特征参数

处理	表观量子效率/［μmol CO_2/（m^2·s）］	最大净光合速率/［μmol CO_2/（m^2·s）］	近光饱和点/［μmolphotons/（m^2·s）］	光补偿点/［μmolphotons/（m^2·s）］
J_1	0.029	9.72	400	34.85
J_2	0.047	15.081	600	16.67
J_3	0.125	16.174	800	4.56
CK	0.125	25.635	800	2.09

4.5.2.4 中间锦鸡儿茎水浸提液处理黑豆的 Tr-PAR 曲线

中间锦鸡儿茎水浸提液处理黑豆幼苗 Tr-PAR 曲线随着 PAR 的增强，呈平稳上升趋势，但各处理间有明显差别。当光强 PAR＞100 μmol/（m^2·s）时，各处理表现为 $J_1<J_2<J_3\approx$CK（图 4-25）。从图 4-25 可以看出，一定光强范围内，在同一浓度的中间锦鸡儿茎水浸提液处理下，黑豆幼苗的蒸腾速率随光强的增强而增大，说明一定范围内的光强对黑豆幼苗的蒸腾速率有促进作用；在同一光强下，随着中间锦鸡儿茎水浸提液浓度增大，黑豆幼苗蒸腾速率降低，说明高浓度的中间锦鸡儿茎水浸提液对黑豆幼苗蒸腾速率有一定的抑制作用。

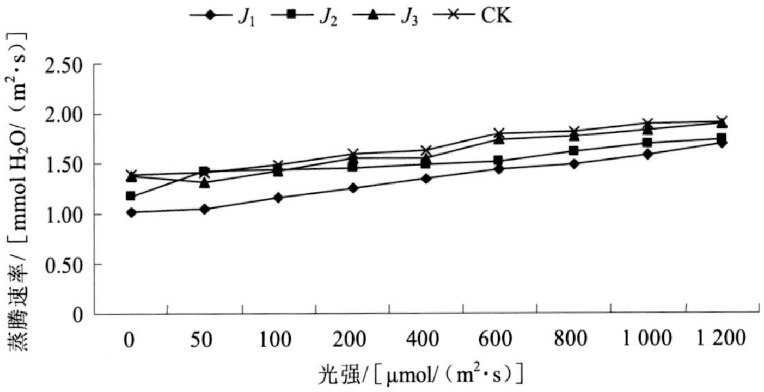

图 4-25 不同浓度中间锦鸡儿茎水浸提液处理的黑豆叶片的蒸腾速率—光响应曲线

4.5.2.5 中间锦鸡儿叶水浸提液处理黑豆的 Pn-PAR 曲线

如图 4-26 所示，随着 PAR 的增强，当光强＜200 μmol/（m^2·s）时，各浓度中间锦鸡儿叶水浸提液处理的黑豆幼苗 Pn 迅速上升，但处理之间不存在明显差异；随着 PAR 的继续增强，Pn 上升逐渐缓和并成稳定趋势；当 Pn＞800 μmol/（m^2·s）时，各中间锦鸡儿叶水浸提液处理间 Pn 差异显著，为 $Y_1<Y_2<Y_3<$CK（Y 代表中间锦鸡儿叶水浸提液浓度）。从图 4-26 可以看出，一定光强范围内，在同一浓度的中间锦鸡儿叶水浸提液处理下，黑豆幼苗的光合速率随光强的增强而增大，说明一定范围内的光强对黑豆幼苗的光合速率有促进作用；在同一光强下，随着中间锦鸡儿叶水浸提液浓度增大，黑豆幼苗光合速率降低，说明中间锦鸡儿叶水浸提液对黑豆幼苗光合速率有一定的抑制作用。

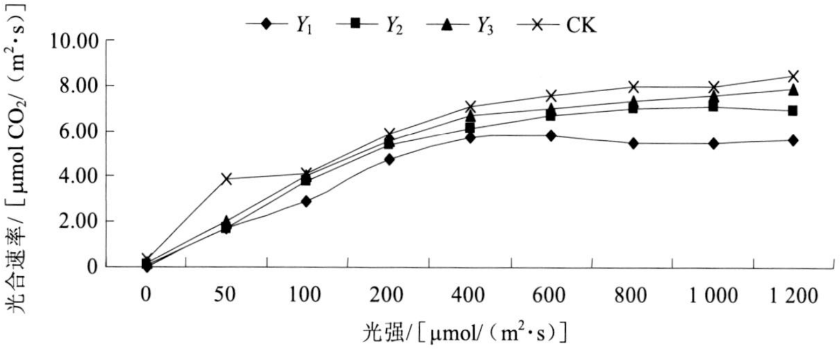

图 4-26　不同浓度中间锦鸡儿叶水浸提液处理的黑豆叶片的光合—光响应曲线

当光照强度<200 μmol/（m^2·s）时，4 个中间锦鸡儿叶水浸提液处理的光照强度（*X*）和净光合速率（*Y*）变化之间的线性方程如表 4-14 所示。

表 4-14　4 个中间锦鸡儿叶水浸提液处理的光强和净光合速率变化之间的线性方程

处理	Pn-PFD 直线回归方程		
Y_1	$y = 0.032x-0.077$	$R^2 = 0.945$	$x = 9.33$
Y_2	$y = 0.042x-0.30$	$R^2 = 0.993$	$x = 7.14$
Y_3	$y = 0.041x-0.125$	$R^2 = 0.996$	$x = 3.04$
CK	$y = 0.045x-0.053$	$R^2 = 0.891$	$x = 1.18$

Y_1、Y_2、Y_3 与 CK 光补偿点（LCP）分别是：9.33 μmol/（m^2·s）、7.14 μmol/（m^2·s）、3.04 μmol/（m^2·s）与 1.18 μmol/（m^2·s）。

本研究中，Y_1 处理的黑豆幼苗叶片 AQY、Pn、LSP 均显著低于 CK；与 CK 相比，其值分别降低了 64.8%、65.0%和 50.0%（表 4-15）。

表 4-15　不同浓度中间锦鸡儿叶水浸提液处理的黑豆幼苗叶片光响应特征参数

处理	表观量子效率/［μmol CO_2/（m^2·s）］	最大净光合速率/［μmol CO_2/（m^2·s）］	近光饱和点/［μmolphotons/（m^2·s）］	光补偿点/［μmolphotons/（m^2·s）］
Y_1	0.044	6.761	400	9.33
Y_2	0.125	17.771	600	7.14
Y_3	0.125	20.274	600	3.04
CK	0.125	19.093	800	1.18

4.5.2.6 中间锦鸡儿叶水浸提液处理黑豆的 Tr-PAR 曲线

如图 4-27 所示，中间锦鸡儿叶水浸提液处理下黑豆幼苗的 Tr-PAR 曲线，随着 PAR 的增强而上升，当光强 PAR＞200 μmol/（m^2·s）时各处理间为 Y_1＜Y_2＜Y_3＜CK。从图 4-27 可以看出，一定光强范围内，在同一浓度的中间锦鸡儿叶水浸提液处理下，黑豆幼苗的蒸腾速率随光强的增强而增大，说明一定范围内的光强对黑豆幼苗的蒸腾速率有促进作用；在同一光强下，随着中间锦鸡儿叶水浸提液浓度增大，黑豆幼苗蒸腾速率降低，说明中间锦鸡儿叶水浸提液对黑豆幼苗蒸腾速率有一定的抑制作用。

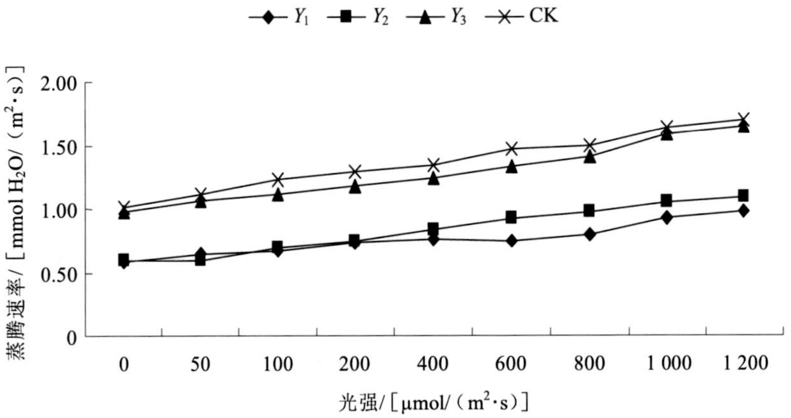

图 4-27　不同浓度中间锦鸡儿叶水浸提液处理的黑豆叶片的蒸腾速率—光响应曲线

4.5.2.7 中间锦鸡儿根际土壤水浸提液处理黑豆的 Pn-PAR 曲线

从图 4-28 可以看出，随着 PAR 的增强，在低 PAR 区域内［＜400 μmol/（m^2·s）］，各中间锦鸡儿根际土壤水浸提液处理黑豆幼苗净光合速率迅速上升，但各处理间差异不明显；随着中间锦鸡儿根际土壤水浸提液浓度的增大，响应曲线的增幅逐渐减小，并趋于平缓，当 PAR＞600 μmol/（m^2·s）时，各中间锦鸡儿根际土壤水浸提液处理的 Pn 间存在差别，为 R_1＜R_2＜R_3≈CK（R 代表中间锦鸡儿根际土壤水浸提液浓度）。从图 4-28 可以看出，一定光强范围内，在同一浓度的中间锦鸡儿土壤水浸提液处理下，黑豆幼苗的光合速率随光强的增强而增大，说明一定强度下的光强对黑豆幼苗的光合速率有促进作用；在同一光强下，随着中间锦鸡儿土壤水浸提液浓度增大，黑豆幼苗光合速率降低，说明中间锦鸡儿土壤水浸提液对黑豆幼苗光合速率有一定的抑制作用。

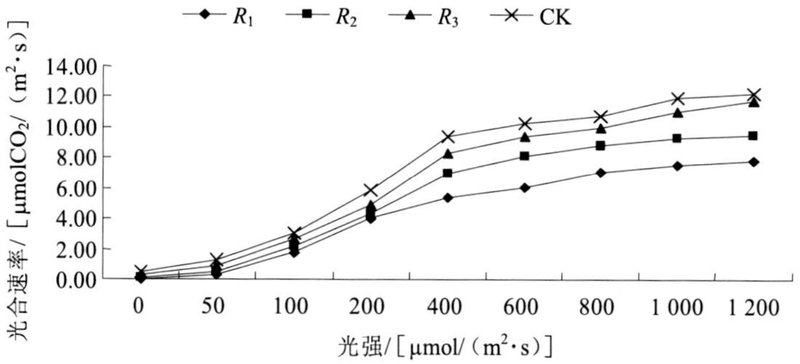

图 4-28　不同中间锦鸡儿土壤水浸提液处理的黑豆叶片的光合—光响应曲线

如表 4-16 所示，当光照强度在 PAR＜200 μmol/（m^2·s）时，4 个中间锦鸡儿土壤水浸提液处理的光照强度（X）和净光合速率（Y）变化之间的线性方程。

表 4-16　4 个中间锦鸡儿土壤水浸提液处理的光强和净光合速率变化之间的线性方程

处理	Pn-PFD 直线回归方程		
R_1	$y = 0.027x–0.633$	$R^2 = 0.972$	$x = 23.44$
R_2	$y = 0.032x–0.562$	$R^2 = 0.927$	$x = 17.56$
R_3	$y = 0.032x–0.343$	$R^2 = 0.961$	$x = 10.72$
CK	$y = 0.039x–0.163$	$R^2 = 0.949$	$x = 4.18$

R_1、R_2、R_3 与 CK 光补偿点（LCP）分别是：23.44 μmol/（m^2·s）、17.56 μmol/（m^2·s）、10.72 μmol/（m^2·s）与 4.18 μmol/（m^2·s）。

如表 4-17 所示，本研究中，R_3、R_2 和 R_1 处理的黑豆幼苗叶片 AQY、Pn、LSP 都显著低于 CK 并呈下降趋势；与 CK 相比，R_2 和 R_3 的 Pn 分别降低了 19.3%和 16.9%，R_2 和 R_3 的 AQY 分别降低了 22.2%和 24.1%，R_1 处理的 AQY、Pn 最小，分别降低了 35.2%、47.3%。

表 4-17 不同中间锦鸡儿土壤水浸提液处理的黑豆幼苗叶片光响应特征参数

处理	表观量子效率/[μmol CO_2/(m^2·s)]	最大净光合速率/[μmol CO_2/(m^2·s)]	近光饱和点/[μmolphotons/(m^2·s)]	光补偿点/[μmolphotons/(m^2·s)]
R_1	0.035	10.270	400	23.44
R_2	0.042	15.725	400	17.56
R_3	0.041	16.197	600	10.72
CK	0.054	19.485	600	4.18

4.5.2.8 中间锦鸡儿根际土壤水浸提液处理黑豆的 Tr-PAR 曲线

随着 PAR 的增强，各浓度中间锦鸡儿根际土壤水浸提液处理黑豆幼苗叶片的 Tr 平稳上升，但处理之间差别不明显；为 $R_1<R_2<R_3\approx$CK（图 4-29）。从图 4-29 可以看出，一定光强范围内，在同一浓度的中间锦鸡儿根际土壤水浸提液处理下，黑豆幼苗的蒸腾速率随光强的增强而增大，说明一定范围内的光强对黑豆幼苗的蒸腾速率有促进作用；在同一光强下，随着中间锦鸡儿根际土壤水浸提液浓度增大，黑豆幼苗蒸腾速率降低，说明中间锦鸡儿根际土壤水浸提液对黑豆幼苗蒸腾速率有一定的抑制作用。

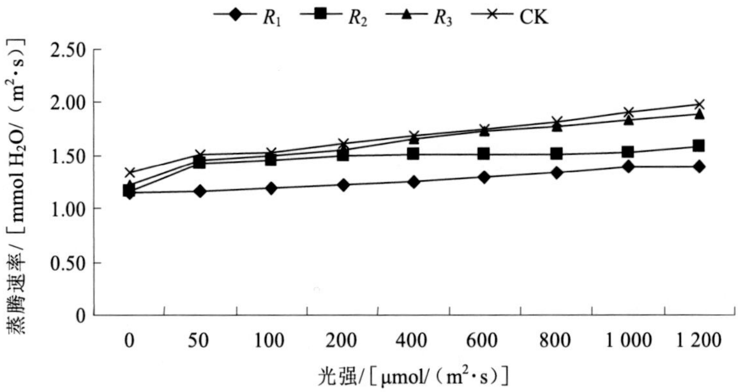

图 4-29 不同浓度中间锦鸡儿土壤水浸提液处理的黑豆叶片的蒸腾速率—光响应曲线

4.5.3　结论与讨论

4.5.3.1　光照强度与黑豆幼苗光合速率、蒸腾速率的之间的关系

在本研究中，各处理黑豆的光合—光响应曲线，随着光强（PAR）的增强，响应曲线平缓上升；当 PAR＞600 μmol/（m^2·s）时，曲线上升呈平稳趋势，且各中间锦鸡儿各组织水浸提液处理间存在明显差别。

随着光强（PAR）的增强，在低光强（＜200 μmol/（m^2·s））时，不同浓度中间锦鸡儿各组织水浸提液下黑豆蒸腾速率（Tr）呈上升趋势，各处理之间的差异不明显；随着 PAR 的继续增强［Pn＞600 μmol/（m^2·s)］，Tr 上升逐渐缓和并呈稳定趋势。

4.5.3.2　中间锦鸡儿各组织水浸提液对黑豆幼苗光合特性的影响

化感物质首先作用于植物根细胞的细胞膜，通过影响膜电位、膜活性和膜透性等来影响细胞膜功能，进而通过一系列作用机制最终影响植物的光合作用等生理生化过程（Einhelling FA，1995）。首先它可以通过影响 GS、Ci、Tr 等气孔因素直接影响光合作用。研究结果表明，中间锦鸡儿根、茎、叶、土壤水浸提液对黑豆幼苗光合特性均表现出抑制作用，随着浓度的增加抑制率也逐渐增高。在本研究中，主要表现在对黑豆幼苗净光合速率、蒸腾速率的影响，实验结果为：在同一光照强度下，用同种中间锦鸡儿组织浸提液处理的黑豆幼苗，随着浸提液浓度的增加，黑豆幼苗的光合速率（Pn）和蒸腾速率（Tr）都逐渐降低。

化感物质对受体植物的影响存在浓度效应（张新等，2008；韩丽梅等，2002；刘爱荣等，2007），即在低浓度下化感有促进作用，高浓度下则表现为抑制作用。本研究中表明，随着中间锦鸡儿各组织水浸提液浓度的增大，其对受试黑豆幼苗的抑制作用逐渐增大，高浓度处理产生的效应比低浓度的强，说明中间锦鸡儿组织水浸提液处理对黑豆幼苗叶片的正常生理活动的抑制效应与水浸提液浓度密切相关。这与其他物种化感作用研究结果相类似。高浓度的化感物质对植物有抑制幼苗生长的影响（张中信等，2010；王岑等，2010），会降低光合速率（高兴祥，2009；郁继华等，2006）。

本研究中并没有出现低促现象，原因可能是低浓度是相对的；有可能是采用

浸提的方法会在浸提出化感物质的同时，其中的营养物质也被浸提出来，在浓度相对较低的时候，营养物质对植物生长的促进作用掩盖了化感效应（吴秀华等，2012）；此外，还可能是试验中化感物质的供体与受体、化感物质的主要成分、浓度以及作用时间不同引起结果的差异。

参考文献

Barkosky R R，Einhellig F A，1993. Effects of salicylic acid on plant-water relationships[J].Chemical Ecology，19：237-247.

Baziramakenga R，Leroux G D，Simard R R，et al.，1997. Allelopathic effects of phenolic acids on nucleic acid and protein levels in soybean seedlings[J].Canadian Journal of Botany，75（3）：445-450.

Baziramakenga R，Leroux G D，Simard R R，et al.，1997. Allelopathic effects of phenolic acids on nucleic acid and protein levels in soybean seedlings[J].Canadian Journal of Botany，75（3）：445-450.

Boesch-Saadatmandi C，Loboda A，Wagner A E，et al.，2011. Effect of quercetin and its metabolites isorhamnetin and quercetin-3-glucuronide on inflammatory gene expression：Role of miR-155[J]. Journal of Nutritional Biochemistry，22：293-299.

Einhellig E A，1995. Mechanism of action of allelochemicals in allelopathy[J].Allelopath，10（1）：97-115.

Einhelling F A，1995. Allelopathy：Current status and future goals//Dakshini KMM，Einhelling FA，eds. Allelopathy：Organisms，Processes，and Applications. Washington，DC：American Chemical Society：1-24.

Escudero A，Albert M J，Pitta J M，et al.，2000. Inhibitory effects of Artemesia herba-alba on the germination of the gypsophyte Helianthemum squamatum[J].Plant Ecology，148：71-80.

Farquhar G D，Sharkey T D，1982. Stomatal conductance and photosynthesis[J].Annual Review of Plant Physiology，33：317-345.

Gatti A B，Ferreira A G，Arduin M，et al.，2010. Allelopathic effects of aqueous extracts of ArtistoLochia esperanzae O. Kuntze on development of *Sesamum indicum* L. seedlings. Acta Botanica Brasilica，24（2）：454-461.

Goddijn O J M，Dun K V，1994. Trehalose metabolism in plants[J]. Trends in Plant Science，4：

315-319.

Leather G R，Einhellig F A，1986. Bioassays in the study of allelopathy[M]//Putnam A R，Tang C S.The Science of Allelopathy. New York：John Wiley and Sons：133-145.

Lu C M，Qiu N W，Wang B S，et al.，2003. Salinity treatment shows no effects on photosystem Ⅱ photochemistry，but increases the resistance of photostem Ⅱ to heat stress in halophyte Suaeda salsa[J].Journal of Experimental Botany，54：851-860.

Meiners S J，Kong C H，Ladwig L M，et al.，2012. Developing an ecological context for allelopathy[J]. Plant Ecology，213：1221-1227.

Murphy S D，Pollen Allelopathy，1999. In Principles and practices in plant ecology，Allelochemical interactions[M].CRC Press：129-146.

Nillson M C，1994. Separation of allelopathy and resource competition by the boreal dwarf shrub Empetrum hermaphroditum Hagerrup[J].Oecologia，98：1-7.

Politycka B，1996. Peroxidase activity and lidid peroxidation in roots of cucumber seedlings influenced by derivatives of cinnamic and benzoic acids[J].Acta Physiologiae Plantarum，18（4）：365-370.

Qian H F，Xu X Y，Chen W，et al.，2009. Allelochemical stress causes oxidative damage and inhibition of photosynthesis in Chlorella vulgaris[J]. Chemosphere，75：368-375.

Rao M R，Nair P K R，Ong C K，1998. Biophysical interactions in tropical agroforestry systems[J]. Agroforestry Systems，38：3-50.

Rice E L. Allelopathy[M].2nd ed.New York：Academic Press，1984：130-188.

Ridenour W M，Callaway R M，2001. The relative importance of allelopathy in interference：The effects of an invasive weed on a native bunchgrass[J]. Oecologia，126：444-450.

Saxena A，Singh D V，Joshi N L，1996. Autotoxic effects of pearl millet aqueous extracts on seed germination and seedling growth[J].Journal of Arid Environments，33：255- 260.

Wang C X，Zhu M X，Chen X H，et al.，2011. Review on allelopathy of exotic invasive plants[J].Procedia Engineerin，18：240-246.

Weir T L，Park S W，Vivanco J M，2004. Biochemical and physiological mechanisms mediated by allelochemicals[J]. Current Opinion in Plant Biology，7（4）：472-479.

Zhang F J，Xu X Y，Guo A Y，et al.，2011. The influence of volatiles of three invasive plants on the roots of upland rice seedings[J].Acta Ecologica Sinica，31（19）：5832-5838.

Zhu M Q，Ma C M，Wang Y，et al.，2009. Effect of extracts of Chinese pine on its own seed germination and seedling growth[J]. Frontiers of Agriculture in China，3：353-358.

曾淼，2016. 柠条锦鸡儿叶浸提液对4种冰草化感作用的初步研究[J]. 水土保持研究，23（3）：

321-327.

曾任森，林象联，骆世明，等，1996. 蟛蜞菊的生化他感作用及生化他感作用物的分离鉴定[J]. 生态学报，16（1）：20-27.

曾任森，1999. 化感作用研究中的生物测定方法综述[J]. 应用生态学报，10（1）：123-126.

陈林，李学斌，王磊，等，2013. 柠条锦鸡儿茎叶水浸提液对 4 种农作物幼苗生理特性的影响[J]. 水土保持学报，27（2）：164-167.

陈林，杨新国，李学斌，等，2014. 中间锦鸡儿茎叶水浸提液对 4 种农作物种子萌发和幼苗生长的化感作用[J]. 浙江大学学报（农业与生命科学版），40（1）：41-48.

陈林，杨新国，宋乃平，等，2016. 中间锦鸡儿根水浸提液对 7 种灌草的化感作用及其化学成分分析[J]. 浙江大学学报（农业与生命科学版），42（2）：150-162.

陈瑞，张琪，张婷婷，等，2019. 菊芋浸提液对稗草化感作用的研究[J]. 广东农业科学，46（2）：99-105.

邓兰桂，孔垂华，骆世明，1996. 木麻黄小枝提取物的分离鉴定及其对幼苗的化感作用[J]. 应用生态学报，7（2）：145-149.

谷文祥，段舜山，骆世明，等，1998. 萜类化合物的生态特性及其对植物的化感作用[J]. 华南农业大学学报，19（4）：108-112.

关洪斌，王晓兰，智艳阳，2007. 海藻糖对大豆植物抗性的影响[J]. 贵州农业科学，35（1）：13-15.

何华勤，梁义元，贾小丽，等，2004. 酚酸类物质的抑草效应分析[J]. 应用生态学报，15（12）：2342-2346.

蹇洪英，邹寿青，2003. 地毯草的光合特性研究[J]. 广西植物，23（2）：181-184.

焦晓林，杜静，高微微，2012. 西洋参根残体对自身生长的双重作用[J]. 生态学报，32（10）：3128-3135.

孔垂华，1998. 植物化感作用研究中应注意的问题[J]. 应用生态学报，9（3）：332-336.

李春杰，赵丹，司兆胜，等，2013. 不同轮作系统中作物根渗出物对大豆种子萌发的化感作用[J]. 大豆科学，32（2）：206-210.

李坤，郭修武，郭印山，等，2010. 葡萄根系浸提液的化感作用[J]. 应用生态学报，21（7）：1779-1784.

李淑君，李国旗，王磊，等，2014. 荒漠草原区不同林龄柠条林物种多样性研究[J]. 干旱区资源与环境，28（6）：82-87.

李志霞，秦嗣军，吕德国，等，2012. 东北山樱根浸提液对幼苗生长和根系呼吸代谢的影响[J]. 果树学报，29（1）：53-59.

梁静，程智慧，徐鹏，等，2011. 白三叶腐解液对 5 种草坪草的化感作用研究[J]. 草地学报，19（2）：257-263.

梁文举，张晓珂，姜勇，等，2005. 根分泌的化感物质及其对土壤生物产生的影响[J]. 地球科学进展，20（3）：330-337.
林文雄，何华勤，郭玉春，等，2001. 水稻化感作用及其生理生化特性的研究[J]. 应用生态学报，12（6）：871-875.
林文雄，2013. 化感水稻抑草作用的根际生物学特性与研究展望[J]. 作物学报，39（6）：951-960.
林希昊，陈秀龙，杨礼富，等，2010. 假臭草浸提液对玉米根系活力的影响[J]. 热带作物学报，31（5）：867-871.
蔺菲，郝占庆，叶吉，等，2006. 长白山暗针叶林苔藓植物对三种针叶树种子萌发及幼苗生长的影响[J]. 应用生态学报，17（8）：1398-1402.
刘彬彬，胥耀平，高锦明，等，2005. 核桃叶石油醚提取物化感作用的研究[J]. 西北农林科技大学学报（自然科学版），33（4）：147-150.
刘学东，陈林，杨新国，等，2016. 中间锦鸡儿花水浸提液对三种作物种子萌发及幼苗生长的化感作用[J]. 北方园艺（12）：65-70.
刘忠玲，王庆成，郝龙飞，等，2011. 白桦、落叶松不同器官水浸液对种子萌发和播种苗生长的种间化感作用[J]. 应用生态学报，22（12）：3138-3144.
鲁京慧，2018. 紫茎泽兰叶浸提液对 4 种冰草的化感作用[J]. 江苏农业科学，46（9）：90-94.
陆佩玲，罗毅，刘建栋，等，2000. 华北地区冬小麦光合作用的光响应曲线的特征参数[J]. 应用气象学报，11（2）：236-241.
罗通，黄鹤平，李凤姣，等，2014. 麻疯树叶水浸提液对 4 种农作物的化感作用[J]. 四川大学学报（自然科学版），51（6）：1325-1329.
罗振海，2009. 不同树种叶片化感作用初步研究[J]. 安徽农学通报，15（17）：172-174.
彭少麟，邵华，2001. 化感作用的研究意义及发展前景[J]. 应用生态学报，12（5）：780-786.
平晓燕，王铁梅，2018. 植物化感作用的生态学意义及在草地生态系统中的研究进展[J]. 草业学报，27（8）：175-184.
邱秋金，谢惠玲，李圆萍，等，2015. 看麦娘根系对小麦根水提液化感作用的生理响应[J]. 中国生态农业学报，23（2）：233-238.
沈慧敏，郭鸿儒，黄高宝，2005. 不同植物对小麦、黄瓜和萝卜幼苗化感作用潜力的初步评价[J]. 应用生态学报，16（4）：740-743.
宋亮，潘开文，王进闯，等，2006. 化感活性物质影响种子萌发作用机理的研究进展[J]. 世界科技研究与发展，28（4）：52-57.
孙小霞，王海斌，何海斌，等，2014. 田间旱育条件下不同化感潜力水稻根际土壤酚酸类和萜类物质分析[J]. 中国生态农业学报，22（7）：806-812.
涂利华，陈刚，彭勇，等，2014. 天竺桂凋落叶添加对凤仙花生理特性的影响[J]. 西北植物学

报，34（6）：1233-1244.

万欢欢，刘万学，万方浩，2011. 紫茎泽兰叶片凋落物对入侵地 4 种草本植物的化感作用[J]. 中国生态农业学报，19（1）：130-134.

王冰，陈林，璩向宁，2013. 人工柠条林土壤水浸提液对黑豆幼苗光合特性的影响[J]. 北方园艺（18）：20-23.

王冬梅，李登武，曹哲，等，2012. 侧柏不同器官水提取物对油松种子萌发和幼苗生长的他感效应[J]. 植物研究，32（6）：675-679.

王明道，陈红歌，刘新育，等，2009. 地黄对芝麻的化感作用及其化感物质的分离鉴定[J]. 植物生态学报，33（6）：1191-1198.

王锐，陈曦，丁国华，2013. 原产地和入侵地飞机草化感作用比较[J]. 北方园艺，（10）：66-69.

邬彩霞，刘苏娇，赵国琦，2014. 黄花草木犀水浸提液中潜在化感物质的分离、鉴定[J]. 草业学报，23（5）：184-192.

吴海荣，2006. 南京地区外来杂草调查及婆婆纳属外来杂草入侵性特征比较研究[J]. 南京：南京农业大学：67-79.

邢阿宝，崔海峰，俞晓平，等，2017. 茭白茎部 CTK 及 ABA 含量动态变化分析[J]. 中国计量大学学报，28（2）：261-268.

闫世江，张继宁，刘洁，2009. 化感作用及其在蔬菜中的应用[J]. 种子，28（2）：103-105.

杨期和，叶万辉，廖富林，等，2005. 植物化感物质对种子萌发的影响[J]. 生态学杂志，24（12）：1459-1465.

尤佳，王文瑞，卢金，等，2012. 盐胁迫对盐生植物黄花补血草种子萌发和幼苗生长的影响[J]. 生态学报，32（12）：3825-3833.

于兴军，于丹，马克平，2004. 不同生境条件下紫茎泽兰化感作用的变化与入侵力关系的研究[J]. 植物生态学报，28（6）：773-780.

翟德苹，陈林，杨新国，等，2014. 中间锦鸡儿不同器官水浸提液对苜蓿种子萌发的影响[J]. 北方园艺，（9）：67-70.

张凤云，翟梅枝，贾彩霞，等，2005. 核桃鲜叶挥发油化感作用初步研究[J]. 西北林学院学报，20（2）：144-146.

张岚，高素萍，2007. 园林植物化感作用研究现状与问题探讨[J]. 浙江林学院学报，24（4）：497-503.

张强，2005. 甘草柠条间化感作用的组织培养法研究[D]. 北京：北京林业大学.

张汝民，王玉芝，侯平，等，2010. 几种牧草幼苗对冷蒿茎叶水浸提液化感作用的生理响应[J]. 生态学报，30（8）：2197-2204.

张晓芳，王金信，谢娜，等，2011. 白三叶草挥发物的化感作用及其化学成分分析[J]. 植物保护学报，38（4）：374-378.
郑丽，冯玉龙，2005. 紫茎泽兰叶片化感作用对10种草本植物种子萌发和幼苗生长的影响[J]. 生态学报，25（10）：2782-2787.
周凯，郭维明，徐迎春，2004. 菊科植物化感作用研究进展[J]. 生态学报，24（8）：1776-1784.
周玉梅，韩士杰，胡艳玲，等，2008. 高浓度 CO_2 对红松（*Pinus koraiensis*）针叶光合生理参数的影响[J]. 生态学报，28（1）：423-429.

第 5 章 中间锦鸡儿对主要农作物的化感作用

5.1 对种子萌发和幼苗生长的影响

生态系统中共同生长的植物之间，除了对光照、水分、养分、生存空间等因子的竞争，还可以通过分泌化学物质发生重要作用，这种作用包括植物或微生物（供体）向环境释放某些化学物质而影响自身或其他有机体（包括植物、微生物和动物受体）生长发育的化学生态学现象（Rice E L，1984），即化感作用。这种作用或是相互促进（相生），或是相互抑制（相克），在一定条件下可能上升到主导地位（高东等，2010）。植物的化感作用在农业生产上较为普遍，火炬树根和凋落叶水浸提液对小麦种子萌发均具有强烈的化感抑制作用，故不宜在火炬树下种植小麦（闫兴富等，2011）；辣椒对核桃叶化感物质最为敏感，故辣椒不能和核桃树栽植在一起（王蓓等，2011）；地黄茬种植芝麻会造成芝麻严重减产（王明道等，2009）；番茄根分泌物及其植株挥发物对黄瓜生长有很明显的化感抑制作用，所以不宜种在一起（周志红等，1997）；小麦间作蚕豆其生物产量和经济产量较单作均显著提高（郑立龙等，2011）。随着对化感作用方式及机理研究的不断深入，化感作用在农业生产上的应用也越来越清晰（高东等，2010）。对植物间化感作用的研究已成为现代农林复合系统研究的核心内容之一，也是设计农林复合经营模式时考虑的中心问题，为经营种间关系协调的高产、高效、稳定的农林复合系统提供理论依据，为农林复合系统的树种选择和配置提供理论指导（秦娟等，2005）。锦鸡儿属植物是我国“三北”地区一种广泛分布的灌木树种（曲继松等，2010），据统计，宁夏天然锦鸡儿植物为 2.62 万 hm^2，生物量为 5.79 万 t。人工种植的锦鸡儿属植物面积累计达到 41.97 万 hm^2，生物量合计为 71.24 万 t。复壮更新利用周期按 3 年计算，年均更新利用面积将达到 14.87 万 hm^2，预测年生产锦鸡儿植物为 50 万～56 万 t，根据自治区林业建设规划目标，每年将以 6.67 万～10.00 万 hm^2 的速度发展，面积达到 66.67 万 hm^2（温学飞等，2005）。随着宁夏锦鸡儿属植物资源被用作薪碳使用的浪费以及种植面积和可开发利用产量的增加，其资源化利用问题受到越来越多的关注，有学者提出将其作为食用菌栽培原料（刘秉儒等，2010）和育苗基质（曲继松等，2010）。目前，关于锦鸡儿属植物和作物的研究着重于对养分、水和光等必要生态因子的竞争，很少考虑锦鸡儿属植物和作物之间可能存在的生物化学相互作用，对农作物种子萌发和幼苗生长的影响还未见相关报道。基于此，本研究从农业生态学和植物化感的角度，针对中间锦鸡儿茎叶水浸提液对 4 种农作物种子萌发和幼苗生长的化感作用进行了研究，以期为锦鸡儿属植物农林复合系统的合理构建及优化提供科学依据。

5.1.1 材料与方法

5.1.1.1 试验材料

供体植物中间锦鸡儿在 2011 年 9 月初采集于宁夏盐池县柳杨堡乡建植 24 年生中间锦鸡儿的围栏封育区内。

受体农作物为玉米（*Zea mays*）、小麦（*Triticum aestivum*）、稷（*Panicum miliaceum*）和荞麦（*Fagopyrum esculentum*），种子均购买于宁夏银川西北农资城，玉米品种为宁玉 12 号，小麦品种为宁春 4 号，稷品种为宁糜 12 号，荞麦品种为宁荞 1 号。

5.1.1.2 中间锦鸡儿茎叶水浸提液的制备

割取生长健康的中间锦鸡儿植株，先刷干净灰土，剔除枯黄叶和死枝，再用蒸馏水冲洗，风干后粉碎，过 20 目筛的粉末贮藏备用。本书采用改进的水浸提方法（刘忠玲等，2011），称取 10 g 中间锦鸡儿茎叶粉碎样品，浸泡于 100 mL 的蒸馏水中，在（20±2）℃下振荡浸泡 24 h，离心后用 4 层纱布过滤 2 次，然后用抽滤漏斗加滤纸过滤后用树脂柱（XAD-4）去除无机营养，使用甲醇将树脂吸附的有机质洗脱，洗脱液经 25℃旋转蒸发浓缩后得到浓度为 100.0 mg/mL 的浸提液母液。然后再将母液用无菌蒸馏水稀释为 50.0 mg/mL、25.0 mg/mL 和 12.5 mg/mL 的浓度后保存于 4℃冰箱中。

5.1.1.3 农作物种子萌发试验

在化感作用活性测定中最常用的生物测定方法是测定对种子萌芽的抑制或者促进，该方法简单、快速，需要较少的化感物质（曾任森，1999）；幼苗生长生物测定的敏感性一般比种子发芽好，缺点是生长测定工作量比较大（Leather G R et al., 1986）。本研究分别进行种子萌发和露白种子生长试验，分别模拟的是种子萌发阶段和生长初期（幼苗）阶段。

种子萌发：精选出颗粒饱满、大小基本一致的种子，用 0.3%的高锰酸钾溶液消毒，再用无菌蒸馏水冲洗干净，均匀摆放在铺有 2 层灭菌滤纸的培养皿中，分别加入 10 mL 的各浓度水浸提液，以无菌蒸馏水为对照，每皿放 20 粒，盖上盖后用封口膜封住边缘，放置于人工智能培养箱中，（25±2）℃、80%湿度、12 h 光照的条件下进行培养。每天补充适量浸提液或者无菌蒸馏水，并记录发芽数（以胚根突破种皮 2 mm 为准），第 9 天结束发芽试验，每个处理 5 次重复。

幼苗生长：选择颗粒饱满、大小基本一致的预先催芽（胚根突破种皮 1～2 mm）的种子，每皿放 10 粒，均匀摆放在铺有 2 张过滤纸（灭菌处理）直径为 9 cm 的无菌培养皿中，5 次重复，在室温 20～25℃自然光照下培养。每天补充适量相应的浸提液或者无菌蒸馏水，培养 7 d 后用电子游标卡尺测量其根长和苗高。

5.1.1.4 数据处理和分析

为了便于比较不同农作物间的种子萌发参数，使用相对值（对照的百分比）表示发芽率和发芽指数。

$$发芽率=\frac{发芽种子数}{供试种子总数}\times 100\%$$

$$相对发芽率=\frac{处理发芽率}{对照发芽率}\times 100$$

$$相对发芽指数=\frac{处理发芽指数}{对照发芽指数}\times 100$$

$$发芽指数=\sum(G_i/T_i)$$

$$平均发芽天数=\sum G_iT_i/\sum G_i$$

式中，G_i为第 i 天的发芽数；T_i为相应的发芽天数。

$$\mathrm{IR}=\frac{C-T}{C}\times 100$$

式中，IR 为抑制率；C 为对照值；T 为处理值；IR＞0 表示抑制作用，IR＜0 表示促进作用，IR 绝对值的大小与化感作用强度一致。

综合效应是供体对同一受体各个测试项目的对照抑制百分率的算术平均值（沈慧敏等，2005），本研究中为种子发芽率、平均发芽时间、苗高和根长的对照抑制百分率的算术平均值。

采用 SPSS 17.0 统计分析软件对受试农作物种子萌发和幼苗生长参数进行 ANOVA 分析，方差齐性时用 Duncan's Multiple Range Test 在α=0.05 水平进行显著性检验，方差齐性检验不适合时用 Dunnett C 法在α=0.05 水平进行显著性检验。所有数值均表示为平均值±标准误；采用 Excel 2003 作图。

5.1.2 结果与分析

5.1.2.1 对种子萌发的影响

随着中间锦鸡儿茎叶水浸提液浓度的增加，4 种受试农作物的种子发芽率均呈现降低的趋势（表 5-1）。但不同农作物种子发芽率对茎叶水浸提液的响应不同：低浓度（12.5 mg/mL）茎叶水浸提液对玉米种子相对发芽率的抑制率为 14.3%，但与对照没有统计学意义差异；中浓度（25.0 mg/mL、50.0 mg/mL）茎叶水浸提液分别为 52.4、47.6%，两者之间没有达到统计学意义差异；而高浓度（100.0 mg/mL）时则抑制率高达 81.0%。小麦种子相对发芽率对水浸提液浓度的敏感性响应较玉米弱，在浓度＜50.0 mg/mL 时没有统计学意义差异，但在≥50.0 mg/mL 时受到统计学意义抑制（P＜0.05），浓度为 100.0 mg/mL 时，其抑制率达到了 52.4%。茎叶水浸提液浓度在≤25.0 mg/mL 时对稷种子的相对发芽率无统计学意义影响（$P>0.05$），而茎叶水浸提液浓度>25.0 mg/mL 时则受到统计学意义抑制（$P<0.05$），在茎叶水浸提液浓度为 100.0 mg/mL 时，其抑制率高达 81.0%。荞麦种子在茎叶水浸提液浓度为 12.5 mg/mL 时就有了明显响应，但随着浓度的增加，其响应幅度降低，在茎叶水浸提液浓度为 12.5～50.0 mg/mL 时无统计学意义差异（$P>0.05$）。

表 5-1　中间锦鸡儿茎叶水浸提液对受试农作物种子发芽率的影响

单位：%

受体农作物	中间锦鸡儿茎叶水浸提液浓度				
	CK	12.5 mg/mL	25.0 mg/mL	50.0 mg/mL	100.0 mg/mL
玉米 *Z. mays*	100.00±8.82Aa	85.71±9.64Aa	47.62±11.55Bb	52.38±5.77Bb	19.05±5.77Bc
小麦 *T. aestivum*	100.00±5.77Aa	90.48±9.98Aab	85.71±8.82Aab	76.19±4.00Ab	47.62±11.55Ac
稷 *P. miliaceum*	100.00±10.22Aa	80.95±10.22Ab	66.67±10.55ABb	28.57±6.24Cc	19.05±5.77Bc
荞麦 *F. esculentum*	100.00±10.82Aa	57.69±8.17Bb	53.85±10.00Bb	50.00±5.77Bb	30.77±10.22Bc

注：大写字母表示不同受试农作物在同一浓度茎叶水浸提液处理时的统计学意义，小写字母表示同一受试农作物在不同浓度处理时的统计学意义，字母不同表示有统计学意义差异（$P<0.05$）。下同。

随着中间锦鸡儿茎叶水浸提液浓度的增加，4 种受试农作物种子发芽指数均有所降低（图 5-1），且种子平均发芽时间延长（图 5-2）。与对照相比，当茎叶水浸提液浓度为 12.5 mg/mL 时，玉米种子发芽指数降幅具有统计学意义差异（$P<0.05$），高达 35.4%；其次为稷和荞麦，分别降低了 27.9%、22.0%，降幅最小的是小麦，为 11.0%；从平均发芽天数来看，当茎叶水浸提液浓度为 12.5 mg/mL 时，除稷在统计学意义上延长了 0.3 d 以外（$P<0.05$），其他 3 种农作物种子与对照之间并无统计学意义差异（$P>0.05$）。当茎叶水浸提液浓度为 100.0 mg/mL 时，玉米、小麦、稷和荞麦的平均发芽指数分别降低了 82.2%、45.8%、88.7%和 62.4%；其平均发芽天数分别延长了 1.1 d、0.6 d、1.4 d 和 1.6 d。不同浓度各农作物种子的发芽指数、平均发芽时间之间差异达到了统计学意义（$P<0.05$）。

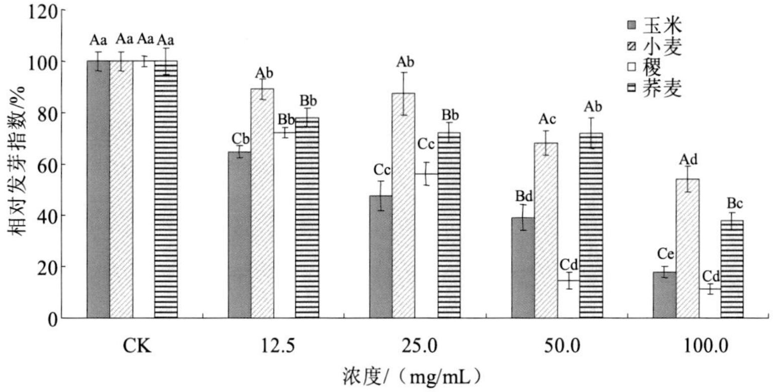

图 5-1 中间锦鸡儿茎叶水浸提液对受试农作物种子相对发芽指数的影响

注：大写字母表示不同受试农作物在同一浓度茎叶水浸提液处理时的统计学意义，小写字母表示同一受试农作物在不同茎叶水浸提液浓度处理时的统计学意义，字母不同表示差异有统计学意义（$P<0.05$）。下同。

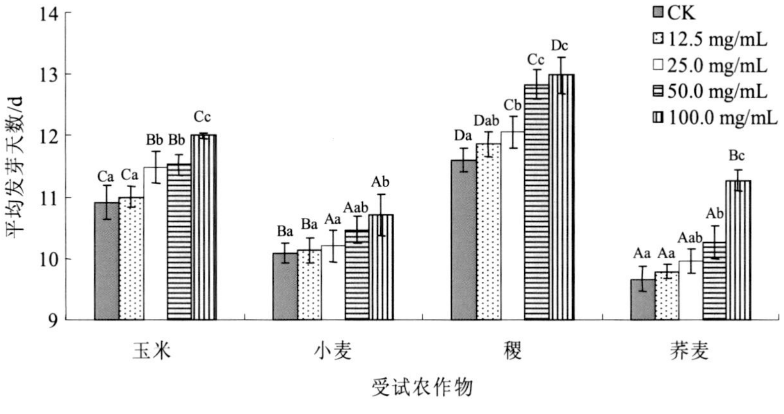

图 5-2 中间锦鸡儿茎叶水浸提液对受试农作物种子平均发芽时间的影响

5.1.2.2 对苗高的影响

中间锦鸡儿茎叶水浸提液对 4 种农作物幼苗的增高生长均有抑制作用（图 5-3），且表现出了统计学意义的“剂量效应”，即随着茎叶水浸提液浓度的增大，其对幼苗苗高的抑制作用有统计学意义上的增强（$P<0.05$）。4 种农作物的苗高抑制率在

相同浓度处理时，其之间也存在着不同的差异。茎叶水浸提液浓度在≤25.0 mg/mL时，小麦幼苗的苗高抑制率均在统计学意义上小于玉米、稷和荞麦幼苗，稷的幼苗苗高抑制率在统计学意义上大于玉米和荞麦（$P<0.05$），而玉米和荞麦幼苗苗高之间则无统计学意义（$P>0.05$）；茎叶水浸提液浓度在 50.0 mg/mL 时，玉米幼苗苗高的抑制率为 29.9%，在统计学意义上小于其他 3 种农作物（$P<0.05$），而小麦、稷和荞麦幼苗苗高的抑制率分别为 38.2%、33.9%和 39.3%；当茎叶水浸提液浓度为 100.0 mg/mL 时，小麦幼苗苗高对中间锦鸡儿茎叶水浸提液的响应最强烈，其抑制率高达 61.5%，在统计学意义上高于其他 3 种农作物（$P<0.05$），玉米幼苗的苗高抑制率最低，为 30.4%，而稷和荞麦幼苗的苗高抑制率分别为 52.1%和55.1%，两者无统计学意义（$P>0.05$）。

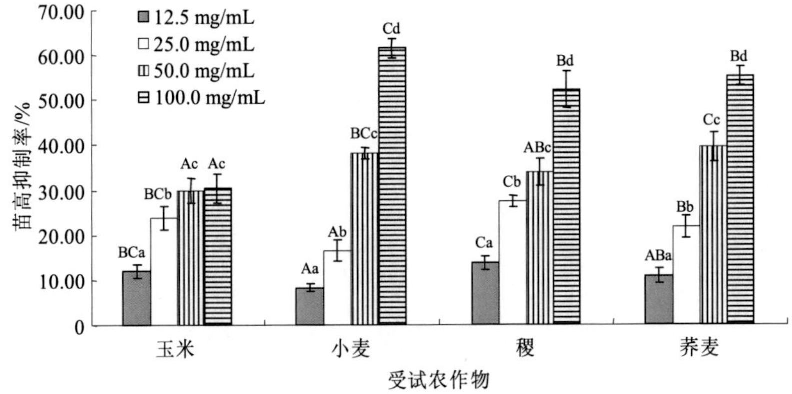

图 5-3　中间锦鸡儿茎叶水浸提液对受试农作物幼苗苗高的影响

5.1.2.3　对根长的影响

低浓度的中间锦鸡儿茎叶水浸提液（25.0 mg/mL）对玉米幼苗的根长会有微弱的负抑制（促进）作用（图 5-4），但和对照差异无统计学意义（$P>0.05$），不具有“低促高抑效应”。随着茎叶水浸提液浓度的增加，抑制率增大，在浓度≥50.0 mg/mL时其幼苗根长的抑制作用有统计学意义（$P<0.05$），浓度为 100.0 mg/mL 时，抑制率为 25.6%。中间锦鸡儿茎叶水浸提液对小麦、稷和荞麦幼苗的根长均有统计

学意义的抑制作用（$P<0.05$）和“剂量效应”。在茎叶水浸提液浓度为 12.5 mg/mL 时，3 种农作物幼苗的根长抑制率为 10.6%～20.4%，而浓度为 100.0 mg/mL 时，抑制率均超过了 90.0%，其中稷幼苗的根长抑制率达到了 100.0%，试验过程中观察发现几乎无根系生长，且根部有发黄、腐烂的迹象。

同一浓度下，小麦、稷和荞麦幼苗根长比苗高对中间锦鸡儿茎叶水浸提液的化感效应更加敏感，根长抑制率均大于相应的苗高抑制率；玉米幼苗根长和苗高对中间锦鸡儿茎叶水浸提液化感效应的情况则相反（图 5-3、图 5-4）。

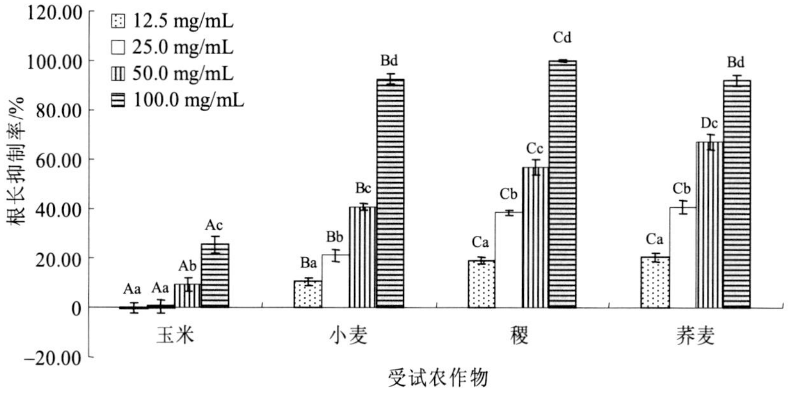

图 5-4 中间锦鸡儿茎叶水浸提液对受试农作物幼苗根长的影响

5.1.2.4 化感作用的综合效应

中间锦鸡儿茎叶水浸提液对 4 种农作物化感作用的综合效应与处理液浓度呈正相关（表 5-2），说明中间锦鸡儿茎叶具有化感作用。同一浓度处理下，中间锦鸡儿茎叶水浸提液对不同受试农作物作用大小不同。总的来看，稷、荞麦种子比玉米、小麦种子对中间锦鸡儿茎叶水浸提液具有更强的敏感性，其化感作用综合效应的平均值大小顺序为：荞麦＞稷＞小麦＞玉米。

表 5-2　不同浓度中间锦鸡儿茎叶水浸提液对 4 种农作物化感作用的综合效应

单位：%

受体农作物	中间锦鸡儿茎叶水浸提液浓度				平均值
	12.5 mg/mL	25.0 mg/mL	50.0 mg/mL	100.0 mg/mL	
玉米 *Z. mays*	6.70±3.65Aa	20.49±2.40Bb	23.11±5.70Ab	36.73±3.05Ac	21.76±3.70A
小麦 *T. aestivum*	7.19±3.75Aa	13.27±4.09Aa	26.67±8.44Ab	53.18±4.74Bc	25.08±5.26A
稷 *P. miliaceum*	13.58±1.96Ba	25.80±1.98BCb	43.24±4.52Bc	61.26±3.19Cd	35.97±2.91B
荞麦 *F. esculentum*	18.70±4.99Ba	27.91±3.61Cb	40.63±3.03Bc	58.22±5.90BCd	36.37±4.38B

5.1.3　结论及讨论

化感物质一般使用水或有机溶剂浸提（Zhu M Q et al.，2009），考虑到使用有机溶剂提取化感物质不符合自然情况，且有机溶剂具有一定的毒性，影响研究的准确性，而水浸提液中可能含有多种成分，不可避免营养元素的存在（何宗明等，2003），本研究采用了改进的浸提法。但考虑到此过程中可能会有某些化感物质的沸点较低，蒸馏温度会造成化感物质的损失或结构等的改变，因此尽管比较耗时，但在蒸馏时选择相对较低的温度（25℃）进行。在此方法下，中间锦鸡儿茎叶水浸提液对玉米、小麦、稷和荞麦种子的萌发过程有明显的抑制作用，且随着茎叶水浸提液浓度的增加而增强，表现为延长种子萌发的时间及降低了发芽率。这与前人对于农林复合系统下化感作用的研究一致（王蓓等，2011；何宗明等，2003）。

在本研究中，相同中间锦鸡儿茎叶水浸提液浓度时对不同农作物种子的萌发率和萌发时间的影响是不一样的，与大多数的研究相同（罗振海，2009；张凤云等，2005），说明化感物质具有选择性和专一性，同一种化感物质对不同植物种子萌发的作用效果不同（刘彬彬等，2005）。但同一来源的茎叶水浸提液化感作用也因浓度不同而异。有研究发现植物化感作用对种子萌发的效果与化感物质的浓度有关，主要有“剂量效应”“低促高抑效应”以及“低浓度无影响、高浓度抑制效应”（李雪枫等，2010）。在本研究中不同农作物种子发芽率对中间锦鸡儿茎叶水浸提液的化感效应表现为“剂量抑制效应”，这可能和试验选择的茎叶水浸提液浓度范围有关，在＜25.0 mg/mL 时是否存在“低促高抑效应”或“低浓度无影响、高浓度抑制效应”尚待进一步研究。

中间锦鸡儿茎叶水浸提液对 4 种农作物种子萌发和幼苗生长化感作用综合效应的强度依次为荞麦＞稷＞小麦＞玉米，考虑到中间锦鸡儿的资源化利用多样性，是否能在中间锦鸡儿带距内能种植这 4 种农作物或中间锦鸡儿秸秆粉碎后是否能直接施用于农田，尚需作进一步的研究。

此外，同一植物不同器官茎叶水浸提液对种子萌发或幼苗生长的影响可能不同，本书只采用中间锦鸡儿茎叶混合物的水浸提液对不同农作物种子和幼苗生长的影响进行了研究，而不同器官的化感作用有待进一步研究。中间锦鸡儿向环境释放化感物质，一定程度上改变微生境条件，但在到达目标植物之前，要经过大气、土壤颗粒和土壤微生物等的吸附、运输、转化甚至降解，其活性、有效性等会发生相应变化（Inderjit S，2005；孔垂华，2007）。本书采用室内试验，得到的结果与野外环境条件差异较大，因此，今后应深入开展野外定位控制试验，对中间锦鸡儿的化感物质在介质中的运输、转化等过程和机理尚需进一步研究。

5.2　对生理特性的影响

植物化感物质（Allelochemicals）是植物在生长发育过程中，通过茎叶挥发、淋溶、根系分泌以及植物残体腐解等途径向自然环境中释放的次生代谢产物，也是植物之间争夺阳光、水分和营养资源的主要化学武器（Bais et al.，2003）。化感作用广泛存在于自然界中。中间锦鸡儿为豆科锦鸡儿属的落叶灌木，由于其根系发达，耐旱性、防风蚀、保水土性能强，已成为中国“三北”地区主要的水土保持和防风固沙的灌木树种。目前，植物化感作用研究的领域主要集中在作物与杂草、森林演替以及农作物自毒等方面，在农林复合系统中中间锦鸡儿的建植是否影响周围其他植物的生长和分布，特别是针对中间锦鸡儿与农作物的关系，是值得深入探究的问题。因此，本研究选用不同浓度中间锦鸡儿茎叶水浸提液处理农作物幼苗，研究中间锦鸡儿茎叶水浸提液对农作物幼苗生长中根系活力、细胞膜的受损程度以及幼苗体内抗氧化物酶活性等的影响，从生理生化角度，探讨不同浓度中间锦鸡儿茎叶水浸提液与农作物生长的关系，为农林复合系统生产和生态问题提供新的资料和理论依据。

5.2.1 材料与方法

5.2.1.1 供试材料

在宁夏回族自治区盐池县建植 24 年生中间锦鸡儿的围栏封育区内选取生长健康的中间锦鸡儿植株供体，采集地上部茎叶，带回实验室用自来水清洗后再用蒸馏水冲洗，自然风干后粉碎，过 60 目筛后贮藏备用。受体农作物为玉米、小麦、稷和荞麦，种子均购买于宁夏银川西北农资城，玉米品种为宁玉 12 号，小麦品种为宁春 4 号，稷品种为宁糜 12 号，荞麦品种为宁荞 1 号。

5.2.1.2 中间锦鸡儿茎叶水浸提液的制备

化感物质的提取方法对研究化感作用非常重要（刘忠玲等，2011），考虑到茎叶水浸提液中可能含有多种成分，不可避免营养元素的存在（何宗明等，2003），而使用有机溶剂提取化感物质不符合自然情况，且有机溶剂具有一定的毒性，影响研究的准确性（施月红等，1998），故而本研究采用改进的茎叶水浸提方法（刘忠玲等，2011）得到浓度为 100.0 mg/mL 的浸提液母液。然后再将母液用蒸馏水稀释为 50.0 mg/mL、25.0 mg/mL 和 12.5 mg/mL 的浓度后保存于 4℃冰箱中，以蒸馏水作对照处理。

5.2.1.3 农作物幼苗生长试验

选择颗粒饱满、大小基本一致的 4 种农作物种子，用 2 g/L 的高锰酸钾溶液消毒 30 min，再用蒸馏水冲洗干净后用作预先催芽，将种子分别放置于垫有 2 层滤纸（灭菌处理）的直径为 9 cm 的无菌培养皿中，每皿放 10 粒，在室温 20～25℃自然光照下培养 5 d，每天补充适量无菌蒸馏水，然后将萌发的种子挑出（胚根突破种皮 1～2 mm 为准）。

采用土培法进行培养，在花盆中（直径为 50 cm）放入过 1 cm 筛、用多菌灵消毒处理后晾晒 7 d 的土壤和农家肥的混合土样（质量比 5∶1）作为基质，其基本理化性质为：pH 为 7.80，有机质含量为 20.03 g/kg，全氮含量为 0.70 g/kg，全磷含量为 0.88 g/kg，全钾含量为 7.09 g/kg，速效磷含量为 12.23 mg/kg，速效钾含量为 15.32 mg/kg。然后放置经过催芽处理的种子，放置于阳光充足的人工拱棚中进行生长试验。每隔 1～2 d 各补充 30 mL 蒸馏水或相应处理浸提液，培养 10 d 后各处理选取 3 株生长一致的幼苗进行各指标的测定。

5.2.1.4 测定指标及方法

参照 Giannopolitis 等（1977）的方法测定 SOD 活性，参照文献（陈建勋等，2002）测定 POD 及 CAT 的活性，采用硫代巴比妥酸（TBA）显色法测定丙二醛（MDA）含量（张志良等，2002）。根系活力参照 Knievel 的方法测定（Knievel D P，1973）。取 1 株植物放入 5 mL 80%的丙酮溶液中浸提 48 h，浸提液在 663 nm 和 645 nm 比色，叶绿素含量按 Arnon 的公式（Arnon D I，1949）计算。叶片相对电导率=$E_1/E_2\times100\%$（张震等，2009）。以上各指标测定均重复 3 次。

5.2.1.5 数据分析

采用 SPSS 17.0 统计分析软件对受试农作物生长参数进行 ANOVA 分析，方差齐性时用 Duncan's 法在α=0.05 水平进行显著性检验，方差齐性检验不适合时用 Dunnett C 法在α=0.05 水平进行显著性检验。综合效应是供体对同一受体各个测试项目的对照作用百分率的算术平均值（沈慧敏等，2005）。由于不同农作物各指标数值差异较大，为便于比较物种间幼苗生长生理参数，图表中的数据均为处理与对照的相对百分比。采用 Excel 2003 软件作图。

5.2.2 结果与分析

5.2.2.1 对幼苗 MDA 的影响

MDA 是细胞膜脂过氧化的主要产物之一，是反映膜脂过氧化程度以及膜结构稳定性最为直接的指标（李朝苏等，2006），MDA 是一种有害物质，是衡量细胞膜伤害的指标之一，其含量升高说明在中间锦鸡儿茎叶水浸提液处理下 4 种农作物的细胞膜受到了伤害，膜透性增大，组织中活性氧水平升高，酶系统和细胞膜结构被损伤，组织发生了氧化胁迫（Bais H P 等，2003）。由图 5-5 可知，稷和荞麦幼苗在中间锦鸡儿茎叶水浸提液浓度为 12.5 mg/mL 时，体内 MDA 含量显著增加（$P<0.05$），这表示这两种农作物在该浓度下受到伤害。当浓度增加到

25.0 mg/mL 时，4 种农作物幼苗的 MDA 含量均显著增加（P<0.05），与对照相比，MDA 含量分别增加了 65.22%、57.89%、111.76%和 75.00%。

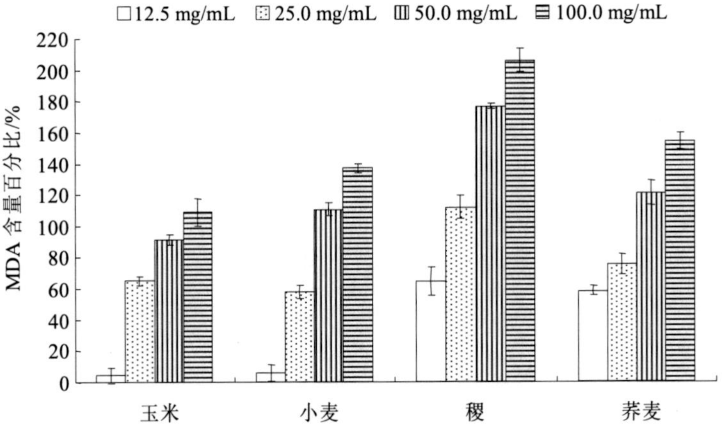

图 5-5　中间锦鸡儿茎叶水浸提液对农作物幼苗 MDA 含量的影响

5.2.2.2　对幼苗根系活力的影响

根系是植物吸收水分、养分及固定植株的器官，因此根系活力对植物的生长、产量的形成以及肥料利用率的提高等具有重要意义（郭士伟等，2012）。从图 5-6 可以看出，低浓度中间锦鸡儿茎叶水浸提液对玉米、小麦、稷和荞麦的根系活力无显著影响（P>0.05），当浓度增加到 25.0 mg/mL，对 4 种农作物根系活力呈显著抑制水平（P<0.05），与对照相比，根系活力降低了 16.15%～30.04%。

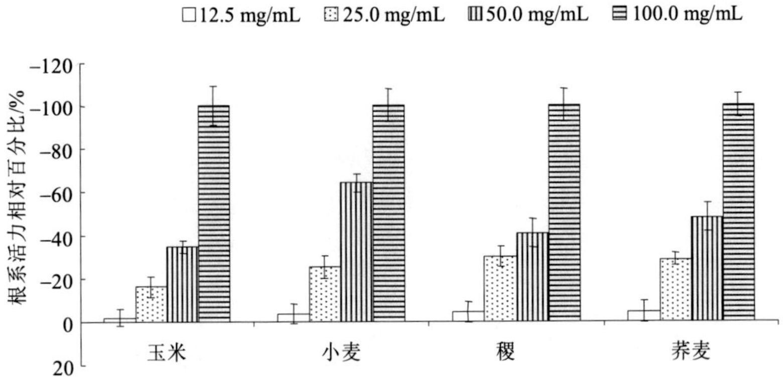

图 5-6　中间锦鸡儿茎叶水浸提液对农作物幼苗根系活力的影响

5.2.2.3 对幼苗叶片叶绿素含量的影响

叶绿素是植物进行光合作用的主要色素，它在光合作用的光吸收中起核心作用。从图 5-7 可以看出，低浓度中间锦鸡儿茎叶水浸提液对 4 种农作物幼苗叶片叶绿素含量无显著影响，当浓度增加到 25.0 mg/mL 时，对幼苗叶片叶绿素含量呈显著抑制水平（P<0.05），与对照相比，叶绿素含量降低了 29.00%～46.67%。

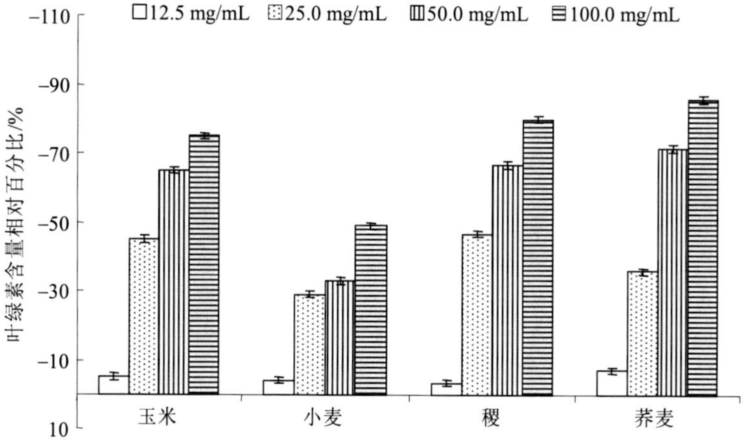

图 5-7 中间锦鸡儿茎叶水浸提液对农作物叶片叶绿素含量的影响

5.2.2.4 对幼苗细胞膜透性的影响

通常，植物细胞电解质的大量渗漏被认为是细胞膜受到伤害的重要标志（陈兵兵等，2011），从细胞电解质外渗率的大小可以反映水分胁迫对植物细胞膜结构破坏程度（许桂芳，2008）。从图 5-8 可看出，低浓度中间锦鸡儿茎叶水浸提液对 4 种农作物幼苗叶片细胞膜透性无显著影响，当浓度增加到 25.0 mg/mL 时，对幼苗叶片细胞膜透性呈显著抑制水平（P<0.05），与对照相比，叶片细胞膜透性增加了 12.82%～81.82%，且随着浓度的增加，细胞膜透性呈显著增加，直到监测的后期，部分高浓度处理（100.0 mg/mL）的幼苗已经死亡。

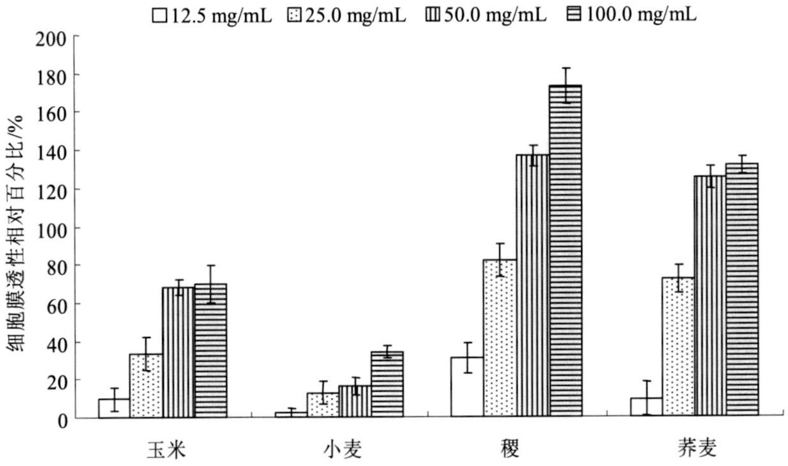

图 5-8　中间锦鸡儿茎叶水浸提液对农作物叶片细胞膜透性的影响

5.2.2.5　对幼苗保护性酶活性的影响

从表 5-3 可以看出，中间锦鸡儿茎叶水浸提液对玉米、小麦和荞麦 3 种农作物幼苗体内的 SOD 活性无显著影响（$P>0.05$），而稷在 25.0 mg/mL 时则表现出显著的促进作用（$P<0.05$），与对照相比，其活性增加了 24.59%。中间锦鸡儿茎叶水浸提液对稷、荞麦和小麦幼苗体内的 CAT 活性的作用表现得更为明显，在 25 mg/mL 时表现出显著的增高（$P<0.05$），与对照相比，CAT 活性分别增加了 95.00%、63.16%和 100.00%。在低浓度下（12.5 mg/mL），中间锦鸡儿茎叶水浸提液对 4 种农作物幼苗中 POD 活性无显著影响（$P>0.05$），当浓度增加到 25.0 mg/mL 时，4 种农作物幼苗体内的 POD 活性则表现出显著的增加（$P<0.05$），与对照相比，增幅在 21.05%～63.10%。但随着中间锦鸡儿茎叶水浸提液浓度的增加，4 种农作物幼苗体内 POD 活性均呈现出下降的趋势，与最高值相比，玉米、小麦、稷和荞麦幼苗体内 POD 活性分别降低了 25.22%、11.96%、16.54%和 3.41%。

表 5-3 不同浓度中间锦鸡儿茎叶水浸提液对农作物幼苗保护性酶活性的影响

单位：%

受体农作物	保护性酶	中间锦鸡儿茎叶水浸提液浓度			
		12.5 mg/mL	25.0 mg/mL	50.0 mg/mL	100.0 mg/mL
玉米	SOD	−1.20±2.61	6.02±3.51	−2.26±5.30	−2.98±2.11
	CAT	4.50±3.15	15.04±4.95	10.10±6.32	9.60±4.45
	POD	6.32±4.21	21.05±6.88	−5.26±4.63	−9.47±3.21
小麦	SOD	−2.86±1.71	5.31±1.64	10.20±2.61	9.71±2.09
	CAT	31.25±7.91	100.00±10.35	93.75±13.51	62.50±10.45
	POD	−2.86±3.21	31.43±11.00	28.57±7.61	15.71±8.25
稷	SOD	4.76±4.30	24.59±3.33	27.96±6.81	25.66±4.31
	CAT	10.00±7.96	90.00±10.51	85.00±12.21	75.00±5.11
	POD	4.76±6.55	63.10±6.05	65.48±4.28	38.10±8.00
荞麦	SOD	−5.62±1.36	1.36±2.33	4.04±2.91	3.42±1.65
	CAT	−5.26±2.35	63.16±10.52	42.11±5.33	36.84±12.10
	POD	16.13±5.14	41.94±9.90	40.32±8.00	37.10±9.60

5.2.2.6 化感作用的综合效应

中间锦鸡儿茎叶水浸提液对 4 种农作物化感作用的综合效应（表 5-4）与处理液浓度呈正相关，说明中间锦鸡儿茎叶具有化感作用。同一浓度处理下，中间锦鸡儿茎叶水浸提液对不同受体农作物作用大小不同，总的来看，稷、荞麦种子比玉米、小麦种子对中间锦鸡儿茎叶水浸提液具有更强的敏感性，其化感作用综合效应的平均值大小为稷＞荞麦＞小麦＞玉米。

表 5-4 不同浓度中间锦鸡儿茎叶水浸提液对 4 种农作物化感作用的综合效应

单位：%

受体农作物	中间锦鸡儿茎叶水浸提液浓度				平均值
	12.5 mg/mL	25.0 mg/mL	50.0 mg/mL	100.0 mg/mL	
玉米	2.32±1.63	11.35±2.10	8.86±3.70	5.51±2.15	7.01±2.17
小麦	3.75±1.35	21.91±2.39	23.17±2.34	20.53±1.74	17.34±1.26
稷	15.36±2.36	42.79±2.98	53.40±3.52	55.28±3.09	41.71±2.21
荞麦	8.76±1.99	27.01±2.11	30.39±3.13	33.73±2.22	24.97±2.18

5.2.3 讨论

随着中间锦鸡儿茎叶水浸提液浓度的增大，其对 4 种农作物幼苗的抑制作用逐渐增大，高浓度处理产生的效应比低浓度的强，说明中间锦鸡儿茎叶水浸提液处理对根系和叶片的正常生理活动的抑制效应与茎叶水浸提液浓度密切相关，这与刘建新等对多年生黑麦草（刘建新等，2008）、紫花苜蓿（刘建新等，2007）的研究结果相一致。本研究中并没有出现低促现象，原因可能是"低浓度"是相对的，中间锦鸡儿低促现象产生的浓度可能会低于 12.5 mg/mL，这将在后续的试验中进行进一步的研究；也有可能是采用浸提的方法在浸提出化感物质的同时，其中的营养物质也会浸提出来，在浓度相对较低的时候，营养物质对植物生长的促进作用掩盖了化感效应（吴秀华等，2012）；此外，还可能是试验中化感物质的供体与受体，化感物质的主要成分、浓度以及作用时间不同均可能引起结果的差异。

正常情况下，植物细胞内自由基的产生与清除处于一种动态平衡，逆境条件下这种平衡被打破，当自由基积累到一定程度时，产生膜脂过氧化，膜结构被破坏，从而对植物造成伤害，但生物体本身的保护酶系统可清除产生的自由基，减轻植物所受伤害（陈绍莉等，2010）。SOD 是活性氧清除系统中第一个发挥作用的抗氧化酶，其主要功能是清除活性氧；POD 和 CAT 可以使植物体内的 H_2O_2 分解成无毒的 H_2O 和 O_2，维持体内的活性氧代谢平衡，阻止 H_2O_2 等活性氧对膜的伤害，从而使植物在一定程度上忍耐、减缓或抵抗逆境胁迫。本研究中，低浓度茎叶水浸提液使 4 种农作物幼苗保护酶活性显著升高，这是由于受到化感物质的胁迫后，体内过氧化产物增多而启动的一种应激机制，但这种适应性的反应只能够在一定受害程度内发挥作用，当牧草幼苗体内氧化产物累积到一定水平时，导致酶活性下降。

由于化感物质不是单方面作用于受体植物，多数学者认为，化感物质是通过抑制细胞分裂和扰乱正常的新陈代谢来阻碍根系生长（Molly E H et al.，2002），进而影响到幼苗的生长，4 种农作物幼苗体内抗性生理出现的变化应该是化感物质综合作用的结果。不同农作物对中间锦鸡儿化感作用敏感程度不同，可能与各物种不同的进化历史有关。此外，影响化感作用的因素很多，即使同一供体产生的化感物质对不同环境中的同一受体也可能具有不同的效应。综合各项指标可以看出，稷对中间锦鸡儿水浸提液化感作用最敏感，玉米最不敏感，因此，在中间锦鸡儿带状栽植区间一定不可以种植稷，但是否可以在适宜的环境下选择种植旱地玉米尚有待进一步研究。

此外，本研究仅在室内进行了中间锦鸡儿化感作用的研究，这并不能代表自然状况，况且中间锦鸡儿产生化感作用的途径并非只有茎叶，其根系分泌物对农作物有哪些影响还需进一步探讨。随着科技进步的不断深入，中间锦鸡儿化感作用的研究陆续出现，但对不同生境下中间锦鸡儿化感物质具体成分的研究报道还较少，今后应加强这方面的研究。

参考文献

Arnon D I，1949. Copper enzymes in isolated chloroplasts[J].Plant Physiology，24：1-15.

Bais H P，Vepachedu R，Gilroy S，et al.，2003. Allelopathy and exotic plant invasion：From molecules and genes to species interactions[J]. Science，301：1377-1380.

Giannopolitis C N，Ries S K，1977. Superoxide dismutase：I.Occurrence in higher plants[J].Plant Physiology，59：309-314.

Inderjit S，2005. Soil microorganisms：An important determinant of allelopathic activity[J]. Plant and Soil，274（10）：227-236.

Knievel D P，1973. Procedures for estimating ratio of live to dead root dry matter in root core samples[J]. Crop Science，13：124-126.

Leather G R，Einhellig F A，1986. Bioassays in the study of allelopathy. In Putnam，A R，Tang C S.（eds）. The Science of Allelopathy. New York：John Wiley & Sons：133-145.

Molly E H，Eric S M，2002. Allelopathic effects and root distribution of Ceratiola ericoides（Empetraceae） on seven rosemary scrub species[J]. American Journal of Borany，89（7）：1113-1118.

Rice E L，1984. Allelopathy[M]. Academic Press，New York：84-89.

Zhu M Q，Ma C M，Wang Y，2009. Effect of extracts of Chinese pine on its own seed germination and seedling growth[J]. Frontiers of Agriculture in China，3（3）：353-358.

曾任森，1999. 化感作用研究中的生物测定方法综述[J]. 应用生态学报，10（1）：123-126.

陈兵兵，石元亮，陈智文，2011. 不同 P、K、Si 肥对玉米苗期抗寒效果的研究[J]. 中国农学通

报，27（3）：85-89.

陈建勋，王晓峰，2002. 植物生理学实验指导[M]. 广州：华南理工大学出版社：120-121.

陈绍莉，周宝利，蔺姗姗，等，2010. 肉桂酸和香草醛对嫁接茄子根系生长及生理特性的影响[J]. 应用生态学报，21（6）：1446-1452.

高东，何霞红，朱有勇，2010. 农业生物多样性持续控制有害生物的机理研究进展[J]. 植物生态学报，34（9）：1107-1116.

郭士伟，夏士健，朱虹霞，等，2012. 水稻根系活力测定方法及超级稻两优培九生育后期根系活力研究[J]. 土壤，44（2）：308-311.

何宗明，俞新妥，林思祖，等，2003. 几种伴生植物水浸液对杉木生长的影响研究[J]. 中国生态农业学报，11（3）：32-35.

何宗明，余新妥，林思祖，等，2003. 几种伴生植物水浸液对杉木生长的影响研究[J]. 中国生态农业学报，11（3）：32-35.

孔垂华，2007. 植物与其他有机体的化学作用—潜在的有害生物控制途径[J]. 中国农业科学，40（4）：712-720.

李朝苏，刘鹏，徐根娣，等，2006. 铝浸种对荞麦种子萌发和幼苗生理的影响[J]. 生态学报，26（6）：2041-2047.

李雪枫，王坚，许文博，等，2010. 冷蒿对三种禾本科植物种子萌发和幼苗生长的化感作用[J]. 应用生态学报，21（7）：1702-1708.

刘彬彬，胥耀平，高锦明，等，2005. 核桃叶石油醚提取物化感作用的研究[J]. 西北农林科技大学学报（自然科学版），4（4）：147-150.

刘秉儒，杨新国，宋乃平，2010. 宁夏菌草技术产业发展前景和问题的对策[J]. 生态经济，（1）：147-150.

刘建新，胡浩斌，雷蕊霞，2007. 多裂骆驼蓬对紫花苜蓿化感作用的生理生化机理[J]. 中国草地学报，29（4）：39-45.

刘建新，胡浩斌，王鑫，2008. 多裂骆驼蓬水浸液对多年生黑麦草的化感作用与生理生化表现[J]. 草地学报，16（4）：374-379.

刘忠玲，王庆成，郝龙飞，2011. 白桦、落叶松不同器官水浸液对种子萌发和播种苗生长的种间化感作用[J]. 应用生态学报，22（12）：3138-3144.

罗振海，2009. 不同树种叶片化感作用初步研究. 安徽农学通报，15（17）：172-174.

秦娟，上官周平，2005. 植物之间互作效应及其生理机制[J]. 干旱地区农业研究，23（3）：225-230.

曲继松，郭文忠，张丽娟，等，2010. 中间锦鸡儿秸秆粉作基质对西瓜幼苗生长发育及干物质积累的影响[J]. 农业工程学报，26（8）：291-295.

沈慧敏，郭鸿儒，黄高宝，2005. 不同植物对小麦、黄瓜和萝卜幼苗化感作用潜力的初步评价[J].

应用生态学报，16（4）：740-743.
施月红，谷文祥，1998. 生化他感作用研究中的生物测定方法[J]. 生态科学，17（1）：84-89.
王蓓，蔡靖，姜在民，等，2011. 核桃叶水浸液对四种作物的化感作用[J]. 干旱地区农业研究，29（4）：47-52.
王明道，陈红歌，刘新育，等，2009. 地黄对芝麻的化感作用及其化感物质的分离鉴定[J]. 植物生态学报，33（6）：1191-1198.
温学飞，魏耀锋，吕海军，等，2005. 宁夏柠条资源可持续利用的探讨[J]. 西北农业学报，14（5）：177-181.
吴秀华，胡庭兴，杨万勤，等，2012. 巨桉凋落叶分解对菊苣生长及光合特性的影响[J]. 应用生态学报，23（1）：1-8.
许桂芳，2008. PEG 胁迫对 2 种过路黄抗性生理生化指标的影响[J]. 草业学报，17（1）：66-70.
闫兴富，周云峰，杜茜，2011. 火炬树根和凋落叶水浸提液对小麦种子萌发的化感作用[J]. 种子，30（5）：17-20.
张凤云，瞿梅枝，贾彩霞，等，2005. 核桃鲜叶挥发油化感作用初步研究[J]. 西北林学院学报，20（2）：144-146.
张震，徐丽，马艳婷，等，2009. 喜旱莲子草组织水浸液对黑麦草种子和幼苗的化感效应[J]. 西北植物学报，29（1）：148-153.
张志良，翟伟菁，2002. 植物生理学实验指导[M]. 第 3 版. 北京：高等教育出版社：274-276.
赵勇，陈桢，王科举，等，2010. 泡桐、杨树叶水浸液对作物种子萌发的化感作用[J]. 农业工程学报，26（Supp.1）：400-405.
郑立龙，柴强，2011. 间作小麦、蚕豆的产量和竞争力对供水量和化感物质的响应[J]. 中国生态农业学报，19（4）：745-749.
周志红，骆世明，牟子平，1997. 番茄（*Lycopersicon*）的化感作用研究[J]. 应用生态学报，8（4）：445-449.

第 6 章 中间锦鸡儿和苜蓿的种间关系研究

6.1 中间锦鸡儿和苜蓿的邻域效应现象

荒漠草原处于半干旱与干旱区的边缘地带（Wang et al.，2011），是草原向荒漠过渡的一类十分脆弱的草原生态系统（马文文等，2014），是亚洲中部特有的、旱生性最强的草原类型（赵巴音那木拉等，2014），大气干燥，土壤含水量、土壤养分和有机质含量均较低，且受气候和人为干扰严重（Noy-Meir et al.，1979），因此，特殊的环境条件决定了该区的植被建设只能是以灌木和草本为主（Li F et al.，2011）。

锦鸡儿属（*Caragana* Fabr.）植物能够长期适应干旱的环境条件，具有广泛的适应性和很强的抗逆性（Huang et al.，2013），它具有抗旱、抗寒、耐热、耐沙埋等特性，防风固沙及保持水土的能力强（周海燕等，2005），其根系的固氮作用能给周围植物提供丰富的氮素，可以使其周围牧草生长良好，还有利于流动沙地的固定和草地生态系统的恢复（Li et al.，2012），在我国“三北”地区广泛分布（曲继松等，2010）。据统计，内蒙古、陕西、山西、甘肃、新疆、宁夏等省（区）建植面积至少在 $1.33\times10^6\,hm^2$ 以上，宁夏天然锦鸡儿植物为 $2.62\times10^4\,hm^2$（温学飞等，2005），在盐池县荒漠草原区种植有大面积人工林，用于防风固沙和草地生态系统的恢复，2010 年锦鸡儿人工林面积达到 $1.50\times10^5\,hm^2$，占该县林木面积的 60%

（宋乃平等，2012）。

但生态恢复片面强调生态效益而忽视广大农民的经济收益是不合理的，在生态环境建设的同时创造更大的经济效益，是荒漠草原区植被恢复与建设的目标和任务（Sui et al.，2007），因此，选择和推行生态效益和经济效益皆优的建设模式已成为当务之急。灌草复合系统的提出无异于为缓解环境与发展间的矛盾，解决灌草争地，提高土地利用效率等问题提供了一种新的思路和理念（Laura et al.，2012）。合理的复合经营是一种高效的土地利用方式，能获得比单一土地利用方式更多更好的经济效益、生态效益和社会效益，具有组分结构配置合理、资源利用率高、土地生产力高、利于生态环境稳定等特点。有研究发现，锦鸡儿人工林带间补播优良牧草（Peng et al.，2013）和当地牧草品种（刘任涛等，2013）的灌草结合型人工草地建设，是恢复自然植被和改善生态环境的有效途径；锦鸡儿与杨树混交，树高生长量可提高 46.5%～114%，胸径生长量可提高 44.4%～132.7%（王志敏等，2002），可迅速恢复退耕地和沙化草场的生态环境（蔡继锟等，2002）；营造锦鸡儿防风带，农作物单产比对照成倍增长，粮食产量可提高 3 000 kg/hm^2，间种胡麻单产可达 960 kg/hm^2（赵继林等，1999）；锦鸡儿饲料林密度达 3 000 株/hm^{2}时，生物量高于草甸草原，产草量是山地草原的 3 倍，饲料利用率和营养价值高于禾本科的混合牧草（杨恒华等，1996）；每公顷水地平均有 8.25 hm^2 锦鸡儿作绿肥基地，可使粮食平均产量突破 7 500 kg/hm^2（牛西午，1999）；在黄土丘陵退化草场补播中间锦鸡儿，能有效促进草地植被恢复，产草量比改良前提高 1.40～5.18 倍（关秀琦等，1994）。

紫花苜蓿（*Medicago sative*）是豆科苜蓿属多年生草本植物（Colas et al.，2013），主要分布于我国北方地区及南北气候过渡地区，具有一定的耐阴性（Lin et al.，1999），是我国栽培历史悠久、分布面积较广的多年生深根系优质牧草，具有适应性广、产量高、蛋白质丰富、适口性好等特点（Li et al.，2007）。旱地苜蓿草畜转化纯收入可达 3 750 元/hm^2（高婷等，2013），是增加农民收入、促进草畜产业发展、保障经济持续发展的重要途径（Fayez R，2007）。同时，种植苜蓿可以遏制土壤沙化、防风固沙、改善生态环境（Cao et al.，2011）。近年来，随着我国林产业的快速发展，紫花苜蓿已成为林间种植的主要优质牧草种（覃凤飞等，2012）。

但苜蓿具有明显的他感作用（Salama et al.，2011）和较强的自毒性（Chon et al.，2002），其合理的搭配种植方式逐渐成为人们关注的焦点。常与苜蓿搭配种植的植物有玉米、水稻、芥菜、枣树、小麦及燕麦等（李新博等，2009；Edmar et al.，2011；聂胜委等，2011）。

为充分利用大面积种植的中间锦鸡儿（*C. intermedia*）的带距（6～24 m），增加牲畜的饲草料，增加经济收益，2003 年在宁夏荒漠草原区有大面积的紫花苜蓿复合建植于林带内，而这种灌草复合种植模式在我国北方许多地区已经成为一种重要的植被建设模式。但植被建设中仍存在成活率低、保存率低等问题（陈林等，2014），因此，有研究建议应关注中间锦鸡儿对周围其他植物的生长与分布是否产生影响（张强，2005）。目前，关于中间锦鸡儿和紫花苜蓿人工复合系统方面的研究相对较少，其种间相互关系尚不明确，两者的种间作用机制值得予以研究。

植物生态系统中共同生长的植物之间，除了对光照、水分、养分、生存空间等因子的竞争，还存在通过分泌化学物质而影响自身或其他有机体（包括植物、微生物和动物受体）生长发育的化学生态学现象，即化感作用（Allelopathy）（Rice，1984）。这种作用或是相互促进（相生），或是相互抑制（相克），在一定条件下可能上升到主导地位（Inderjit et al.，1999）。而这种分泌出的化学物质（Allelochemicals）是植物在生长发育过程中，通过茎叶挥发、淋溶、根系分泌以及植物残体腐解等途径向自然环境中释放的次生代谢产物，也是植物之间争夺阳光、水分和营养资源的主要化学武器（Bais et al.，2003）。化感作用广泛存在于自然界中（Jones et al.，2013），在植物间较为普遍（Went，1973），辣椒对核桃叶化感物质最为敏感，故辣椒不能和核桃树栽植在一起（王蓓等，2011）；地黄茬种植芝麻会造成芝麻严重减产（王明道等，2009）；番茄根分泌物及其植株挥发物对黄瓜生长有很明显的化感抑制作用（周志红等，1997）；小麦间作蚕豆其生物产量和经济产量较单作显著提高（郑立龙等，2011）等。

随着对化感作用方式及机理研究的不断深入，化感作用在生产实践上的应用也越来越清晰（高东等，2010）。对植物间化感作用研究已成为现代复合系统建植研究的核心内容之一，也是设计复合经营模式时考虑的中心问题（Mahall et al.，1991），为经营种间关系协调的高产、高效和稳定的复合系统提供理论依据，为物种选择和配置提供理论指导。人工建植的复合系统中，中间锦鸡儿是否会对紫花苜蓿的生长产生影响，将直接关系到这种灌草复合系统结构的稳定性，及其生态效益和经济效益是否能够得到正常发挥。目前，关于中间锦鸡儿和紫花苜蓿间存在的生物化学相互作用的研究较少；中间锦鸡儿和紫花苜蓿竞争过程中是否有化感作用，哪些物质起到化感作用的研究也较少。而且随着两种多年生豆科植物的生长，土壤中氮素水平很可能有较大差异，因此在不同土壤营养条件下，锦鸡儿与紫花苜蓿竞争共存时，其化感作用和资源竞争能力如何尚没有相关研究。

综上所述，本项目拟以宁夏荒漠草原区人工建植的中间锦鸡儿和紫花苜蓿为研究对象，通过运用化学生态学、植物生态学和农业生态学的理论和方法，分析人工建植灌草复合系统种间的化感作用，辨识其化感物质，揭示化感作用和资源竞争效应，以期为荒漠草原区建植人工复合系统及草原的可持续利用提供理论依据和实践指导。

6.1.1 野外调查及采样

样地选于宁夏回族自治区吴忠市盐池县四敦子村建植 10 年的中间锦鸡儿—苜蓿人工间作草地封育围栏内。中间锦鸡儿—苜蓿人工复合灌草地以中间锦鸡儿带与苜蓿带相间种植，其中中间锦鸡儿带为三行，苜蓿带为多行，见图 6-1。

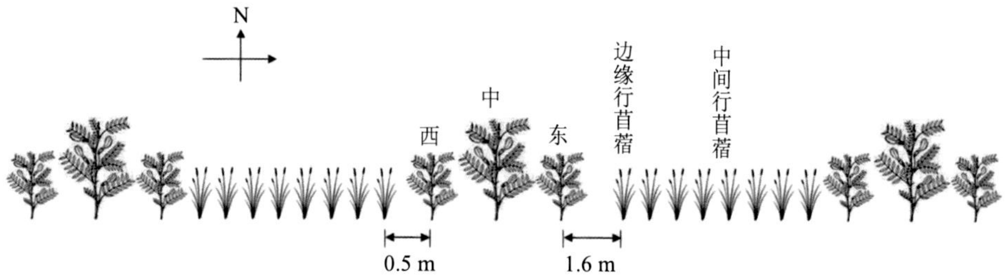

图 6-1 中间锦鸡儿—苜蓿复合灌草地示意图

植被调查：在中间锦鸡儿—苜蓿复合灌草地分别垂直于中间锦鸡儿行设置 3 条样线。沿样线分别在西侧中间锦鸡儿—苜蓿过渡带、中间锦鸡儿灌丛下、东侧中间锦鸡儿—苜蓿过渡带以及苜蓿行中四处设置 1 m×1 m 的样方，对灌草复合系统行带间植草被进行调查。

土壤养分含量测定：对应植被调查的每一样方取土，深度 0～60 cm，每 20 cm 一层，共 3 层。带回实验室烘干，测其养分含量。

中间锦鸡儿生长状况调查及养分含量测定：在中间锦鸡儿—苜蓿复合灌草地中间锦鸡儿行带内取样，东、中、西三行中间锦鸡儿中各选取 5 株，现场测量其株高、冠幅，将中间锦鸡儿齐地面刈割，计数分枝数，并测量基茎粗，将收割的中间锦鸡儿包装、编号，带回实验室烘干称其干重。从每株中间锦鸡儿中分出叶、新枝及老枝，测其 C、N、P 含量。采集中间锦鸡儿根、茎、叶不同器官，以备用于化感测定试验。

苜蓿生长状况调查及养分含量测定：在苜蓿行带内，沿苜蓿行分别对边缘苜蓿和中间苜蓿各设置 7 条 5 m 长样线，在每一条样线内计数苜蓿株数及每株分枝数，并测量株高。在边缘行及中间行各随机选取 5 株苜蓿，包装、编号，带回实验室烘干称重，测其 C、N、P 含量。采集苜蓿根、茎叶以备用于化感测定试验。

6.1.2 邻域效应对中间锦鸡儿的影响

6.1.2.1 中间锦鸡儿形态特征及地上生物量

从图 6-2 可以看出，不同空间位置的中间锦鸡儿其冠幅、株高、分枝数、基茎以及地上生物量存在差异。总体趋势为中间行中间锦鸡儿＞东侧中间锦鸡儿＞西侧中间锦鸡儿。其中以株高和地上生物量最为明显，三行中间锦鸡儿间差异均达到著性水平（$P<0.05$）。对于中间锦鸡儿冠幅，只有中间行与西侧的中间锦鸡儿差异达到著性水平（$P<0.05$）。中间行中间锦鸡儿分枝数与两侧中间锦鸡儿分枝数均达到差异显著水平（$P<0.05$）；而东西两侧中间锦鸡儿之间，分枝数差异不显著（$P>0.05$）。对于基茎，中间行中间锦鸡儿与东侧中间锦鸡儿差异不明显（$P>0.05$），而这两者同时与西侧中间锦鸡儿达到差异显著水平（$P<0.05$）。

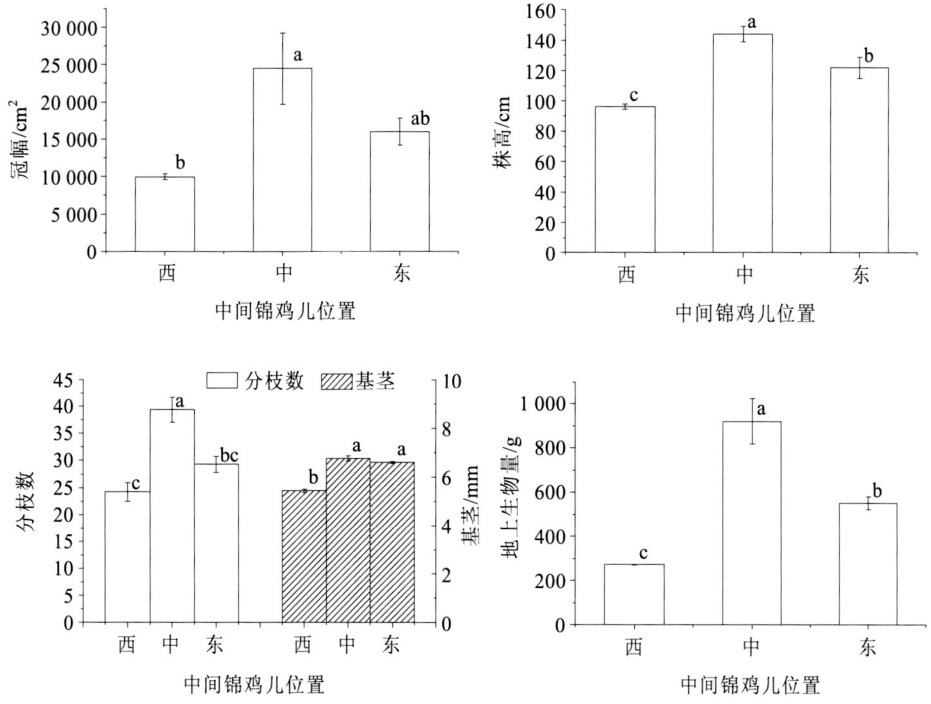

图 6-2　中间锦鸡儿生长状况及地上生物量

6.1.2.2　中间锦鸡儿氮磷化学计量特征

从表 6-1 可以看出，三种不同空间位置的中间锦鸡儿碳含量为老枝最高，叶最低，新枝居于中间水平。不同空间位置间叶片碳含量高低顺序为东侧中间锦鸡儿＞中间中间锦鸡儿＞西侧中间锦鸡儿，且东侧与西侧中间锦鸡儿间叶片碳含量差异达显著水平（$P<0.05$）。新枝与老枝的碳含量为中间行中间锦鸡儿最高，西侧中间锦鸡儿最低，东侧中间锦鸡儿居于二者之间；且中间与西侧中间锦鸡儿间差异显著（$P<0.05$）。叶、新枝及老枝三个部位的碳含量均以西侧中间锦鸡儿最低。

表 6-1　不同空间位置对中间锦鸡儿养分含量的影响

中间锦鸡儿部位		叶	新枝	老枝
C/%	西侧	44.61±0.36b	45.75±0.17b	46.62±0.22b
	中间	45.57±0.38ab	46.55±0.22a	47.29±0.15a
	东侧	46.09±0.20a	46.26±0.23ab	47.03±0.17ab
N/%	西侧	3.07±0.12a	2.68±0.13a	1.63±0.11a
	中间	3.12±0.09a	2.73±0.09a	1.69±0.09a
	东侧	3.29±0.05a	2.74±0.08a	1.73±0.10a
P/%	西侧	0.110 1±0.008 1a	0.100 7±0.005 6a	0.063 2±0.001 2a
	中间	0.096 6±0.008 4a	0.082 9±0.007 2b	0.050 5±0.005 1b
	东侧	0.098 4±0.003 2a	0.082 4±0.002 0b	0.047 7±0.001 7b
C/N	西侧	14.61±0.52a	17.22±0.89a	29.21±2.31a
	中间	14.66±0.36a	17.11±0.60a	28.37±1.60a
	东侧	14.01±0.16a	16.95±0.49a	27.49±1.61a

注：同列数据后不同字母表示中间锦鸡儿同一部位在不同空间位置上差异显著（$P<0.05$）。

中间锦鸡儿不同部位的氮含量，叶高于新枝，新枝高于老枝。不同空间位置的中间锦鸡儿，叶、新枝、老枝中氮素含量，均为东侧中间锦鸡儿>中间中间锦鸡儿>西侧中间锦鸡儿，但不同空间位置间差异并不显著（$P>0.05$）。

中间锦鸡儿叶片的磷含量高于新枝，老枝的磷含量最低。从中间锦鸡儿空间位置来看，叶片中磷含量为西侧中间锦鸡儿>东侧中间锦鸡儿>中间中间锦鸡儿，但三者之间差异不显著（$P>0.05$）。对于新枝和老枝中的磷含量，均为西侧中间锦鸡儿最高，中间中间锦鸡儿次之，东侧中间锦鸡儿最低；西侧中间锦鸡儿分别与中间及东侧中间锦鸡儿达到差异显著水平（$P<0.05$），中间与东侧中间锦鸡儿间差异不明显（$P>0.05$）。

中间锦鸡儿的碳氮比值，老枝高于新枝，新枝高于叶。不同空间位置中间锦鸡儿叶的碳氮比以中间中间锦鸡儿最大，新枝和老枝均为西侧中间锦鸡儿最大；叶、新枝、老枝均以东侧中间锦鸡儿碳氮比最小。但不同空间位置中间锦鸡儿的碳氮比差异均不显著（$P>0.05$）。

6.1.3 邻域效应对苜蓿的生长状况

从表 6-2 可以看出，与中间锦鸡儿临接的边缘行苜蓿样线总株数少于非与中间锦鸡儿临接的中间行苜蓿，且两者之间差异显著（$P<0.05$）。样线中苜蓿的平均株高与平均分枝数均为边缘行苜蓿略高于中间行苜蓿，但差异并不显著（$P>0.05$）。

表 6-2 不同空间位置对苜蓿生长状况的影响

项目	边缘苜蓿		中间苜蓿		$\|t\|$	$t_{0.05}$	$t_{0.01}$	结果
	平均值	标准差	平均值	标准差				
样线株数	7.81	1.82	9.86	0.88	2.675	2.179	3.055	差异显著
平均株高/cm	36.41	5.25	33.21	5.63	1.101			差异不显著
平均分枝数	20.74	7.56	17.46	6.53	0.866			差异不显著

6.1.4 邻域效应对苜蓿氮磷化学计量特征

从表 6-3 可以看出，不同空间位置的苜蓿碳、氮、磷含量存在明显差异，均为边缘行苜蓿高于中间行，且都达到极显著差异水平（$P<0.01$）。对于 C/N 则是中间行苜蓿极显著的高于边缘行苜蓿（$P<0.01$）。

表 6-3 不同空间位置对苜蓿养分含量的影响

项目	边缘苜蓿		中间苜蓿		$\|t\|$	$t_{0.05}$	$t_{0.01}$	结果
	平均值	标准差	平均值	标准差				
C/%	45.15	0.057 3	44.98	0.043 9	5.266	2.036	3.355	差异极显著
N/%	2.58	0.018 7	2.33	0.013 4	24.671			差异极显著
P/%	0.145 84	0.001 031	0.099 3	0.000 055	100.707			差异极显著
C/N	17.49	0.153 2	19.33	0.098 4	22.573			差异极显著

6.1.5 邻域效应对植被分布的影响

从表 6-4 可以看出，中间锦鸡儿—苜蓿带状复合系统中，以苜蓿行带植被覆盖度最大，灌丛下植被覆盖度最低，过渡带居中。而物种数则以过渡带最多，苜蓿行带间最少，中间锦鸡儿灌丛下居中。且由表 6-4 可知，铁杆蒿作为主要优势物种在四种空间位置均有出现，两过渡带主要优势物种相同，除铁杆蒿外，还有本氏针茅、胡枝子，在中间锦鸡儿灌丛下主要分布了本氏针茅和棉蓬，苜蓿行带间则还有胡枝子和阿尔泰狗娃花。

表 6-4　不同空间位置植被分布状况

空间位置	植被盖度/%	物种数	主要优势种	重要值
西侧过渡带	17.5	12	胡枝子；铁杆蒿；本氏针茅	11.09；9.77；9.26
灌丛下	7.75	10	针茅；棉蓬；铁杆蒿	26.92；15.68；12.21
东侧过渡带	12.5	11	胡枝子；针茅；铁杆蒿	29.90；20.54；13.48
苜蓿行中	30	8	铁杆蒿；胡枝子；阿尔泰狗娃花	21.60；18.49；18.44

6.1.6　邻域效应对土壤养分的影响

从表 6-5 可以看出，0～20 cm、20～40 cm、40～60 cm 三个土层的土壤有机碳、全氮、碱解氮以及速效磷含量基本随土层深度的增加而减小。C/N 随土层深度的增加而增大。0～20 cm 和 20～40 cm 两个土层的有机碳含量在四种空间位置间差异不显著；在 40～60 cm 土层仅西侧过渡带显著高于东侧过渡带（$P<0.05$），其他位置间差异不显著。全氮含量在 0～20 cm 土层从高到低排序为西侧过渡带＞苜蓿行中＞灌丛下＞东侧过渡带；20～40 cm 及 40～60 cm 土层的全氮含量在四种空间上差异不显著。C/N 值在 0～20 cm 土层的四种空间位置上无显著差异；在 20～40 cm 土层，西侧过渡带的 C/N 值显著低于其他三个位置（$P<0.05$）；在 40～60 cm 土层，C/N 值以苜蓿行中最大，灌丛下最小，两过渡带居中，且苜蓿行中和西侧过渡带分别与灌丛下达差异显著水平（$P<0.05$）。碱解氮含量在 0～20 cm 土层，四种空间位置间不存在显著差异；在 20～40 cm 和 40～60 cm 土层，碱解氮含量均以灌丛下最大，苜蓿行中最小，两过渡带居中，东西两侧过渡带间不存在显著差异。速效磷含量在 0～20 cm 土层的不同空间位置上仅灌丛下显著高于苜蓿行中，其他各位置间差异不显著。20～40 cm 土层东西两侧过渡带及灌丛下速效磷的含量差异不显著，三者的速效磷含量分别显著高于苜蓿行中（$P<0.05$）。

40～60 cm 土层，东西两侧过渡带的速效磷含量相同，且最高，灌丛下次之，苜蓿行中最低。

表 6-5 不同空间位置土壤养分状况

土层	空间位置	有机碳/%	全氮/%	C/N	碱解氮/（mg/kg）	速效磷/（mg/kg）
0～20 cm	过渡带西	1.23±0.02a	0.060 0±0.000 0a	21.40±0.55a	40.32±9.73a	3.70±0.30ab
	灌丛下	1.13±0.05a	0.052 5±0.002 5bc	23.11±1.12a	38.05±3.90a	3.95±0.45a
	过渡带东	1.12±0.06a	0.050 0±0.000 0 c	22.45±0.61a	46.00±3.38a	3.10±0.10ab
	苜蓿行中	1.18±0.03a	0.057 5±0.000 25ab	21.80±0.60a	38.92±1.16a	2.50±0.30b
20～40 cm	过渡带西	1.01±0.03a	0.040 0±0.000 0a	23.27±0.80b	31.31±5.51ab	2.80±0.40a
	灌丛下	1.04±0.06a	0.042 5±0.002 5a	26.44±1.19a	39.62±0.88a	2.60±0.20a
	过渡带东	1.07±0.05a	0.040 0±0.000 0a	26.30±0.83a	29.30±2.27b	2.50±0.10a
	苜蓿行中	1.13±0.03a	0.040 0±0.000 0a	28.55±0.69a	25.45±0.73b	1.60±0.00b
40～60 cm	过渡带西	1.17±0.06a	0.030 0±0.000 0a	37.96±0.51a	20.38±1.02ab	2.40±0.20a
	灌丛下	1.06±0.05ab	0.032 5±0.002 5a	33.08±1.48b	27.33±3.27a	2.10±0.20ab
	过渡带东	1.01±0.04b	0.030 0±0.000 0a	36.10±0.77ab	25.19±5.35a	2.40±0.20a
	苜蓿行中	1.08±0.01ab	0.027 5±0.002 5a	38.60±1.55a	13.12±1.86b	1.50±0.10b

注：同列数据后不同字母表示中间锦鸡儿在同一土层不同空间位置上差异显著（$P<0.05$）。

6.1.7 讨论与小结

在中间锦鸡儿—苜蓿灌草带状复合系统中，冠幅、株高、分枝数、基茎以及地上生物量均以中间锦鸡儿带（三行）的中间行最高，说明苜蓿对中间锦鸡儿的生长有影响；而东西两侧的中间锦鸡儿则以东侧较高，东侧中间锦鸡儿行距离苜蓿 1.6 m，西侧中间锦鸡儿行距离苜蓿 0.5 m，说明苜蓿对中间锦鸡儿生长的影响存在距离效应，距离苜蓿越近对中间锦鸡儿生长产生的影响越大。复合系统中，与中间锦鸡儿带临接的边缘苜蓿行样线株数显著小于苜蓿带中间行，虽然边缘行苜蓿的平均株高及平均分枝数略高于中间行苜蓿，但差异不显著。中间锦鸡儿制约了临近苜蓿存活的数量，使得边缘苜蓿密度减小，可能是由于中间锦鸡儿与苜蓿争夺水分，水分的竞争导致苜蓿出现自疏现象（谢开云等，2013），也因此使得边缘苜蓿平均株高及平均分枝数较中间苜蓿略高。

有机碳及全氮以表层土壤中含量最多，有机碳含量各空间位置间差异不太大；中间锦鸡儿灌丛下土壤速效氮含量较高，苜蓿行中土壤速效氮含量较低；灌丛下和两侧过渡带土壤速效磷含量相对较高，苜蓿行中土壤速效磷含量较低。土壤碳氮比值随土层深度的增加而增大，且碳氮比值均在 20 以上，40～60 cm 的土层碳氮比值达 30 以上。土壤碳氮比与土壤肥力密切相关，土壤中有机碳越多，微生物量越多（王利利等，2013），微生物是土壤养分转化和循环的动力。C/N 比较大时，氮的缺乏限制了微生物的生长，不利于氮素矿化（路翔，2012）。有报道指出（李小涵，2008），C/N＞30 时，易分解的有机物丰富，矿质氮的固持速率大于有机氮的矿化作用，表现为矿质氮的净生物固持；随着有机物的消耗，当 C/N 在 20～30 时，矿质氮的生物固持速率与有机氮的矿化速率相同当，两种作用结果相平衡。

中间锦鸡儿叶片中碳含量为东侧中间锦鸡儿略高于中间中间锦鸡儿，中间中间锦鸡儿又略高于西侧中间锦鸡儿，而东侧与西侧中间锦鸡儿间叶片碳含量差异达显著水平（$P<0.05$），这可能是因为中间锦鸡儿与苜蓿及自身间的距离所致。中间锦鸡儿行间距为 1.5 m，而东侧中间锦鸡儿距离苜蓿为 1.6 m，距离中间的中间锦鸡儿 1.5 m；而西侧中间锦鸡儿距离苜蓿 0.5 m，距离中间的中间锦鸡儿 1.5 m。所以相对而言，东侧中间锦鸡儿密度最小，中间的中间锦鸡儿次之，西侧中间锦鸡儿最大，而中间锦鸡儿叶为当年生器官，其有机物的积累易受密度效应的影响。新枝与老枝碳含量都为中间行中间锦鸡儿略高于东侧中间锦鸡儿，东侧中间锦鸡儿略高于西侧中间锦鸡儿，中间与西侧中间锦鸡儿间差异显著（$P<0.05$）。新枝与老枝均为多年生器官，其有机物为多年积累所成，苜蓿对中间锦鸡儿茎中有机物的常年积累产生影响，且距离苜蓿越近，影响越大。中间锦鸡儿叶、新枝、老枝三个部位的有机碳含量均以西侧中间锦鸡儿最低，这是由于西侧中间锦鸡儿与苜蓿之间较近的距离，导致西侧中间锦鸡儿与苜蓿之间强烈的竞争作用，从而使得西侧中间锦鸡儿积累有机物的能力降低。不同空间位置中间锦鸡儿的氮素含量没有太大变化。而磷含量以西侧中间锦鸡儿相对较高，中间行中间锦鸡儿与东侧中间锦鸡儿之间差异不显著。虽然竞争使得西侧中间锦鸡儿积累的有机物减少，但西侧中间锦鸡儿积累的磷素相对含量增大。边缘行苜蓿的碳、氮、磷含量极显著的高于中间行苜蓿，说明边缘行苜蓿与中间锦鸡儿相邻，中间锦鸡儿灌丛所形

成的林下小气候，有利于苜蓿优良品质的形成；另外与中间锦鸡儿的竞争使得边缘行苜蓿密度降低的同时，苜蓿自身之间的竞争减小，从而苜蓿个体能获得相对较多的资源。不同空间位置中间锦鸡儿的碳氮比差异不明显，但东侧中间锦鸡儿均略低于中间和西侧中间锦鸡儿。植物体内 C/N 体现植物的营养利用效率，是植物生命过程的重要维持者和调节者（刘颖等，2008）。

物种组成是形成群落的基础，是群落的一项重要特征。过渡带下物种数最多，说明过渡带这一相对复杂的环境有利于物种多样性，物种之间相互适应使得它们最大限度地利用环境资源。虽然苜蓿行中植被盖度较大，但物种数最少，说明相对均一的环境条件不利于物种多样性的形成。灌草复合系统中中间锦鸡儿—苜蓿间作使群落的内部环境复杂化，物种间相互作用，为新物种的出现提供了有利条件（韩天丰等，2009）。

6.2 中间锦鸡儿不同器官水浸提液对苜蓿种子萌发的影响

化感作用（Allelopathy）是指自然界的植物（包括微生物）通过根系分泌、茎叶挥发、雨水淋溶或残体分解等途径向周围环境释放化学物质，从而抑制或促进周围其他植物（或微生物）生长发育的现象（Bais H P et al.，2003；彭少麟等，2001；孔垂华，1998）。近年来，化感作用的研究逐渐受到世界各国生态学家的重视，但目前主要是集中在农田杂草防除、作物轮作、森林混交选种等方面，而对于灌草复合系统的化感作用研究较少（陈林等，2013；李玉占等，2004；李志华等，2002）。

中间锦鸡儿（*Caragana intermedia*）属豆科锦鸡儿属灌木类植物，主要分布在黄土高原和西北荒漠地区，具有抗旱、抗寒、耐热、耐沙埋等特性，防风固沙及保持水土的能力强（周海燕，2005）；同时又是优质的灌木饲料植物资源，具有较高的生态经济价值，在我国北方农牧交错带得到极大的推广应用（闫志坚等，2006）。建植灌木林时，锦鸡儿对周围其他植物的生长与分布是否产生影响，是目前应关注的问题（贺山峰等，2007；李政海和鲍雅静，2000）。因此了解中间锦鸡儿种群与群落中其他植物种间关系具有重要意义。该研究选用中间锦鸡儿不同器官，研究其水浸提液对苜蓿种子萌发和幼苗生长的影响，探讨中间锦鸡儿各器官不同浓度水浸提液与苜蓿生长的关系，以期为营造锦鸡儿—苜蓿人工复合系统提供理论依据。

6.2.1 材料与方法

6.2.1.1 试验材料

供体植物中间锦鸡儿在 2013 年 8 月初采集于宁夏盐池县皖记沟行政村建植 10 年的围栏封育区内。受体苜蓿种子购买于宁夏盐池县金林草业有限公司。

6.2.1.2 中间锦鸡儿不同器官水浸提液的制备

将中间锦鸡儿的根、茎、叶分别洗净，阴干，剪成小段，用粉碎机粉碎过 60 目筛。称取各供试器官 10 g 粉末，加 100 mL 蒸馏水，在室温下浸泡 48 h 后，先用纱布过滤后，再用滤纸过滤，得到浓度为 100 mg/mL 的不同器官浸提液母液（张强，2005.），再将母液稀释成 0.5 mg/mL、1.0 mg/mL、5.0 mg/mL、10.0 mg/mL 和 25.0 mg/mL 的浸提液。存于 4℃冰箱，备用。

6.2.1.3 苜蓿种子发芽试验

将苜蓿种子用 1 g/L 的 $KMnO_4$溶液消毒 15 min 后，取出用蒸馏水反复冲洗 5～6 次，直至高锰酸钾完全清除（张汝等，2010）。在消毒并烘干的培养皿中铺 2 层滤纸，取根（R_1、R_2、R_3、R_4、R_5）、茎（S_1、S_2、S_3、S_4、S_5）、叶（L_1、L_2、L_3、L_4、L_5）及不同浓度的中间锦鸡儿浸提液 7 mL 分别注入培养皿，每皿放 30 粒苜蓿种子（吕笃康等，2012）。以蒸馏水为对照（CK），每处理重复 3 次。在人工气候箱中恒温 25℃光照 12 h 培养（曹璞，2009），每天记录各处理的发芽种子数（以胚根冲破种皮为发芽标准），并适量补充蒸馏水或培养液保湿，直到种子不再萌发时结束。

6.2.1.4 苜蓿幼苗生长的测定

苜蓿种子发芽试验结束后，同一浓度处理下每皿随机选取 5 株正常苗测定胚根长、胚轴长、胚轴粗，幼苗的高度、鲜重及干重。各取其平均值。

6.2.1.5 数据统计分析

发芽试验结束后计算发芽率和发芽指数。计算公式为

$$\text{发芽率} = \text{发芽种子数}/\text{供试种子总数}\times 100\%$$

$$\text{发芽指数}（G_i）= \sum（G_t/D_t）$$

式中，G_t为第 t 天的发芽数；D_t为相应的发芽天数。

采用化感作用响应指数（response index，RI）度量化感作用的类型和强度（吴秀华等，2012），计算公式为当 $T \geqslant C$，$RI = 1 - C/T$；当 $T < C$，$RI = T/C - 1$。其中 C 为对照值；T 为处理值。RI<0 为抑制作用，RI>0 为促进作用，绝对值的大小与化感作用强度一致。

试验数据均采用 Excel 2003 和 SPSS 17.00 软件进行分析。采用单因素方差分析（one-way ANOVA）和最小显著差异法（LSD）比较处理组间的差异，显著性水平设定为 0.05。

6.2.2 结果与分析

6.2.2.1 对苜蓿种子萌发的影响

从表 6-6 可以看出，中间锦鸡儿各器官水浸提液处理的苜蓿种子平均发芽率分别为根（64.89%）>叶（62.22%）>茎（61.33%），三种器官低浓度水浸提液处理的苜蓿种子发芽率均高于对照，且均是 1.0 mg/mL 浓度的浸提液促进作用最大。R_2处理比对照提高了 14%，S_2处理比对照提高了 10%，L_2处理比对照提高了 24%，其中 R_2、L_2处理与对照之间的差异达到显著水平（$P<0.05$）。三种器官高浓度的浸提液均对苜蓿种子萌发有抑制作用，且随浸提液浓度的增大，抑制作用增强。

各处理中仅根 C_1浓度、根 C_2浓度、叶 C_2浓度的发芽指数分别提高 5%、3%、12%，其他处理的发芽指数均低于对照，且发芽指数基本上随浸提液浓度的增大而减小。

中间锦鸡儿不同器官水浸提液对苜蓿种子萌发的影响表现为“低促高抑”。

表 6-6 不同水浸提液对苜蓿种子萌发的化感效应

处理	发芽率/%	化感作用响应指数 RI	发芽指数	化感作用响应指数 RI
CK	64.44±1.11b	—	29.03±0.59ab	—
R_1	67.78±2.22ab	0.05	30.60±1.08a	0.05
R_2	73.33±1.93a	0.12	29.93±0.48ab	0.03

处理	发芽率/%	化感作用响应指数 RI	发芽指数	化感作用响应指数 RI
R_3	67.78±1.11ab	0.05	28.37±0.19b	−0.02
R_4	62.22±2.22b	−0.03	24.40±0.29c	−0.16
R_5	53.33±1.93c	−0.17	22.20±1.01d	−0.24
CK	64.44±1.11a	—	29.03±0.59a	—
S_1	65.56±2.94a	0.02	23.56±1.87b	−0.19
S_2	71.11±2.22a	0.09	28.65±1.90ab	−0.01
S_3	66.66±3.33a	0.03	27.64±2.34ab	−0.05
S_4	55.56±1.11b	−0.14	24.63±1.72ab	−0.15
S_5	47.78±1.11c	−0.26	18.20±0.91c	−0.37
CK	64.44±1.11b	—	29.03±0.59b	—
L_1	64.45±2.22b	0.00	26.03±0.77b	−0.10
L_2	80.00±1.92a	0.19	32.55±0.35a	0.11
L_3	58.89±4.44b	−0.09	21.89±1.29c	−0.25
L_4	57.78±2.94bc	−0.10	20.55±1.76c	−0.29
L_5	50.00±3.33c	−0.22	12.09±1.20d	−0.58

注：同列数据后不同字母表示同一器官水浸提液处理间差异显著（$P<0.05$）。下同。

6.2.2.2 对苜蓿种子胚根、胚轴的影响

从表 6-7 可以看出，根与茎浸提液处理的苜蓿种子胚根长均高于对照，且随浸提液浓度的增大，促进作用先增强后减弱，当浓度为 1.0 mg/mL 时 2 种浸提液的促进作用最大，并且都达到了显著水平（$P<0.05$）。低浓度的 L_1 与 L_2 处理对苜蓿种子胚根的生长有促进作用，随浓度的增大转为抑制作用，且浓度越大，抑制作用越强，5.0 mg/mL、10.0 mg/mL 和 25.0 mg/mL 浓度处理分别比对照降低 37%、50%和 61%（$P<0.05$）。

R_4、L_1 和 L_2 浓度处理的苜蓿种子胚轴长高于对照，中间锦鸡儿各器官浸提液其他处理抑制苜蓿种子胚轴的生长。根浸提液随浓度增加，抑制作用有减弱的趋势；茎浸提液的中间浓度抑制作用最强，S_3 处理比对照降低了 51%；叶浸提液随浓度增加，胚轴发育较差。根浸提液处理的苜蓿种子胚轴粗均低于对照，低浓度的茎浸提液处理的苜蓿种子胚轴粗低于对照，随浓度增大，抑制作用消失，转为促进作用。与对照相比，根茎浸提液对胚轴粗的影响都差异不显著。叶浸提液对胚轴粗有促进作用，随浓度增大，促进作用减弱。

表 6-7 不同水浸提液对苜蓿种子胚根、胚轴生长的化感效应

处理	胚根长/mm	化感作用响应指数 RI	胚轴长/mm	化感作用响应指数 RI	胚轴粗/mm	化感作用响应指数 RI
CK	24.31±2.20d	—	22.19±1.35ab	—	0.67±0.03a	—
R_1	46.03±3.20b	0.47	20.02±1.36b	−0.10	0.61±0.11a	−0.09
R_2	53.63±3.87ab	0.55	20.14±0.96b	−0.09	0.63±0.06a	−0.06
R_3	58.91±5.06a	0.59	20.94±1.09ab	−0.06	0.64±0.01a	−0.04
R_4	43.22±3.75bc	0.44	23.38±0.36a	0.05	0.60±0.01a	−0.10
R_5	34.12±1.26cd	0.29	21.72±0.52ab	−0.02	0.64±0.01a	−0.04
CK	24.31±2.20d	—	22.19±1.35a	—	0.67±0.03a	—
S_1	25.37±1.00d	0.04	16.94±1.59b	−0.24	0.65±0.03a	−0.03
S_2	33.13±2.66bc	0.27	17.98±1.31ab	−0.19	0.66±0.02a	−0.01
S_3	44.14±2.78a	0.45	10.79±1.23c	−0.51	0.66±0.02a	−0.01
S_4	39.52±1.95ab	0.38	14.84±0.92bc	−0.33	0.67±0.02a	0.00
S_5	30.13±2.07cd	0.19	16.86±2.02b	−0.24	0.67±0.02a	0.01
CK	24.31±2.20b	—	22.19±1.35b	—	0.67±0.03c	—
L_1	43.26±1.80a	0.44	23.44±1.91b	0.05	0.78±0.02a	0.15
L_2	42.09±1.64a	0.42	30.15±1.23a	0.26	0.78±0.03ab	0.14
L_3	15.26±1.39c	−0.37	11.29±0.31c	−0.49	0.71±0.03abc	0.07
L_4	12.10±0.11cd	−0.50	13.61±2.30c	−0.39	0.68±0.03bc	0.02
L_5	9.36±0.37d	−0.61	12.10±0.91c	−0.45	0.68±0.05bc	0.02

6.2.2.3 对苜蓿幼苗生长的影响

从表 6-8 可以看出，根浸提液对苜蓿幼苗高均表现为促进作用，且促进作用随浸提液浓度增大先增加后减弱，R_3 处理的促进作用最强，比对照提高了 50%。S_1 与 S_5 处理的苜蓿种子幼苗高低于对照，但都不显著。茎浸提液其他浓度的处理促进幼苗的生长，但促进作用也都不显著。低浓度 L_1 和 L_2 处理的苜蓿种子，幼苗高显著高于对照（$P<0.05$），高浓度的叶浸提液抑制幼苗的生长，抑制作用随浓度增大而增强。

根、叶浸提液对苜蓿幼苗干重的影响也表现为低促高抑，茎浸提液对干重的影响则以促进作用为主。

表 6-8　不同水浸提液对苜蓿幼苗生长的化感效应

处理	苗高/cm	化感作用响应指数 RI	干重/g	化感作用响应指数 RI
CK	54.06±1.11d	—	0.001 8±0.000 2a	—
R_1	64.07±3.75c	0.16	0.001 8±0.000 2a	0.02
R_2	73.09±2.83ab	0.26	0.001 9±0.000 1a	0.04
R_3	81.02±2.94a	0.33	0.001 9±0.000 1a	0.04
R_4	66.17±3.22bc	0.18	0.001 7±0.000 0a	−0.04
R_5	55.41±1.78d	0.02	0.001 6±0.000 1a	−0.11
CK	54.06±1.12abc	—	0.001 8±0.000 2b	—
S_1	47.75±2.11c	−0.12	0.001 8±0.000 1b	−0.02
S_2	58.03±1.38ab	0.07	0.001 9±0.000 1ab	0.04
S_3	60.05±2.04ab	0.10	0.001 8±0.000 0ab	0.02
S_4	60.85±3.02a	0.11	0.001 8±0.000 0ab	0.02
S_5	53.03±4.17bc	−0.02	0.002 2±0.000 1a	0.17
CK	54.06±1.12b	—	0.001 8±0.000 2ab	—
L_1	66.68±2.80a	0.19	0.002 1±0.000 2a	0.14
L_2	71.79±2.39a	0.25	0.002 1±0.000 1a	0.14
L_3	26.81±1.47c	−0.50	0.001 4±0.000 0bc	−0.20
L_4	25.96±2.31c	−0.52	0.001 8±0.000 2ab	−0.02
L_5	21.91±1.39c	−0.59	0.001 2±0.000 0c	−0.35

6.2.3　结论与讨论

锦鸡儿不同器官水浸提液对苜蓿种子萌发和幼苗生长的影响可能不同（梁晓华等，2011），该研究也得出了相同的结论。根水浸提液处理对发芽指数有低促高抑的作用，而茎、叶水浸提液处理对发芽指数主要表现为抑制作用。这可能是由于植物不同器官向环境释放化感物质的种类和数量不同导致（梁婷婷等，2012）。

同一器官的水浸提液化感作用也因浓度而异。根、茎、叶三种器官水浸提液均为低浓度促进苜蓿种子萌发，高浓度抑制苜蓿种子萌发，这种低促高抑的化感效应与王冬梅等（2012）、梁静等（2011）的研究结果一致。只有当化感物质到达受体植物，并处在有效浓度范围时，才会对受体植物产生作用（孔垂华等，2004）。化感物质对种子萌发的影响主要是通过影响细胞膜透性、细胞分裂生长和分化、呼吸作用、蛋白质合成、基因表达、激素合成和平衡等造成的（杨期和等，2005），其对种子萌发的促进作用可能是由于酶活性提高，抑制作用可能是对萌发过程中所需的关键酶产生了抑制作用，或细胞膜遭到破坏（刘忠玲等，2011）。该研究中，中间锦鸡儿的根、茎水浸提液对苜蓿的胚根具有促进作用，对胚轴则具有抑制作用，而梁晓华等（2011）研究得出紫茎泽兰的根、茎水浸提液对小白菜胚根生长有明显的抑制作用，这可能是与选择的受体植物不同，化感作用表现的结果不同。低浓度（$C \leqslant 1.0$ mg/mL）叶水浸提液促进胚根、胚轴的伸长，中高浓度（$C \geqslant 10.0$ mg/mL）叶水浸提液抑制胚根、胚轴的伸长。化感物质主要通过影响激素的合成与分配，或改变细胞伸长和分裂而影响种子胚根、胚轴以及幼苗的生长（杨期和等，2005）。胚根的增长可以扩大其地下延伸范围，提高吸收水、肥的能力，从而快速生长。而胚轴的伸长受到抑制，降低了其吸收光照的能力，从而减弱了地上的竞争（郑丽等，2005）。因此化感作用是锦鸡儿—苜蓿人工间作草地系统正常发展的重要机制。有研究表明，植物种群内个体间会因密度增加而产生对空间和资源的竞争以及个体间的相互干扰，当密度增大时，植物生长状况会变差，生物量会下降（安慧等，2012；程杰等，2013）。而营造锦鸡儿—苜蓿人工间作草地系统，能避免单一锦鸡儿林因密度效应而造成的空间资源的浪费。锦鸡儿的分泌物能促进苜蓿地下部分的伸展而抑制地上部的生长，从而充分有效地利用了地下资源，而减弱地上部分与锦鸡儿的竞争。

综上所述，中间锦鸡儿对苜蓿存在明显的化感作用，为进一步确定种间化感作用，今后需对相关的化感物质进行鉴定（须海丽，2008），并对其作用机理进行研究。

参考文献

Bais H P，Vepachedu R，Gilroy S，et al.，2003. Allelopathy and exotic plant invasion：From molecules and genes to species interactions[J]. Science，301：1377-1380.

Cao C Y，Jiang S Y，Ying Z，et al.，2011. Spatial variability of soil nutrients and microbiological properties after the establishment of leguminous shrub *Caragana microphylla* Lam. plantation on sand dune in the Horqin Sandy Land of Northeast China[J]. Ecological Engineering，37（10）：1467-1475.

Chon S U，Choi S K，Jung S，et al.，2002. Effects of alfalfa leaf extracts and phenolic allelochemicals on early seedling growth and root morphology of alfalfa and barnyard grass[J]. Crop Protection，21（10）：1077-1082.

Colas D，Doumeng C，Pontalier P Y，et al.，2013. Twin-screw extrusion technology，an original solution for the extraction of proteins from alfalfa（*Medicago sativa*）[J]. Food and Bioproducts Processing，91（2）：175-182.

Edmar I T，Hamish E B，Esther D M，et al.，2011. Growth and phenological development patterns differ between seedling and regrowth lucerne crops（*Medicago sativa* L.）[J]. European Journal of Agronomy，35（1）：47-55.

Fayez R，2007. The conversion of overgrazed pastures to almond orchards and alfalfa cropping systems may favor microbial indicators of soil quality in Central Iran[J]. Agriculture，Ecosystems & Environment，121（4）：309-318.

Huang W D，Zhao X Y，Zhao X，et al.，2013. Genetic variation within the sand-fixation species *Caragana microphylla*（Leguminosae） in Horqin sandy land detected by inter-simple sequence repeats analysis[J]. Biochemical Systematics and Ecology，51（1）：343-348.

Inderjit K，Irwin K，1999. Allelopathy：Principles，Procedures，Processes，and Promises for Biological Control[J]. Advances in Agronomy，67（1）：141-231.

Jones E I，Nuismer S L，Gomulkiewicz R，2013. Revisiting Darwin's conundrum reveals a twist on the relationship between phylogenetic distance and invisibility[J]. PNAS，110（51）：20627-20632.

Laura M，Mónica B B，2012. Variation of morphological and chemical traits of perennial grasses in arid ecosystems. Are these patterns influenced by the relative abundance of shrubs?[J]. Acta Oecologica，41（1）：39-45.

Li F，Zhao J，Zhao C Y，et al.，2011. Succession of potential vegetation in arid and semi-arid area of China[J]. Acta Ecologica Sinica，31（3）：689-697.

Li M，Li Y，Chen W F，et al.，2012. Genetic diversity，community structure and distribution of rhizobia in the root nodules of *Caragana* spp. from arid and semi-arid alkaline deserts，in the north of China[J]. Systematic and Applied Microbiology，35（4）：239-245.

Li X L，Su D R，Yuan Q H，2007. Ridge-furrow planting of alfalfa（*Medicago sativa* L.）for improved rainwater harvest in rainfed semiarid areas in Northwest China[J]. Soil and Tillage Research，93（1）：117-125.

Lin C H，McGraw R L，George M F，et al.，1999. Shade effects on forage crops with potential in temperate agroforestry practices[J]. Agroforestry Systems，44（1）：109-119.

Mahall B E，Callaway R M，1991. Root communication among desert shrubs[J]. PNAS，88（3）：874-876.

Noy-Meir I，1979. Structure and function of desert ecosystems[J]. Israel Journal of Botany，28：1-19.

Peng H Y，Li X Y，Li G Y，et al.，2013. Shrub encroachment with increasing anthropogenic disturbance in the semiarid Inner Mongolian grasslands of China[J]. CATENA，109（1）：39-48.

Rice E L，1984. Allelopathy[M]. New York. Academic Press Inc，84-89.

Salama M E，Marwa H，Zein E D，2011. Biological activity of *Medicago sativa* L.（alfalfa）residues on germination efficiency，growth and nutrient uptake of *Lycopersicon esculentum* L.（tomato）seedlings[J]. Journal of Taibah University for Science，5（1）：7-13.

Sui Y Z，Yuan H M，2007. Agroecological and economic approach of prevention and curing of sandstorms in China[J]. Ecological Economics，61（1）：129-133.

Wang Z，Wang Y H，2011. Carbon flux dynamics and its environmental controlling factors in a desert steppe[J]. Acta Ecologica Sinica，31（1）：49-54.

Went F W，1973. Competition Among Plants[J]. PNAS，70（2）：585-590.

安慧，王俊波，安钰，2012. 灌丛密度对毛乌素沙地南缘沙柳生长及土壤水分动态的影响[J]. 干旱地区农业研究，30（1）：197-203.

蔡继琨，蔡文礼，姚俊芳，等，2002. 建设人工柠条草场的试验研究[J]. 内蒙古畜牧科学，（1）：13-15.

曹璞，2009. 狗牙根对禾本科杂草化感作用的研究[D]. 南京：南京农业大学.

陈林，李学斌，王磊，等，2013. 柠条锦鸡儿茎叶水浸提液对 4 种农作物幼苗生理特性的影响[J]. 水土保持学报，27（2）：164-167.

陈林，杨新国，李学斌，等，2014. 中间锦鸡儿茎叶水浸提液对 4 种农作物种子萌发和幼苗生长的化感作用[J]. 浙江大学学报（农业与生命科学版），40（1）：41-48.

程杰，王吉斌，程积民，等，2013. 渭北黄土区人工刺槐林生长与生物量效应[J]. 中国水土保持科学，11（4）：72-79.

高东，何霞红，朱有勇，2010. 农业生物多样性持续控制有害生物的机理研究进展[J]. 植物生态学报，34（9）：1107-1116.

高婷，张晓刚，朱建宁，等，2013. 宁夏中部干旱带苜蓿品种引进筛选试验[J]. 黑龙江畜牧兽医，（6）：86-88.

关秀琦，邹厚远，鲁子瑜，等，1994. 黄土高原丘陵区林草混作研究[J]. 水土保持研究，1（3）：77-81.

韩天丰，程积民，万惠娥，2009. 人工柠条灌丛林下草地植物群落特征研究[J]. 草地学报，17（2）：245-249.

贺山峰，蒋德明，李晓兰，等，2007. 小叶锦鸡儿固沙群落草本种群重要值与生态位的研究[J]. 干旱区资料与环境，21（10）：150-155.

孔垂华，徐效华，梁文举，等，2004. 水稻化感品种根分泌物中非酚酸类化感物质的鉴定与抑草活性[J]. 生态学报，24（7）：1317-1322.

孔垂华，1998. 植物化感作用研究中应注意的问题[J]. 应用生态学报，9（3）：332-336.

李小涵，2008. 不同耕作模式与施肥处理对土壤碳氮的影响[D]. 西安：西北农林科技大学.

李新博，谢建治，李博文，等，2009. 印度芥菜—苜蓿间作对镉胁迫的生态响应[J]. 应用生态学报，20（7）：1711-1715.

李玉占，梁文举，姜勇，2004. 苜蓿化感作用研究进展[J]. 生态学杂志，23（5）：186-191.

李政海，鲍雅静，2000. 内蒙古草原与荒漠区的锦鸡儿属植物种群格局动态和种间关系的研究[J]. 干旱区资源与环境，14（1）：64-68.

李志华，沈益新，倪建华，等，2002. 豆科牧草化感作用初探[J]. 草业科学，19（8）：28-31.

梁静，程智慧，徐鹏，等，2011. 白三叶腐解液对 5 种草坪草的化感作用研究[J]. 草地学报，19（2）：257-263.

梁婷婷，杨娟，张凯，等，2012. 3 种化感作物水浸液对远志种苗生长的影响[J]. 西北农业学报，21（10）：137-141.

梁晓华，冯建孟，李国树，等，2011. 紫茎泽兰不同器官水提液对小白菜种子萌发和幼苗生长的影响[J]. 甘肃农业大学学报，3（46）：56-58.

刘任涛，柴永青，杨新国，等，2013. 荒漠草原区柠条林平茬和牧草补播对地面节肢动物群落的影响[J]. 应用生态学报，24（1）：211-217.

刘颖，冯金朝，吴亚丽，等，2008. 内蒙古和林格尔地区柠条锦鸡儿生化成分分析[J]. 干旱区资源与环境，22（9）：159-162.

刘忠玲，王庆成，郝龙飞，2011. 白桦、落叶松不同器官水浸液对种子萌发和播种苗生长的种间化感作用[J]. 应用生态学报，22（12）：3138-3144.

路翔，2012. 中亚热带 4 种森林凋落物及土壤碳氮贮量与分布特征[D]. 长沙：中南林业科技大学.

吕笃康，巴音山，刘影，等，2012. 苦豆子浸出液对高羊茅种子萌发及幼苗生长的影响[J]. 新疆农业科学，49（8）：1477-1482.

马文文，姚拓，靳鹏，等，2014. 荒漠草原 2 种植物群落土壤微生物及土壤酶特征[J]. 中国沙漠，34（1）：176-183.

聂胜委，陈源泉，隋鹏，等，2011. 玉米与不同植物间作对田间氨挥发的影响[J]. 中国农业科学，44（3）：634-640.

牛西午，1999. 关于在我国西北地区大力发展柠条林的建议[J]. 山西农业科学，2（1）：59-62.
彭少麟，邵华，2001. 化感作用的研究意义及发展前景[J]. 应用生态学报，12（5）：780-786.
曲继松，郭文忠，张丽娟，等，2010. 中间锦鸡儿秸秆粉作基质对西瓜幼苗生长发育及干物质积累的影响[J]. 农业工程学报，26（8）：291-295.
宋乃平，杨新国，何秀珍，等，2012. 荒漠草原人工柠条林重建的土壤养分效应[J]. 水土保持通报，32（4）：21-26.
覃凤飞，李强，崔棹茗，等，2012. 越冬期遮阴条件下 3 个不同秋眠型紫花苜蓿品种叶片解剖结构与其光生态适应性[J]. 植物生态学报，36（4）：333-345.
王蓓，蔡靖，姜在民，等，2011. 核桃叶水浸液对四种作物的化感作用[J]. 干旱地区农业研究，29（4）：47-52.
王冬梅，李登武，曹哲，2012. 侧柏不同器官水提取物对油松种子萌发和幼苗生长的他感效应[J]. 植物研究，32（6）：675-679.
王利利，董民，张璐，等，2013. 不同碳氮比有机肥对有机农业土壤微生物生物量的影响[J]. 中国生态农业学报，21（9）：1073-1077.
王明道，陈红歌，刘新育，等，2009. 地黄对芝麻的化感作用及其化感物质的分离鉴定[J]. 植物生态学报，33（6）：1191-1198.
王志敏，姚延涛，2002. 杨树柠条混交林的研究[J]. 防护林科技，51（2）：20-22.
温学飞，魏耀锋，吕海军，等，2005. 宁夏柠条资源可持续利用的探讨[J]. 西北农业学报，14（5）：177-181.
吴秀华，胡庭兴，杨万勤，等，2012. 巨桉凋落叶分解对菊苣生长及光合特性的影响[J]. 应用生态学报，23（1）：1-8.
谢开云，赵云，李向林，等，2013. 豆—禾混播草地种间关系研究进展[J]. 草业学报，22（3）：284-296.
须海丽，2008. 植物化感作用研究中亟待解决的问题综述[J]. 农业科技通讯，（8）：92-95.
闫志坚，扬持，高天明，等，2006. 6 种常用固沙植物的生态经济价值比较[J]. 干旱区资源与环境，20（3）：163-168.
杨恒华，杨红文，1996. 共和盆地干草原柠条饲料林的研究[J]. 青海草业，5（2）：13-18.
杨期和，叶万辉，廖富林，2005. 植物化感物质对种子萌发的影响[J]. 生态学杂志，24（12）：1459-1465.
杨玉海，蒋平安，2005. 不同种植年限苜蓿地土壤理化特性研究[J]. 水土保持学报，19（2）：110-113.
张强，2005. 甘草柠条间化感作用的组织培养法研究[D]. 北京：北京林业大学.
张汝民，王玉芝，侯平，等，2010. 几种牧草幼苗对冷蒿茎叶水浸提液化感作用的生理响应[J].

生态学报，30（8）：2197-2204.

赵巴音那木拉，红梅，梁存柱，等，2014. 施肥对内蒙古短花针茅荒漠草原土壤呼吸的影响[J]. 应用生态学报，（3）：1-9.

赵继林，陈光德，孙如英，1999. 柠条在生态环境建设中的地位——偏关县发展柠条的调查[J]. 山西林业，4（5）：35-36.

郑立龙，柴强，2011. 间作小麦、蚕豆的产量和竞争力对供水量和化感物质的响应[J]. 中国生态农业学报，19（4）：745-749.

郑丽，冯玉龙，2005. 紫茎泽兰叶片化感作用对10种草本植物种子萌发和幼苗生长的影响[J]. 生态学报，25（10）：2782-2787.

周海燕，张景光，李新荣，2005. 生态脆弱带不同区域近缘优势灌木的生理生态学特性[J]. 生态学报，25（1）：168-175.

周志红，骆世明，牟子平，1997. 番茄（*Lycopersicon*）的化感作用研究[J]. 应用生态学报，8（4）：445-449.

第 7 章 资源供应水平对中间锦鸡儿化感作用的影响

7.1 荒漠草原土壤水分特征

7.1.1 引言

土壤水分作为水循环的一个重要参数，是生态系统功能的关键因素（Rötzer et al.，2014；Yao et al.，2013），作为纽带连接着降水、地表水和地下水（Oki et al.，2006），对植被组成和物种丰富度有着重要贡献，也极大地影响着生态系统的生产力（Liu et al.，2011），在预测和理解各种水文过程中起着至关重要的作用（Puri et al.，2011）。在干旱和半干旱地区，土壤水分具有较高的时空变异性，是植被恢复和生态系统可持续发展的主要限制因素。根据不同植被类型确定土壤水分的时间变化特征，对于评估生态恢复的可持续性是至关重要的（Deng et al.，2016）。因此，土壤水分与不同覆被类型之间的关系引起了极大的关注（Zhang et al.，2016），许多研究描述了土壤含水量对覆被类型的响应（Franz et al.，2016；Wang et al.，2013；Timm，2010；Fu et al.，2000）。有研究表明，在正常气候条件下，土地利用差异是决定土壤水分变化的主导因素（Feng et al.，2015），且对 0～500 cm 土层的土壤含水量有显著影响（Zhang et al.，2016）。由降水引起的土壤水分是荒漠草原植物的主要甚至是唯一水源（Zhang et al.，2016），因此，研究土壤水分对降水的响应有助于深入理解和解释未来降水格局变化对干旱、半干旱生态系统关键过程的影响（陈敏玲等，2016）。

研究土壤水分的空间变异及时间动态特征有助于在水文过程与生态格局之间建立定量的联系（李新乐等，2019），特别是在干旱少雨的荒漠草原，有限的降水资源往往并未得到有效的利用（杨磊等，2018），因此，由降水引发的土壤水分变化对该区域生物过程中的作用显得更为重要（张浩等，2015）。许多物种分布在荒漠草原的斑块中，对土壤水分特别敏感（Magagi et al.，2001）。有研究发现，低灌木地区的土壤含水量比其他植被类型具有更高的时间稳定性（Zhou et al.，2015），而对于多年生草本植物同样有着较大的影响（Beatley，1974）。因此，降水在植被盖度和土壤水分动态变化中起着重要作用（Yao et al.，2012）。此外，土壤水分渗入的过程是自然界水循环的主要组成部分之一（Gholami et al.，2011），因为植被的生长能够改变降水的再分布而有不同的土壤水分输入（Zhang et al.，2016）。目前，关于不同覆被类型降水入渗过程和累积入渗的资料相对较少（Wang et al.，2013）。

2003 年宁夏全区实施退耕还林（草）工程后，荒漠草原地区植被面积增加了，主要是利用大面积的人工植被来限制沙漠化，如中间锦鸡儿。然而，不适宜的植被建设可能会导致土壤干层的发生（邱扬等，2000），而根区缺水可能会持续限制植被的生长（Zhang et al.，2016）。通过了解不同覆被类型对土壤水分的影响，将有助于解决造成缺水的机制和解决长期植被恢复不良的问题（Zhang et al.，2016），对合理管理不同覆被类型可持续利用降水资源是至关重要的（Wang et al.，2015）。因此，需要更好地了解荒漠草原不同覆被类型土壤水分和降水之间的关系，以更好地利用有限的降水资源。

因此，本章选取荒漠草原三种覆被类型（沙地、天然草地和灌木林地），基于降水和土壤水分的连续动态监测，分析降水年际特征、生长季内土壤水分时间动态和空间分布、湿润锋推进以及降水渗透量等特征，探讨荒漠草原降水对不同覆被类型下土壤水分的补给特征，以期为利用降水资源和维持生态恢复的最优覆被方式提供科学参考。

7.1.2 材料与方法

7.1.2.1 研究区概况

研究区选择位于毛乌素沙漠西南缘的宁夏回族自治区盐池县皖记沟行政村（图 7-1），该区域海拔为 1 230 m 左右。1954—2016 年的年降水量范围为 145～587 mm，多年平均降水量为 290 mm，大约 70%的降水发生在 6—9 月（Liu et al.，2015），而蒸发量则是降水量的 6～7 倍（Zhou et al.，2014）。土壤类型以风沙土和灰钙土为主，松散的基岩风化沉积土呈斑块状裸露分布。以中温带半干旱大陆性季风气候为主，冬长夏短，春晚秋早（Chen et al.，2009；Liu et al.，2015）。主要植被类型为灌木和天然草地（Chen et al.，2009），大多数植物的生长期从 5 月开始，到 10 月结束。

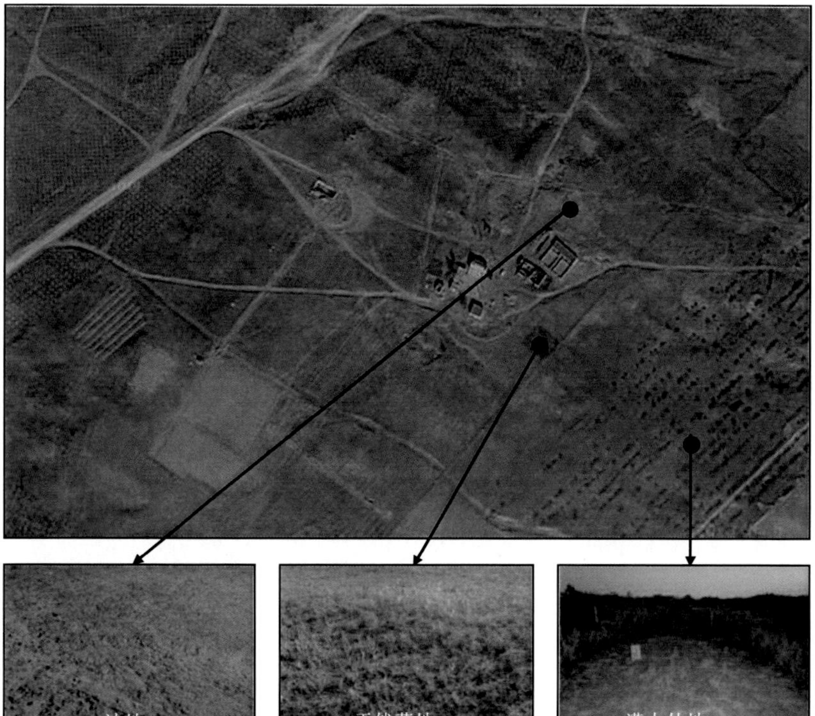

图 7-1 研究区的位置及调查地点的照片

7.1.2.2 试验设计和数据分析

选取了研究区内相对平坦的天然草地［冰草（*Agropyron cristatum*）］、灌木林地（中间锦鸡儿）和沙地（对照）3 种典型覆被类型来监测土壤含水量。每个研究地点的代表性土壤剖面、粒径、容重、植被覆盖和高度等信息见表 7-1 和表 7-2。灌木林地为中间锦鸡儿成行种植，行间距约为 6 m，每株中间锦鸡儿间距为 1.0～1.5 m。通过重力采样或 TDR 传感器等不同的测量技术，可以获得一定区域和特定时刻的原位土壤水分数据（Rötzer et al.，2014），而土壤水分监测系统（HOBO，H21，USA）可以长时间、连续自动记录并存储土壤水分含量值，减少了数据采集所需的时间和人力。而且考虑到试验精度的问题，不同覆被类型的土壤水分监测应具有相同的精度和频率。本研究中的土壤水分监测探头（HOBO，S-SMC-M005，USA）测量范围是 0～0.55 m^3/m^3，在 0～50℃范围内精度为±0.031 m^3/m^3。灌木林地中土壤水分传感器安置于中间锦鸡儿冠层边缘到茎部的中间位置（Wang et al.，2008），其他覆被类型均位于各试验样地的中间位置。将该探头分别安装在地表以下 5 cm、10 cm、20 cm、40 cm、60 cm、80 cm、100 cm、150 cm 和 200 cm 处。探头安装时，在土壤中钻一个足够大的坑，探头放置在 10 cm 以下（不包括 10 cm），插入土壤中垂直放置，最后在 5 cm 和 10 cm 深度时将探头水平放置。安装完成后，对土坑进行了仔细地回填和镇压措施，以保证与原土坑最大可能的一致性（Li et al.，2015a）。2013 年 5 月 26 日，每个场地都安装了土壤水分监测仪，并在两个月后开始测量，让土壤自然沉降后再读取数据（Wang et al.，2013）。数据由 3 个数据采集器（HOBO，H21，USA）进行存储，数据记录间隔为每 30 min 收集一次，具有较高的时间分辨率，并定期手动下载。降水量数据来源于安装在研究区内的自动气象站（Weather Station Vantage Pro2™ Plus），采样时间间隔为 30 min，使用 Weather Link 6.0 软件下载、记录数据。

有研究认为，湿润锋的位置可以通过测量基质电位或土壤剖面含水量的变化来检测（Noborio et al.，1996）。在本研究中，渗透过程是由土壤剖面深度 5 cm、10 cm、20 cm、40 cm、60 cm、80 cm、100 cm、150 cm 和 200 cm 处含水量的变化所测量的，假设当含水量在一定深度保持在一个稳定值连续超过 2 h，降水入渗停止（Wang et al.，2008）。

表 7-1　3 个研究点概况

覆被类型	主要植被	经纬度	盖度/%	高度/m
天然草地	冰草 *A. cristatum*	37°48′38″N 107°26′29″E	35	0.35
灌木林地	中间锦鸡儿 *C. liouana*	37°48′36″N 107°26′32″E	65	2.20
沙地	白草 *Pennisetum flaccidum*	37°48′41″N 107°26′30″E	＜5	0.03

表 7-2　3 个研究点土壤特征

土层/cm	天然草地				灌木林地				沙地			
	容重/(g/cm^3)	黏粒/%	粉粒/%	砂粒/%	容重/(g/cm^3)	黏粒/%	粉粒/%	砂粒/%	容重/(g/cm^3)	黏粒/%	粉粒/%	砂粒/%
0～5	1.35	2.97	97.03	0.00	1.46	23.68	73.69	2.63	1.50	10.83	85.71	3.47
5～10	1.47	11.53	88.21	0.26	1.50	17.02	79.84	3.14	1.55	11.09	85.36	3.55
10～20	1.41	13.56	86.18	0.27	1.59	12.37	86.37	1.26	1.56	13.33	86.37	0.29
20～40	1.49	17.48	81.79	0.73	1.62	11.82	87.88	0.30	1.54	12.87	87.12	0.01
40～60	1.45	20.23	78.81	0.97	1.57	12.86	87.02	0.12	1.57	12.47	86.01	1.51
60～80	1.46	21.18	78.68	0.13	1.63	12.03	87.86	0.12	1.61	14.78	85.19	0.03
80～100	1.32	43.78	56.21	0.01	1.25	12.26	87.23	0.51	1.60	11.7	88.01	0.28
100～150	1.41	44.72	55.28	0.00	1.31	18.08	80.51	1.41	1.36	15.8	83.88	0.32
150～200	1.40	23.27	76.73	0.00	1.57	24.51	75.42	0.07	1.36	30.11	69.11	0.78

7.1.3　结果与分析

7.1.3.1　研究期降水特征分析

降水趋势的年际分析表明（图 7-2），年降水量呈下降趋势，年平均降水量从 1954—1963 年的 308 mm 下降到 2007—2016 年的 289 mm，选取的监测年降水量为平水年。

按照单次降水是被至少 6 h 的连续干旱期分隔开的事件所定义（Nawaz et al.，2015；Speak et al.，2013；Zhang et al.，2013）。本研究选取 2013 年 8 月 1 日至 10 月 31 日，共确定 36 个降水事件超过 0.254 mm（气象站所能监测到的最小降水量），均无降雪和冰雹等事件（表 7-3）。降水量＜5 mm 的事件共有 26 次，约占总降水事件的 72%；降水量＞5 cm 且＜10 mm 的共 9 次，而降水量＞10 mm 的仅 1 次。研究期内降水量合计为 102.6 mm，占全年降水量（284.6 mm）的 36.05%。

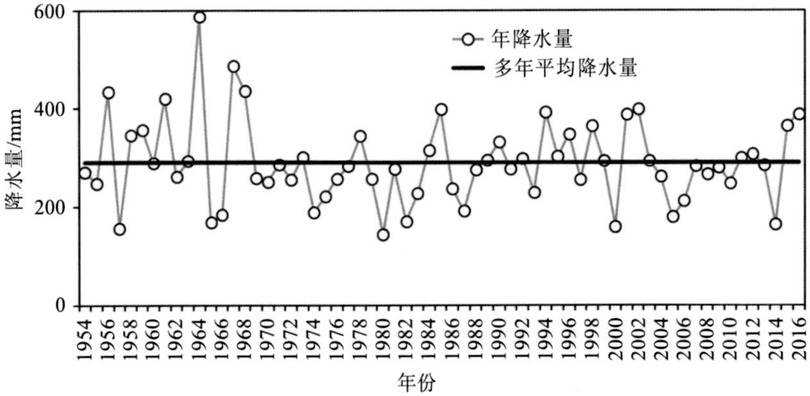

图 7-2　1954—2016 年降水量及其趋势

表 7-3　降水强度分级标准及相应的降水记录

序号	降水等级/mm	降水事件次数	累积降水量/mm
1	＜1	16	5.33
2	1～2	3	4.79
3	2～3	5	12.80
4	3～4	2	6.77
5	5～10	9	60.43
6	＞10	1	12.48
汇总		36	102.60

研究期降水特征如表 7-4 所示。降水量最大的一次为 12.48 mm，平均降水速率为 7.37 mm/h；10 月 2 日发生的降水量为 2.248 mm，平均降水速率高达 135.382 mm/h，说明有些降水事件降水量虽然小，但降水速率却很高。在 3 个月的研究中，平均降水速率＞50 mm/h 的，约占总降水事件的 3%；＞25 mm/h 和＜50 mm/h 的降水事件占 3%；＞10 mm/h 和＜25 mm/h 的降水事件则占 8%；＜10 mm/h 的降水事件居多，达到了 86%。

表 7-4 研究期降水特征分析（8—10 月）

序号	降水量/mm	降水速率/（mm/h）			序号	降水量/mm	降水速率/（mm/h）		
		最大值	最小值	平均值			最大值	最小值	平均值
1	8.052	66.548	3.556	38.100	19	1.524	0	0	0
2	0.254	0	0	0	20	8.052	18.034	2.794	8.788
3	0.254	0	0	0	21	1.740	3.048	1.270	1.863
4	0.254	0	0	0	22	0.254	0	0	0
5	0.254	0	0	0	23	0.762	0	0	0
6	1.524	2.032	2.032	2.032	24	0.508	0	0	0
7	12.480	20.828	1.270	7.366	25	5.660	2.032	1.016	1.524
8	0.254	0	0	0	26	6.456	12.192	2.286	8.128
9	9.212	18.034	3.302	7.569	27	0.254	0	0	0
10	3.574	41.656	1.778	21.717	28	2.248	135.382	2.286	68.834
11	5.660	29.972	1.016	15.685	29	0.254	0	0	0
12	0.254	0	0	0	30	6.240	3.810	2.286	3.099
13	5.478	1.270	1.016	1.101	31	3.192	3.556	1.270	2.413
14	0.254	0	0	0	32	0.254	0	0	0
15	0.254	0	0	0	33	2.756	1.778	1.270	1.439
16	2.574	19.812	3.048	11.430	34	0.254	0	0	0
17	2.684	5.842	4.572	5.207	35	2.540	0	0	0
18	5.622	6.096	1.016	2.752	36	0.762	0	0	0

7.1.3.2 土壤水分动态分析

研究期内天然草地、灌木林地和沙地 0～200 cm 的平均土壤含水量动态见图 7-3。3 种覆被类型平均土壤含水量明显不同，大小排序为：沙地＞灌木林地＞天然草地。沙地土壤含水量范围为 0.06～0.14 m^3/m^3，平均为 0.11 m^3/m^3；天然草地平均含水量最低（0.07 m^3/m^3），波动范围为 0.06～0.10 m^3/m^3；灌木林的结果与天然草地的结果相似，但平均含水量略高于天然草地，为 0.08 m^3/m^3。研究区内 3 种覆被类型土壤含水量对降雨的响应也是不同的，天然草地土壤含水量较小，但波动较大，对降雨的响应及时，较小的降水事件便能引起天然草地土壤含水量的变化；而灌木林地则相对平缓。

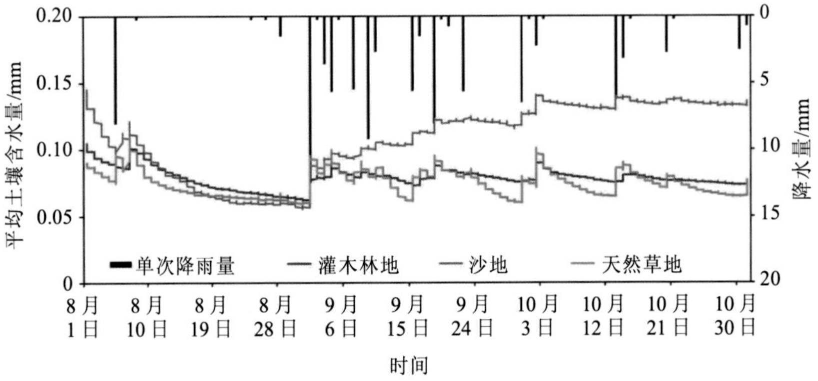

图 7-3　3 种覆被类型平均土壤含水量动态变化

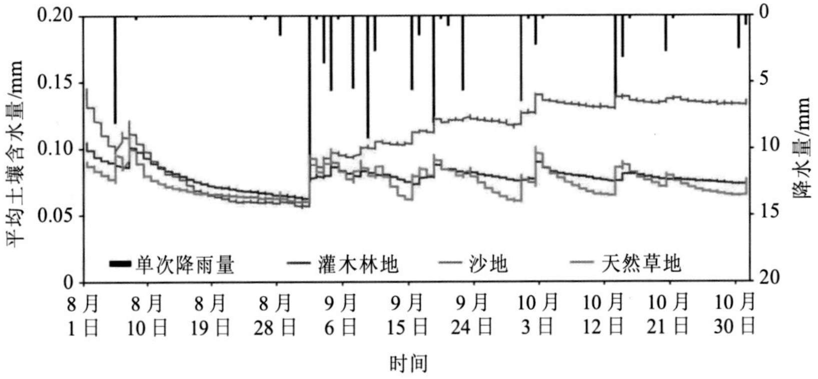

图 7-4　2013 年 8—10 月平均土壤水分（0～200 cm）和降水动态

7.1.3.3　不同土层深度土壤水分差异

表层（5 cm 和 10 cm 处）土壤含水量波动幅度均较大，主要是因为受降水（增加）、气温（降低）的影响较大且响应迅速；从不同覆被类型来看，沙地表层平均土壤含水量较高，其次为灌木林地，天然草地表层平均土壤含水量最低。次表层（20 cm 和 40 cm 处）土壤含水量的波动较表层小，且平均含水量低于表层；沙地的平均土壤含水量显著高于其他 2 个覆被类型。次深层（60 cm 处），沙地土壤含水量分布在 0.08～0.14 m^3/m^3 且相对稳定，而灌木林地和天然草地的土壤含水量波动较大，且含水量较次表层有所增多；该层还是以沙地的土壤含水量为最高。

深层（>80 cm）土壤含水量相对稳定，差异程度较小，降水后水分会受重力影响而下渗，但在本研究期内，3 个覆被类型深层土壤含水量几乎不受降水入渗的影响。

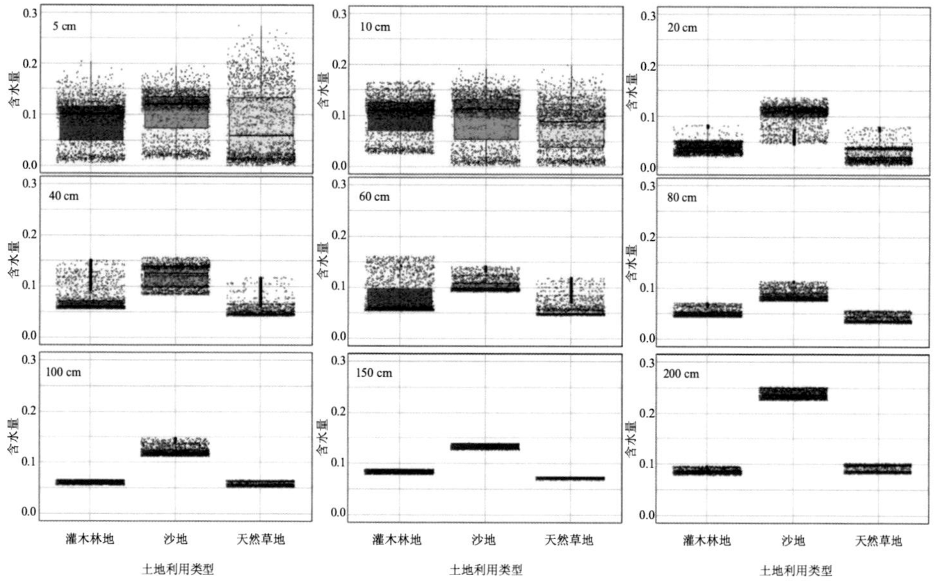

图 7-5　3 种覆被类型不同土层深度土壤水分差异

7.1.3.4　土壤湿润锋分析

在研究期内的 36 次降水事件中，均没有出现地表径流。利用最大一次降水量（12.480 mm）分析湿润锋的推进过程（表 7-4）。灌木林地土壤初始平均含水量最低（0.062 m^3/m^3），5 cm 处土层土壤含水量最小，土壤含水量的增加相对缓慢，湿润锋从降水开始入渗到 5 cm 处，历时约 2 h，随后土壤含水量迅速增加，由 0.01 m^3/m^3 增长至 0.12 m^3/m^3，10 cm 处土壤含水量随时间的进程而缓慢增加，而>10 cm 土层土壤含水量几乎无变化。

天然草地初始土壤含水量最低（0.060 m^3/m^3），0～10 cm 土层土壤含水量接近 0。湿润锋不到 1 h 便达到 5 cm 处，土壤水分含量在经过 2 h 的近似线性快速增长后，从 0.01 m^3/m^3 增加到 0.23 m^3/m^3，维持了 1 h（16：00—17：00），随后该层土壤水分含量出现下降。同时，湿润锋（0.14 m^3/m^3）到达 10 cm 的深度，并且至少维持了 18 h。然而，天然草地 20 cm 深度的土壤水分含量并没有改变，仍然维持在较低水平。

沙地的湿润锋比灌木林地提前约 2 h 达到 5 cm，并且土壤含水量提前约 3 h 达到 0.17 m^3/m^3 的峰值。随着快速和强烈的渗透，5 cm 和 10 cm 处的土壤水分含量几乎同时增加，特别是 10 cm 处土壤含水量从降水前的接近 0，经过大约 3 h 的降水增加到 0.17 m^3/m^3。20 cm 处的土壤含水量随降水事件开始缓慢增加，但在近 20 h 的观测结束时，仅从 0.05 m^3/m^3 增加到 0.07 m^3/m^3。

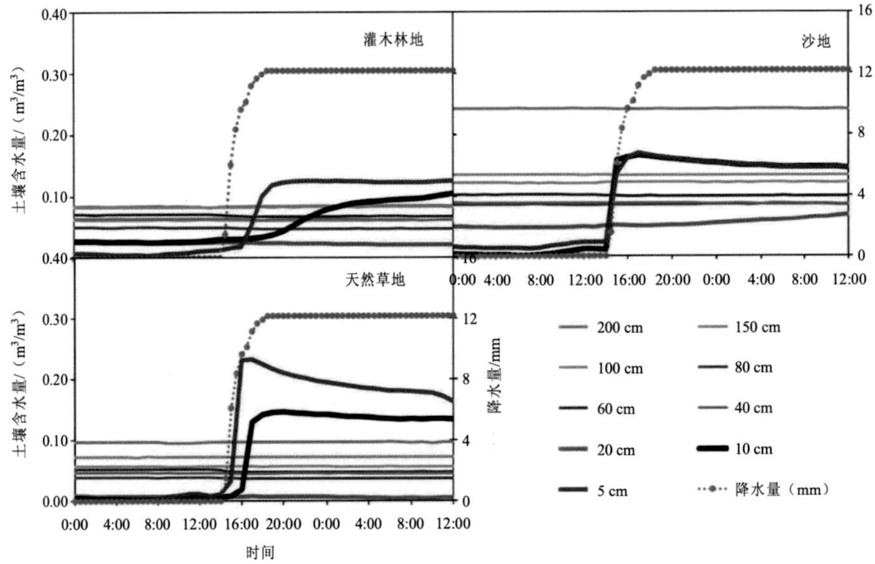

图 7-6　3 种覆被类型的湿润锋入渗过程

7.1.4　结论与讨论

7.1.4.1　降水与土壤含水量的关系

降水通常以“事件”或“风暴”的形式进行研究，其开始和结束由指定持续时间的无雨间隔确定，也就是最小间隔时间（Dunkerley，2008）。为了将降水与时间序列分开，本研究采用两次降水之间持续 6 h 以上连续干旱期的惯例（Pathirana et al.，2003），还有学者用 4 h 作为间隔时间，将个别降水与连续降水数据分开（Kim et al.，2008），甚至还可以使用无降水的 1 h 周期来分离降水事件

（Dominguez-Romero et al.，2007）。而降水事件的划分会直接影响到研究的结果，有学者对连续 1 h 或 6 h 无降水进行分离降水事件进行了比较，发现存在差异（Dominguez-Romero et al.，2007）。在处理分辨率为小时的降水量数据系列时，用于分离降水量的最小间隔时间在一定程度上影响了其属性，因此，最小间隔时间可以应用于不同的降水时间分辨率，但这取决于需要雨事件信息的模型的目的（Medina-Cobo et al.，2016）。改变最小间隔时间（如 1 h、2 h、4 h、6 h、12 h、18 h 和 24 h）会改变降水事件的数量、平均降水频率和平均降水持续时间（Ahn et al.，2014；Ghani et al.，2015）。因此，对降水事件的统一定义是非常重要的。然而，这往往很少受到关注，这限制了已发表的文献中结果的可比性（Dunkerley，2008）。所以，在采用基于降水事件的数据比较分析研究中，需要更多地注意降水事件标准的选择。

大部分的降水对表层（0～10 cm）影响较大，但对深层（20 cm 以下）影响不大，这与杨磊等（2018）在黄土丘陵地区的研究结果一致。由于荒漠草原年降水量相对较低，这一现象对植物特别是生长期内的浅根植物是很重要的。在生长期内＜5 mm 的降水事件最多（约 72%），而＞10 mm 的降水事件则很少发生，这与 Huxman（2004）在美国北部研究发现小降水事件占主导但对降水总量贡献小、大降水事件虽然少但对生态系统影响大的研究结果相一致。Schwinning 等（2004）认为，生态系统中降水影响的层次性为干旱、半干旱地区的未来提供了新的视角。不同覆被类型土壤含水量的增加与阈值和降水量间的关系如图 7-6 所示，与其他多数研究结果相似，土壤含水量与降水量之间存在正相关关系，且不同覆被类型间有着显著差异（陈敏玲等，2016）。当然，土壤含水量对降水的响应时间和降水入渗深度与降水格局密切相关（Yao et al.，2013）。有研究表明，大的降水量（＞20 mm）对提高土壤含水量和土壤贮水量起着关键作用（He et al.，2012），重要的是要确定这些关系及其影响机制。

7.1.4.2 不同覆被类型土壤水分的入渗特征

降水入渗是重要的土壤水文循环过程（吕刚等，2017），决定着土壤水分的分布特征，进而影响植被的生长情况和稳定性（邱扬等，2007），也是区域水资源评价和管理的重要一环（李晋波等，2018）。有学者研究发现，天然草地土壤水分容易得到有效补给，而且降水补给效率最高，这主要与植株形态密切相关（杨磊等，2018）。因植被冠层对降雨的再分配作用，不同植被覆盖下降雨到达地表的时间存在差异（杨磊等，2018）。本研究中，3种覆被类型下土壤湿润锋的推进程度存在差异。灌木林地的入渗速率相对较慢，主要是因为中间锦鸡儿冠层枝叶截留了部分雨水而减少和延缓了水分入渗。相关研究表明，冠层截留会受到叶片粗糙度、植被结构、种植密度、植被覆盖度等因素的影响（Li et al.，2015b），土壤水分在降水量较大的情况下才能得到有效补充（杨磊等，2018）。沙地具有快速、强烈的入渗作用，湿润锋能在较短的时间迅速到达深层土层，但干旱、半干旱地区沙地降水的补给量又因强烈的蒸发作用而快速消失。降水对表层土壤水分的补给并不能全部被植物所利用，只有进入土壤一定深度的水分才能成为有效水分（杨磊等，2018）。天然草地由于表层的初始土壤含水量较低，平均土壤含水量有更大的增加速率，而且降水直接落在草地植株叶片上，当叶片被完全湿润且雨量聚集到一定量后即沿着叶片降落到地表，对土壤水分进行补给（杨磊等，2018）。但在20 cm处土壤含水量仍在较低的水平，可能是因为浓密的草根拦截了降水入渗，但这样具有较高的降水水分利用效率。当然，本研究仅从降水入渗的角度，讨论了不同覆被类型土壤水分特征，由于监测手段和数据限制，未对不同降水过程下各覆被类型的蒸腾、蒸发特征做探讨，而综合分析土壤水分补给和消耗特征，这将是今后需要进一步研究的内容。

7.2 不同水分条件下中间锦鸡儿和苜蓿的竞争力分析

7.2.1 盆栽试验

栽培实验采用“替代试验法”，替代试验法是保持两物种的总密度不变而组分种的组成比例在0～1变化（付为国等，2006）。

种子经消毒催芽后，于2014年5月中旬统一播入盆中。以灌溉水平和添加活性炭与否为试验因素，分纯播中间锦鸡儿、纯播苜蓿、两者混播（1∶2）三种配置。出苗整齐后，及时进行间苗定株，每盆留3株，不施肥。设置3个灌溉水平，分别使土壤水分保持在10%、15%、18%。每处理重复3次。

于2014年9月中旬，将每一盆中植物分别挖出，分地上、地下称其鲜生物量，实验室烘干后称其干重。

7.2.2　数据分析

大棚盆栽试验采用相对总生物量和竞争率两项指标进行统计分析，计算公式如下：

相对总生物量

$$\mathrm{RYT}=\frac{Y_{\mathrm{ca}}}{Y_{\mathrm{cc}}}+\frac{Y_{\mathrm{ac}}}{Y_{\mathrm{aa}}}$$

竞争率

$$\mathrm{CR_c}=\left(\frac{Y_{\mathrm{ca}}}{Y_{\mathrm{cc}}}\times Z_{\mathrm{ca}}\right)\Big/\left(\frac{Y_{\mathrm{ac}}}{Y_{\mathrm{aa}}}\times Z_{\mathrm{ac}}\right)$$

式中，Y_{ca}为中间锦鸡儿苜蓿混种中中间锦鸡儿的生物量测定值；Y_{ac}为中间锦鸡儿苜蓿混种中，苜蓿的生物量测定值；Y_{cc}为单种中中间锦鸡儿的生物量测定值；Y_{aa}为单种中苜蓿的生物量测定值；Z_{ca}为混种中中间锦鸡儿的比例；Z_{ac}为混种中苜蓿的比例。

RYT＞1时，植物种占有不同的生态位，利用不同的资源，表现出一定的共生关系；RYT =1时，植物种间利用共同的资源；RYT＜1时，表示植物间相互拮抗（王微，2011；锡文林等，2009）。CR_c＞1时，表示c的竞争力大于a；CR_c=1时，表示c和a的竞争力相等；CR_c＜1时，表示c的竞争力小于a（樊江文等，2003）。

文中数据均采用Excel 2010和SPSS 17.0软件进行分析，ORIGIN 9.0软件作图。采用单因素方差分析（one-way ANOVA）和最小显著差异法（LSD）比较处理组间的差异，显著性水平设定为$\alpha=0.05$。

7.2.3　不同灌水梯度下中间锦鸡儿与苜蓿的竞争特性

以往，化感作用与资源竞争被视为两个孤立的机制而分开进行研究，但有学者通过使用添加活性炭的方法，来研究资源竞争与化感作用在植物竞争中的相对贡献（Hai Bin He，2012；鲁萍等，2011；Jennifer A. Lau，2008）。表 7-5 为不同水分梯度下添加活性炭与不添加活性炭处理的相对总生物量 RYT 值。由表可知，添加活性炭与不添加活性炭处理下，L1 水平的地下、地上鲜生物量及地下、地上干生物量的 RYT 值均大于 1，说明此条件下中间锦鸡儿、苜蓿生态位重叠不大，能利用不同的资源，存在一定的共生性；L2 水平下，地上、地下的干鲜生物量的 RYT 值均小于 1，说明在此条件下，中间锦鸡儿、苜蓿生态位重叠较大，争夺相同的资源。添加活性炭处理的 L3 水平，其各项 RYT 值也均小于 1；且 L3 的 RYT 值较 L2 小，说明在 L3 水平下，中间锦鸡儿、苜蓿的竞争强度比 L2 大。未添加活性炭处理下，L3 水平下的 RYT 值除地下生物量外，基本大于 1，说明此条件下的中间锦鸡儿、苜蓿表现出一定的共生性；L3 的 RYT 值相较于 L1 均小，说明 L3 水平下中间锦鸡儿、苜蓿的共生性不及 L1 水平。

表 7-5　中间锦鸡儿与苜蓿的相对总生物量

处理		RYT			
		地下鲜生物量	地上鲜生物量	地下干生物量	地上干生物量
添加活性炭	L1	1.471 9	1.666 6	1.241 6	1.140 5
	L2	0.536 5	0.761 3	0.471 7	0.622 4
	L3	0.503 8	0.451 8	0.270 2	0.315 8
不添加活性炭	L1	1.422 2	1.738 9	1.362 7	1.212 6
	L2	0.716 4	0.702 0	0.550 9	0.585 2
	L3	1.145 1	1.459 1	0.911 3	1.081 8

注：L1、L2、L3 依次为由低到高不同的灌溉水平。下同。

添加活性炭处理中，低水分条件下，中间锦鸡儿与苜蓿竞争性不大，共生性较强；中高水分条件下，中间锦鸡儿与苜蓿共生性不强，而呈现出相互拮据性。没有添加活性炭的处理中，低水分条件 L1 下，中间锦鸡儿与苜蓿表现出共生性；中等水分条件 L2 下中间锦鸡儿与苜蓿相拮抗；而在高水分条件 L3 下，二者又表现出共生性，说明水分条件的改变，影响了二者间的关系（左胜鹏等，2009）。

7.2.4 不同灌水梯度下中间锦鸡儿与苜蓿的竞争力

RYT 值只能说明植物间对环境资源利用上的不同及相互关系，不能说明植物之间竞争力的大小，而竞争率 CR 则能表现植物竞争力的强弱（马春晖等，1999）。从表 7-6 可以看出，添加活性炭处理中的三个水分条件下，除了 L1 的地上鲜生物量，其他皆为 CRc＞1，CRa＜1，说明中间锦鸡儿的竞争力大于苜蓿。不添加活性炭组，L1 水平下，除了地上干生物量，其他 CRc＜1，CRa＞1，说明此条件下苜蓿的竞争力大于中间锦鸡儿；L2、L3 水平，CRc＞1，CRa＜1，说明此条件下中间锦鸡儿的竞争力大于苜蓿，且 L3 的 CRc 值较 L2 更大，说明在 L3 水平下中间锦鸡儿的竞争力更强。

表 7-6 不同灌水梯度下中间锦鸡儿与苜蓿的竞争力

处理		指标	竞争率 CR 值			
			地下鲜生物量	地上鲜生物量	地下干生物量	地上干生物量
添加活性炭	L1	CRc	1.844 8	0.786 9	1.605 5	1.461 5
		CRa	0.542 1	1.270 8	0.622 9	0.684 2
	L2	CRc	2.675 9	1.063 3	3.148 9	1.025 6
		CRa	0.373 7	0.940 4	0.317 6	0.975 0
	L3	CRc	2.998 8	1.912 7	1.368 5	1.310 4
		CRa	0.333 5	0.522 8	0.730 7	0.763 1
不添加活性炭	L1	CRc	0.683 4	0.761 9	0.500 4	1.030 7
		CRa	1.463 2	1.312 5	1.998 2	0.970 2
	L2	CRc	1.919 9	1.901 8	1.630 8	1.713 5
		CRa	0.520 9	0.525 8	0.613 2	0.583 6
	L3	CRc	3.636 8	4.668 4	3.591 5	3.084 5
		CRa	0.275 0	0.214 2	0.278 4	0.324 2

7.2.5 讨论与小结

中间锦鸡儿和苜蓿混栽，由于环境中资源有限，因而发生激烈的竞争，从而对生物量产生影响。相对总生物量 RYT 作为测定竞争特性的重要指标可以表明两种植物的种间关系及对同一资源的利用情况（付为国等，2006）。当 RYT＞1 时，两种植物占有不同的生态位，利用不同的资源，表现出一定的共生关系；当 RYT=1 时，植物种间利用共同的资源；当 RYT＜1 时，则表示两种植物间相互拮抗（王微，2011；锡文林等，2009）。

添加活性炭处理，低水分条件下中间锦鸡儿与苜蓿间的资源竞争不激烈；中、高水分条件下两者之间资源竞争激烈。可能是因为土壤水分的提高，改变了植物的水分利用情况，影响了植物在群落中的地位，增强物种的竞争力（左胜鹏等，2009）。无活性炭处理，低水分条件下，中间锦鸡儿—苜蓿间资源竞争不激烈；中等水分条件下，资源竞争激烈；而高水分条件下资源竞争又相对不激烈。说明低、中水分条件下，中间锦鸡儿与苜蓿之间的竞争结果在有活性炭与无活性炭存在时，其结果一致。因此在低、中水分条件下，中间锦鸡儿与苜蓿间的化感作用并不占主导。但是，低水分条件下，尽管中间锦鸡儿与苜蓿之间的竞争不激烈，而有活性炭时苜蓿的竞争力小于中间锦鸡儿，无活性炭时苜蓿的竞争力大于中间锦鸡儿，说明低水分条件时，化感作用成为苜蓿的有利武器。高水分条件下，中间锦鸡儿与苜蓿间的竞争关系因活性炭的有无而异。有活性炭时二者间竞争激烈，无活性炭时二者共生性强，竞争不激烈。说明化感作用在高水分条件下起到了关键的调节作用，影响了植物的部分活动，从而使得不同植物之间的生态位得以分离，减弱了植物之间的资源竞争作用。原因可能是高水分条件下，水分的有效性提高了潜在化感物质的活性（左胜鹏等，2009；G. M.Armstrong，1971）

中间锦鸡儿苜蓿混种，资源竞争与化感作用同时存在，在不同的条件下，两种作用所发挥的程度不同。熊君等（2005）对水稻化感抑草作用的研究表明，不同供氮水平下，资源竞争能力较强且表现稳定，化感作用则随供氮水平的下降而增强。沈荔花等（2008）发现加拿大一枝黄花外来入侵种与土著种的化感作用和资源竞争在不同的氮素水平下也存在差异。

7.3 不同供氮水平下中间锦鸡儿茎叶水浸提液对猪毛蒿的化感影响

锦鸡儿属（*Caragana*）植物能够长期适应干旱的环境条件，具有抗旱、抗寒、耐热、耐沙埋等特性，防风固沙及保持水土的能力强，有利于流动沙地的固定和草地生态系统恢复，尤其是中间锦鸡儿（*Caragana intermedia*）、柠条锦鸡儿（*Caragana korshinskii*）和小叶锦鸡儿（*Caragana microphylla*）的这种作用较为突出（冀照君等，2019），通常将这几种锦鸡儿属植物统称为中间锦鸡儿。另外锦鸡儿属植物根系的固氮作用能给周围植物提供丰富的氮素，可以使其周围牧草生长良好。在宁夏荒漠草原区种植了大面积中间锦鸡儿人工林，用于防风固沙和草地生态系统的恢复。而在荒漠草原的恢复过程中，作为先锋物种的猪毛蒿（*Artemisia scoparia*）以其很强的适应力和繁殖力形成了优势种群，并形成了与中间锦鸡儿的共生群落。对植物相互共生关系中的化感作用是探究相互共生内因的一条重要途径（胥耀平，2006），尤其是这种种间关系是其维持自身生产力及系统稳定的重要机制（翟德萍，2015）。而对中间锦鸡儿和猪毛蒿间存在的生物化学作用的研究较少。孙志蓉（2004）研究了中间锦鸡儿（*Caragana intermedia*）和甘草（*Glycyrrhiza uralensis*）混生条件下的他感作用，张强（2005）对中间锦鸡儿和甘草间化感作用的组织培养法进行了研究，贺润平（2007）则对中间锦鸡儿和甘草混作的种间关系进行了相关研究。这些研究主要针对混生物种的种间关系（化感作用）。另外一些研究集中于中间锦鸡儿植物提取液对其他植物种子萌发和幼苗生长的影响上。秦树高（2011）研究发现中间锦鸡儿枝叶水浸提液对紫花苜蓿（*Medicago sativa*）种子萌发产生显著的抑制作用，中间锦鸡儿的枝叶浸提液对黑沙蒿（*Artemisia ordosica*）与羊柴（*Hedysarum leave*）种子萌发具有抑制作用（高姗，2014）；中间锦鸡儿枝叶浸提液对4种冰草种子萌发和幼苗生长具有“低促高抑”的作用（曾淼，2016）；陈林等（2016）研究发现中间锦鸡儿根水浸提液对苦豆子（*Sophora alopecuroides*）、草木犀（*Melilotus officinalis*）的种子萌发和幼苗生长有抑制作用，但对沙打旺（*Astragalus adsurgens*）和披碱草（*Elymus dahuricus*）起到促进作用。而通过添加氮素来研究中间锦鸡儿与其他植物间关系的研究较少，尤其有关中间锦鸡儿和猪毛蒿间这方面的研究更少。

本研究以荒漠草原代表种中间锦鸡儿（*C. intermedia*）和猪毛蒿（*Artemisia scoparia*）为研究对象，通过室外模拟不同氮素水平，对比有无中间锦鸡儿茎叶浸提液情况下，猪毛蒿植株的生长变化及猪毛蒿植株各器官的氮素含量变化情况，以氮素调控来实现化感作用调控，为荒漠草原区草原生态恢复与可持续利用提供理论依据和实践指导。

7.3.1　材料与方法

7.3.1.1　试验地概况

试验于2019年5—10月在西北土地退化与生态恢复省部共建国家重点实验室培育基地室外进行（38°31′N，106°9′E），平均海拔为 1 112 m。该试验区昼夜温差较大，≥10℃的有效积温为 3 135～3 272℃，年平均气温为 8.0～9.0℃，年平均降水量在 200 mm 左右，该地区年日照时数 3 030 h，无霜期为 150 d 左右。试验地土壤类型为风沙土，全氮 0.36 g/kg、全磷 0.04 g/kg、全钾 1.84 g/kg、有机碳 7.86 mg/kg、有效磷 3.25 mg/kg、速效钾 75.00 mg/kg、水解性氮 19.67 mg/kg、水溶性盐总量 0.24 g/kg 及 pH 为 8.72。

7.3.1.2　研究方法

采用专门定制的直径 20 cm、高 30 cm 的 PVC 管材盆钵进行栽植，并将盆钵置于试验地土壤中。设置三个施氮水平（黄菊莹等，2016；苏洁琼等，2015），低氮（A，14 g/m^2）、中氮（B，28 g/m^2）、高氮（C，42 g/m^2），以及中间锦鸡儿浸提液的有、无两个水平，共 7 个处理，每个处理 5 个重复。

称取 25 g 中间锦鸡儿茎叶粉碎样品，浸泡于 500 mL 的蒸馏水中 16 h，之后在 THZ-C 恒温振荡器（室温）中振荡 2 h，用 LH-85 隔膜真空泵抽离过滤 3 次，得到浓度为 50 mg/mL 的浸提液，以无菌蒸馏水为对照，定期进行浇施。在猪毛蒿植株生长稳定后将尿素深施覆土，深度 10～12 cm，并结合灌溉进行，氮源为尿素（含 N 46.4%），在 5—8 月分 3 次将尿素施完。并在进行完氮素与浸提液的第一次处理后每月进行幼苗高度、冠幅的测量。选择在猪毛蒿开花结实期收获 5

个重复，收获时将每个处理中猪毛蒿植株取出，分别采集根、茎叶和繁殖器官，将所采集的样品洗净，105℃杀青 30 min 后在 65℃下烘干至恒重，分别称量其各部分的生物量。然后将植物各部分的样品粉碎，过 60 目筛，测定全氮含量。猪毛蒿不同器官的全氮含量采用 Elementar 元素分析仪-vario MAX cube 进行测试。

7.3.1.3 分析方法

试验数据用 SPSS 和 Excel 进行统计分析，采用方差分析中的一般线性模型—单变量进行双因素方差分析，并用单因素 ANOVA 方差分析中的 Duncan 均值多重比较法等进行分析。

7.3.2 结果与分析

7.3.2.1 不同供氮水平及中间锦鸡儿茎叶水浸提液处理下猪毛蒿株高、冠幅和地径的变化

经双因素方差分析得知，供氮水平与中间锦鸡儿茎叶水浸提液均对猪毛蒿株高增长率无显著影响（$P>0.05$），两因素交互作用对猪毛蒿株高增长率无显著影响（$P>0.05$）。表 7-7 中，通过对不同供氮水平及中间锦鸡儿茎叶水浸提液处理下猪毛蒿株高增长率进行单因素方差分析，发现与对照相比，加浸提液低氮与高氮处理显著降低了猪毛蒿株高增长率（$P<0.05$）。随着施氮量的增加，株高增长率先增加后降低。不加浸提液下，随着施氮量的增加，株高增长率也是先增加后降低。在不加浸提液施氮量为中氮（28 g/m^2）时，株高增长率最大。经双因素方差分析得知，供氮水平对猪毛蒿冠幅增长率产生显著影响（$P<0.05$），浸提液对猪毛蒿冠幅增长率无显著影响（$P>0.05$），两因素交互作用对猪毛蒿冠幅增长率产生显著影响（$P<0.05$）。如表 7-7 所示，与对照相比，猪毛蒿冠幅增长率在加浸提液低氮与高氮处理及低氮无提取液处理下都显著降低（$P<0.05$）。在加浸提液处理下，随着施氮量的增加，冠幅增长率先增加后降低。不加浸提液处理下，随着施氮量的增加，冠幅增长率增加。最大的冠幅增长率出现在加浸提液中氮处理中。经双因素方差分析得知，供氮水平与浸提液分别对猪毛蒿地径增长率无显著影响（$P>0.05$），两因素交互作用对猪毛蒿地径增长率无显著影响（$P>0.05$）。表 7-7 中，与对照相比，所有处理都对地径增长率无显著增加或降低（$P>0.05$）。

表 7-7 不同供氮水平及中间锦鸡儿茎叶水浸提液处理下猪毛蒿株高、冠幅和地径变化

供氮水平及浸提液处理	株高增长率/%	冠幅增长率/%	地径增长率/%
对照 CK	26.14±9.69a	54.90±1.91ab	21.43±10.40ab
低氮（A）	7.21±0.60b	12.68±2.50e	14.44±4.49b
中氮（B）	12.96±6.70ab	68.44±6.71a	12.45±7.66b
高氮（C）	7.64±1.09b	24.47±6.76 cde	39.58±6.82a
低氮无浸提液（NA）	8.59±2.21ab	23.08±4.46 de	18.07±2.84b
中氮无浸提液（NB）	21.33±6.23ab	41.38±15.67bcd	10.98±3.28b
高氮无浸提液（NC）	15.65±4.48ab	47.37±9.16abc	17.00±3.53b

注：同列不同字母表示在 0.05 水平差异显著，下同。

7.3.2.2 不同供氮水平及中间锦鸡儿茎叶水浸提液处理下猪毛蒿各部分生物量干重的变化

经双因素方差分析得知，供氮水平对猪毛蒿根生物量干重无显著影响（$P>0.05$），中间锦鸡儿茎叶浸提液对猪毛蒿根生物量干重产生显著影响（$P<0.05$），两因素交互作用对猪毛蒿根生物量干重无显著影响（$P>0.05$）。如图 7-7 所示，与对照相比，只有加浸提液与高氮处理显著降低了猪毛蒿根生物量干重（$P<0.05$），其他处理对猪毛蒿根生物量干重均无显著影响（$P>0.05$）。经双因素方差分析得知，供氮水平对猪毛蒿茎叶生物量干重无显著影响（$P>0.05$），浸提液对猪毛蒿茎叶生物量干重产生显著影响（$P<0.05$），两因素交互作用对猪毛蒿茎叶干重无显著影响（$P>0.05$）。图 7-7 中，各处理下猪毛蒿茎叶生物量干重与对照比都无显著差异（$P>0.05$）。经双因素方差分析得知，供氮水平对猪毛蒿果实生物量干重无显著影响（$P>0.05$），浸提液对猪毛蒿果实生物量干重无显著影响（$P>0.05$），两因素交互作用对猪毛蒿果实生物量干重无显著影响（$P>0.05$）。各处理下猪毛蒿果实生物量干重与对照比都无显著差异（$P>0.05$）（图 7-7）。可以认为猪毛蒿茎叶和果生物量干重对加氮与中间锦鸡儿茎水浸提液化感作用的反应不明显。

之后，经双因素方差分析得知，供氮水平对猪毛蒿植株生物量干重无显著影响（$P>0.05$），浸提液对猪毛蒿植株生物量干重产生显著影响（$P<0.05$），两因素交互作用对猪毛蒿植株生物量干重无显著影响（$P>0.05$）。图 7-7 中，对不同供氮水平及中间锦鸡儿茎叶水浸提液处理下猪毛蒿植株生物量干重进行单因素方

差分析，与对照比，各处理对猪毛蒿植株生物量干重都无显著影响（$P>0.05$）。可以认为猪毛蒿植株生物量对加氮与中间锦鸡儿水浸提液化感作用的反应不明显。

整体来看，施氮不加浸提液情况下，猪毛蒿对茎叶生物量干重的分配较对根和果的生物量干重分配高，两因素作用对根的生物量干重影响要比对茎叶和果的生物量干重影响明显。

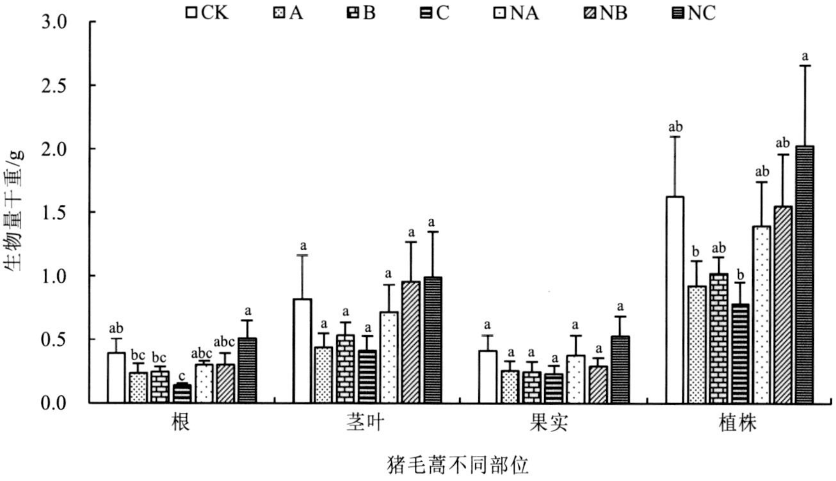

图 7-7 不同供氮水平及中间锦鸡儿茎叶水浸提液处理下猪毛蒿植株各部分生物量干重的变化

注：CK：蒸馏水对照；A：低氮；B：中氮；C：高氮；NA：低氮无提取液；NB：中氮无提取液；NC：高氮无提取液。

柱状图上不同小写字母表示所有处理在 $P<0.05$ 水平差异显著，下同。

7.3.2.3 不同供氮水平及中间锦鸡儿茎叶水浸提液处理下猪毛蒿植株根冠比的变化

经双因素方差分析得知，供氮水平与浸提液分别对猪毛蒿植株根冠比无显著影响（$P>0.05$），两因素交互作用对猪毛蒿植株根冠比无显著影响（$P>0.05$）。如图 7-8 所示，与对照相比，不同供氮水平及浸提液处理下猪毛蒿植株的根冠比均无显著差异（$P>0.05$）。不加浸提液低氮处理下根冠比最大，不加浸提液处理下比加浸提液处理下根冠比的均值高。

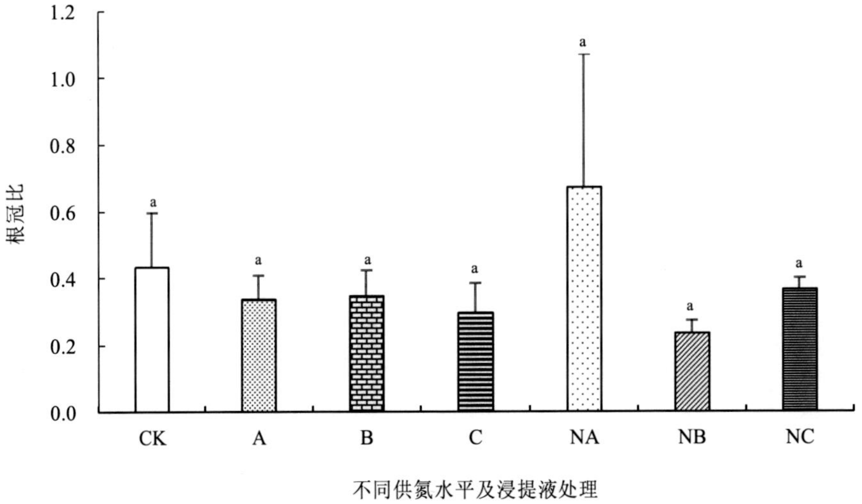

图 7-8　不同供氮水平及中间锦鸡儿茎叶水浸提液处理下猪毛蒿植株的根冠比

注：CK：蒸馏水对照；A：低氮；B：中氮；C：高氮；NA：低氮无提取液；NB：中氮无提取液；NC：高氮无提取液。
柱状图上不同小写字母表示所有处理在 $P<0.05$ 水平差异显著，下同。

7.3.2.4　不同供氮水平及中间锦鸡儿茎叶水浸提液处理下猪毛蒿植株不同器官含氮量的变化

经双因素方差分析得知，供氮水平对猪毛蒿根含氮量无显著影响（$P>0.05$），浸提液对猪毛蒿根含氮量产生显著影响（$P<0.05$），两因素交互作用对猪毛蒿根含氮量产生显著影响（$P<0.05$）。图 7-9 中，与对照相比，只有加浸提液与低氮处理显著增加了猪毛蒿根含氮量（$P<0.05$），其他处理对猪毛蒿根含氮量均无显著影响（$P>0.05$）。经双因素方差分析得知，供氮水平对猪毛蒿茎叶含氮量无显著影响（$P>0.05$），浸提液对猪毛蒿茎叶含氮量产生显著影响（$P<0.05$），两因素交互作用对猪毛蒿茎叶含氮量无显著影响（$P>0.05$）。加浸提液处理下，三个施氮水平的猪毛蒿茎叶含氮量均显著高于对照（$P<0.05$），不加浸提液处理下仅中氮水平的猪毛蒿茎叶含氮量显著高于对照（$P<0.05$）。从整体情况来看，两因素作用下，猪毛蒿茎叶平均含氮量较单施氮情况下高，说明两因素作用下，浸提液对猪毛蒿茎叶含氮量产生化感促进作用。而猪毛蒿果实含氮量与前面的根含氮

量情况相似，经双因素方差分析得知，供氮水平对猪毛蒿果实含氮量无显著影响（$P>0.05$），浸提液对猪毛蒿果实含氮量产生显著影响（$P<0.05$），两因素交互作用对猪毛蒿果实含氮量产生显著影响（$P<0.05$）。加浸提液处理下，三个施氮水平的猪毛蒿果实含氮量均显著高于对照（$P<0.05$）。猪毛蒿果实含氮量也是两因素作用下较单施氮情况下高，浸提液对猪毛蒿果实含氮量也产生化感促进作用。从整体来看，加浸提液处理下猪毛蒿各器官的含氮量均随供氮水平的升高呈降低趋势，不加浸提液处理下猪毛蒿各器官的含氮量随供氮水平的升高呈先升高后降低趋势（图 7-3）。

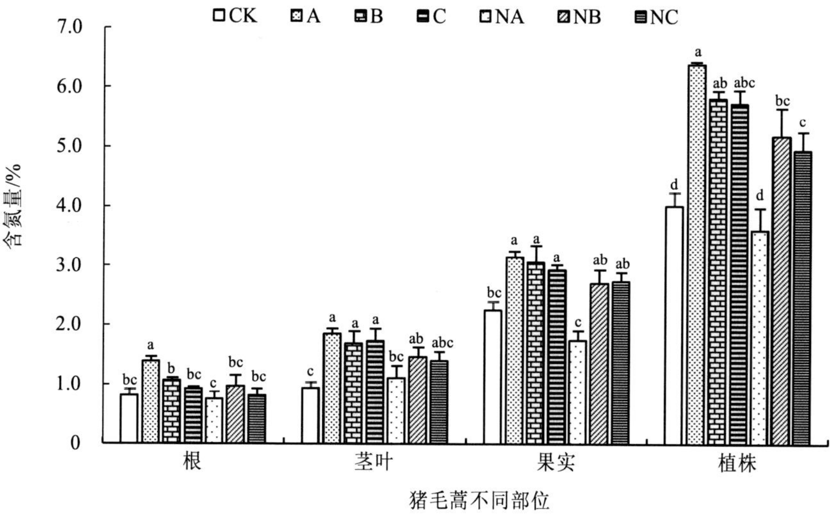

图 7-9　不同供氮水平及中间锦鸡儿茎叶水浸提液处理下猪毛蒿不同器官含氮量的变化

注：CK：蒸馏水对照；A：低氮；B：中氮；C：高氮；NA：低氮无提取液；NB：中氮无提取液；NC：高氮无提取液。

柱状图上不同小写字母表示所有处理在 $P<0.05$ 水平差异显著，下同。

7.3.3 讨论

不同供氮水平及中间锦鸡儿茎叶水浸提液对猪毛蒿株高、冠幅和地径的影响中，一般是不加浸提液的处理均值较加浸提液的处理均值高，从这个角度反映浸提液对猪毛蒿株高、冠幅具有一定的影响；在加浸提液的情况下，随着氮素水平的增加，株高增长率减小，尽管未达到显著水平，但浸提液存在一定的化感抑制作用。在不加浸提液施氮量为中氮（28 g/m^2）时，株高增长率最大，这与姜野（2017）的研究类似；高氮时反而降低，说明高氮时猪毛蒿的株高生长率降低，这与黄菊莹等（2016）的研究有相似之处。另外，猪毛蒿株高增长率随着氮素浓度先升高再降低，这与赵浩波等（2020）研究羊草茎节数随氮素浓度升高的趋势一致，表明施氮量超过一定范围时氮素的生理利用率下降（李鹏程，2015），过量的氮素反倒不利于植物高度的增加。而在加浸提液低氮与高氮处理及低氮无提取液处理下冠幅增长率都显著降低（$P<0.05$）；加浸提液与中氮处理中出现了冠幅增长率的最大值，反映了中氮有利于猪毛蒿冠幅的增加。尽管两因素交互作用对冠幅增长率产生显著影响（$P<0.05$），供氮水平对猪毛蒿冠幅增长率也产生显著影响（$P<0.05$），但实际上，从双因素方差分析处理中得知供氮水平与浸提液两者对猪毛蒿冠幅的作用相当。另外，研究（Wang S et al.，2020）表明氮可以缓解加拿大一枝黄花的化感作用，氮素与化感作用的关系有待更深入的研究。

不同供氮水平及中间锦鸡儿茎叶水浸提液对猪毛蒿植株各器官生物量干重的影响中，不加浸提液时，植株总干重、各器官的生物量干重基本都呈上升趋势，这与郭伟（2011）的研究一致；各生物量干重均值一般是不加浸提液处理比加浸提液处理的低，说明中间锦鸡儿茎叶水浸提液与氮素共同产生一定促进作用。本研究两因素交互作用对猪毛蒿植株各器官生物量干重都无显著影响（$P>0.05$），但浸提液对猪毛蒿根、茎叶和植株生物量干重都产生显著影响（$P<0.05$）。不同施氮水平下，中间锦鸡儿茎叶水浸提液对猪毛蒿根生物量干重表现为化感抑制作用，并且随着施氮水平的增加而增大，与 Luu 等（1982）的研究相似，但与柴强（2008）、Wang 等（2017）的研究结论相反；不同施氮水平下，中间锦鸡儿茎叶水浸提液对猪毛蒿茎叶和果的生物量干重的影响不显著，说明土壤氮含量与化感效应的交互作用中，根系的反应更为敏感。

不同供氮水平及中间锦鸡儿茎叶水浸提液对猪毛蒿不同器官含氮量的影响中，各器官一般都是加浸提液比不加浸提液的含氮量要高，并且在茎叶和果实中更为显著，加浸提液时不同器官含氮量基本随着氮素水平的升高而降低。三个器官中，根系含氮量最低，果实含氮量最高。因为化感作用与营养物质的有效性密切相关，化感对氮素的有效性有所贡献（Chia et al.，2018），本研究加浸提液后，猪毛蒿各器官含氮量高，可能是化感对氮素的吸收产生了促进作用。针对化感作用与养分含量的关系有待进行更深入的研究。

7.3.4 结论

不同供氮水平与中间锦鸡儿茎叶水浸提液对猪毛蒿株高、冠幅和地径的影响中，两因素交互作用对猪毛蒿株高和地径都无显著影响（$P>0.05$），但对冠幅增长率产生显著影响（$P<0.05$）。中等氮素有利于株高增长率和冠幅增长率的增加。

不同施氮水平与中间锦鸡儿茎叶水浸提液两因素作用下，对猪毛蒿根生物量干重较对茎叶和果的生物量干重影响大；对猪毛蒿茎叶和果实生物量干重无显著影响（$P>0.05$），对猪毛蒿植株的根冠比无显著影响（$P>0.05$）。

不同供氮水平与中间锦鸡儿茎叶水浸提液对猪毛蒿不同器官含氮量的影响中，加浸提液处理高于不加浸提液处理，在茎叶和果实中更为显著。浸提液对猪毛蒿的根、茎叶和果实含氮量都产生促进作用。

参考文献

Ahn，Ahn J，Cho W，et al.，2014. Flood Frequency Analysis for the Annual Peak Flows Simulated by an Event-Based Rainfall-Runoff Model in an Urban Drainage Basin[J]. Water，6：3841-3863.

Chen X，Duan Z，2009. Changes in soil physical and chemical properties during reversal of desertification in Yanchi County of Ningxia Hui autonomous region，China[J]. Environmental Geology，57：975-985.

Chia M A，Jankowiakj G，Kramer B J，et al.，2018. Succession and toxicity of Microcystis and Anabaena（Dolichospermum） blooms are controlled by nutrient-dependent allelopathic interactions[J]. Harmful Algae，74：67-77.

Deng L，Yan W，Zhang Y，et al.，2016. Severe depletion of soil moisture following land-use changes for ecological restoration：Evidence from northern China[J]. Forest Ecology & Management，366：1-10.

Dominguez-Romero L，Ayuso Munoz J L，Garcia Marin A P，2007. Annual distribution of rainfall erosivity in western Andalusia，southern Spain[J]. Journal of Soil & Water Conservation，62：

390-403.

Dunkerley D，2008. Identifying individual rain events from pluviograph records：a review with analysis of data from an Australian dryland site[J]. Hydrological Processes，22：5024-5036.

Feng H，Liu Y，2015. Combined effects of precipitation and air temperature on soil moisture in different land covers in a humid basin[J]. Journal of Hydrology，531：1129-1140.

Franz TE，Wahbi A，Vreugdenhil M，et al.，2016. Using cosmic-ray neutron probes to monitor landscape scale soil water content in mixed land use agricultural systems[J]. Applied & Environmental Soil Science，1-11.

Fu B，Chen L，Ma K，et al.，2000. The relationship between land use and soil conditions in the hilly area of Loess Plateau in Northern Shanxi[J]. Catena，39：69-78.

G M Armstrong，L M Rohrbaugh，E L Rice，et al.，1971. Preliminary studies on the effect of deficiency in potassium or magnesium on concentration of chlorogenic acid and scopolin in tobacco[J]. Proceedings of the Oklahoma Academy of Science，51：41-43.

Ghani A A，Othman M A，Foo K Y，et al.，2015. Effect of Minimum Inter Event Time on Water Quality Capture Volume [C]//；City.

Gholami A，Darbandi N，2011. Estimating basic infiltration and cumulative infiltration using artificial neural networks（ANN）[J]. Journal of Applied Environmental and Biological Sciences，1：320-324.

Hai Bin He，Hai Bin Wang，Chang Xun Feng，et al.，2012. Separation of allelopathy from resource competition using rice/barnyardgrass mixed-cultures[J]. Plos One，7（5）：1-6.

Huxman T，Snyder K，Tissue D，et al.，2004. Precipitation pulses and carbon fluxes in semiarid and arid ecosystems. Oecologia，141：254-268.

Jennifer A Lau，Kenneth P Puliafico，Joseph A Kopshever，et al.，2008. Inference of allelopathy is complicated by effects of activated carbon on plant growth[J]. New Phytologist，178：412-423.

Kim D G，Park S J，2008. Distribution of average rainfall event-depth for overflow risk-based design of detention storage basin（in Korean with English abstract）[J]. Journal of Korean Society of Water and Wastewater，22：15-22.

Laura M，Monica B B，2012. Variation of morphological and chemical traits of perennial grasses in arid ecosystems. Are these patterns influenced by the relative abundance of shrubs？[J]. Acta Oecologica，41（1）：39-45.

Li Q，Zhu Q，Zheng J，et al.，2015. Soil moisture response to rainfall in forestland and vegetable plot in Taihu Lake Basin，China[J]. Chinese Geographical Science，25：426-437.

Li Y，Cai T，Man X，et al.，2015. Canopy interception loss in a Pinus sylvestris var. mongolica forest of Northeast China[J]. Journal of Arid Land，7：831-840.

Liu S，Chadwick OA，Roberts DA，et al.，2011. Relationships between GPP，Satellite measures of greenness and canopy water content with soil moisture in mediterranean-climate grassland and oak savanna[J]. Applied & Environmental Soil Science，1667-1687.

Liu R，Zhu F，Steinberger Y，2015. Changes in ground-dwelling arthropod diversity related to the proximity of shrub cover in a desertified system[J]. Journal of Arid Environments，124：172-179.

Luu K T，Matches A G，Peters E J，1982. Allelopathic effects of Tall fescue on birdsfoottrefoil as influenced by N fertilization and seasonal changes[J]. Agronomy Journal，74（5）：805-808.

Magagi RD，Kerr YH，2001. Estimating surface soil moisture and soil roughness over semiarid areas from the use of the copolarization ratio[J]. Remote Sensing of Environment，75：432-445.

Medina-Cobo MT，García-Marín AP，Estévez J，et al.，2016. The identification of an appropriate Minimum Inter-event Time（MIT）based on multifractal characterization of rainfall data series[J]. Hydrological Processes，30，3507-3517.

Noborio，K，Mclnnes，K J，Heilman，et al.，1996. Measurements of Cumulative Infiltration and Wetting Front Location By Time Domain Reflectometry[J]. Soil Science，161：480-483.

Pathirana A，Herath S，Yamada T，2003. Estimating rainfall distributions at high temporal resolutions using a multifractal model[J]. Hydrology & Earth System Sciences & Discussions，7：668-679.

Puri S，Stephen H，Ahmad S，2011. Relating TRMM precipitation radar land surface backscatter response to soil moisture in the Southern United States[J]. Journal of Hydrology，402：115-125.

Rötzer K，Montzka C，Bogena H，et al.，2014. Catchment scale validation of SMOS and ASCAT soil moisture products using hydrological modeling and temporal stability analysis[J]. Journal of Hydrology，519：934-946.

Schwinning S，Sala OE，2004. Hierarchy of responses to resource pulses in arid and semi-arid ecosystems[J]. Oecologia，141：211-220.

Timm LC，2010. Impacts of land-use pattern on soil water-content variability on the Loess Plateau of China[J]. Acta Agriculturae Scandinavica，Section B — Soil & Plant Science，60：369-380.

Wang CY，Liu J，Xiao HG，et al.，2017. Nitrogen deposition influences the allelopathic effect of an invasive plant on the reproduction of a native plant：solidago canadensis versus pterocypsela laciniata[J]. Polish Journal of Ecology，65（1）：87-96.

Wang XP，Cui Y，Pan YX，et al.，2008. Effects of rainfall characteristics on infiltration and redistribution patterns in revegetation-stabilized desert ecosystems[J]. Journal of Hydrology，358：134-143.

Wang S，Fu B，Gao G，et al.，2013. Responses of soil moisture in different land cover types to rainfall events in a re-vegetation catchment area of the Loess Plateau，China[J]. Catena，101：122-128.

Wang Y，Hu W，Zhu Y，et al.，2015. Vertical distribution and temporal stability of soil water in 21-m profiles under different land uses on the Loess Plateau in China[J]. Journal of Hydrology，527：543-554.

Wang S，Wei M，Wu B，et al.，2020. Combined nitrogen deposition and Cd stress antagonistically affect the allelopathy of invasive alien species Canada goldenrod on the cultivated crop lettuce[J]. Scientia Horticulturae，261：1-8.

Yao SX，Zhao CC，Zhang TH，et al.，2013. Response of the soil water content of mobile dunes to precipitation patterns in Inner Mongolia，northern China[J]. Journal of Arid Environments，97：92-98.

Zhang YW，Shangguan ZP，2016. The change of soil water storage in three land use types after 10 years on the Loess Plateau[J]. Catena，147：87-95.

Zhang X，Zhao W，Liu Y，et al.，2016. The relationships between grasslands and soil moisture on the Loess Plateau of China：A review. Catena，145：56-67.

Zhou J，Fu B，Gao G，et al.，2015. Temporal stability of surface soil moisture of different vegetation types in the Loess Plateau of China[J]. Catena，128：1-15.

Zhou L，Yong C，2014. Exploring the potential of community-based grassland management in Yanchi County of Ningxia Hui Autonomous Region，China：an application of the SWOT-AHP method[J]. Environmental Earth Sciences，72：1811-1820.

OKI T，KANAE S，2006. Global hydrological cycles and world water resources[J]. Science，313（5790）：1068-1072.

曾淼，2016. 柠条锦鸡儿叶浸提液对 4 种冰草化感作用的初步研究[J]. 水土保持研究，23（3）：321-327.

柴强，黄高宝，2008. 不同供氮水平下间甲酚对玉米的化感作用[J]. 中国生态农业学报，16（4）：883-886.

陈林，杨新国，宋乃平，等，2016. 中间锦鸡儿根水浸提液对 7 种灌草的化感作用及其化学成分分析[J]. 浙江大学学报（农业与生命科学版），42（2）：150-162.

陈敏玲，张兵伟，任婷婷，等，2016. 内蒙古半干旱草原土壤水分对降水格局变化的响应[J]. 植物生态学报，40（7）：658-668.

樊江文，钟华平，梁飚，等，2003. 在不同压力和干扰条件下黑麦草与其他 6 种植物的竞争研究[J]. 植物生态学报，27（4）：522-530.

付为国，李萍萍，卞新民，等，2006. 镇江内江河漫滩草地植物群落演替过程中优势种间的竞争特性[J]. 中国草地学报，28（6）：24-28.

高姗，2014. 毛乌素沙地东南部优势灌木半灌木种间化感作用研究[D]. 杨凌：西北农林科技大学，I.
郭伟，潘星极，孙备，等，2011. 不同氮素条件下稗草生物量生殖分配及生殖分株数量特征[J]. 吉林农业大学学报，33（5）：478-484.
贺润平，2007. 柠条甘草种间关系研究[D]. 北京：北京林业大学，I.
黄菊莹，余海龙，2016. 四种荒漠草原植物的生长对不同氮添加水平的响应[J]. 植物生态学报，40（2）：165-176.
冀照君，袁晓霞，穆莎茉莉，等，2019. 锦鸡儿属植物根瘤菌生物地理分布研究进展[J]. 内蒙古民族大学学报（自然科学版），34（5）：421-423，460.
姜野，2017. 干旱胁迫和氮素添加对不同土壤基质少花蒺藜草生理生态特性的影响[D]. 沈阳：辽宁大学：10.
李鹏程，董合林，刘爱忠，等，2015. 施氮量对棉花功能叶片生理特性、氮素利用效率及产量的影响[J]. 植物营养与肥料学报，21（1）：81-91.
李新乐，吴波，张建平，等，2019. 白刺沙包浅层土壤水分动态及其对不同降雨量的响应[J]. 生态学报，39（15）：5701-5708.
鲁萍，干珠扎布，梁慧，等，2011. 不同供氮水平下反枝苋的化感作用与资源竞争能力[J]. 生态学杂志，30（8）：1590-1597.
吕刚，傅昕阳，李叶鑫，等，2017. 海州露天煤矿排土场复垦区不同土地利用类型土壤入渗特征[J]. 水土保持学报，31：123-128.
马春晖，韩建国，李鸿祥，等，1999. 冬牧 70 黑麦+箭舌豌豆混播草地生物量、品质及种间竞争的动态研究[J]. 草业学报，8（4）：56-64.
秦树高，2011. 柠条林草带状复合系统地下竞争关系研究[D]. 北京：北京林业大学：68.
邱扬，傅伯杰，王军，等，2000. 黄土丘陵小流域土壤水分时空分异与环境关系的数量分析[J]. 生态学报，20（5）：741-747.
邱扬，傅伯杰，王军，等，2007. 土壤水分时空变异及其与环境因子的关系[J]. 生态学杂志，26（1）：100-107.
苏洁琼，李新荣，鲍婧婷，2015. 温性荒漠草原不同功能型草本植物对氮沉降的响应[J]. 兰州大学学报（自然科学版），51（5）：683-689.
孙志蓉，2004. 甘草柠条混生作用机制及其对药材质量的影响[D]. 北京：北京林业大学：1-2.
沈荔花，郭琼霞，熊君，等，2008. 不同供氮水平下加拿大一枝黄花的化感作用与资源竞争分析[J]. 中国生态农业学报，16（4）：900-904.
王微，2011. 禾本科草坪草种间竞争研究[J]. 湖北农业科学，50（8）：1624-1627.
吴秀华，胡庭兴，杨万勤，等，2012. 巨桉凋落叶分解对菊苣生长及光合特性的影响[J]. 应用生态学报，23（1）：1-8.

锡文林，张仁平，2009. 混播比例和刈割期对混播草地产草量及种间竞争的影响[J]. 中国草地学报，31（4）：36-40.

熊君，林文雄，周军建，等，2005. 不同供氮条件下水稻的化感抑草作用与资源竞争分析[J]. 应用生态学报，16（5）：885-889.

胥耀平，2006. 植物相邻关系中的化感作用研究[D]. 杨凌：西北农林科技大学.

杨磊，张涵丹，陈利顶，2018. 黄土宽梁缓坡丘陵区次降雨对土壤水分补给效率与阈值研究[J]. 中国科学：地球科学，48：457-466.

翟德苹，2015. 荒漠草原柠条-苜蓿人工复合系统种间关系研究[D]. 银川：宁夏大学：1.

张浩，王新平，张亚峰，等，2015. 干旱荒漠区不同生活型植物生长对降雨量变化的响应[J]. 生态学杂志，34（7）：1847-1853.

张强，2005. 甘草柠条间化感作用的组织培养法研究[D]. 北京：北京林业大学，I.

赵浩波，任卫波，于秀敏，等，2020. 不同氮素水平对羊草形态及生理指标的影响[J]. 中国草地学报，42（3）：15-20.

左胜鹏，王会梅，马永清，等，2009. 刈割扰动下半干旱区豆科牧草种间关系的反应[J]. 草业学报，18（5）：150-159.

第 8 章 中间锦鸡儿代谢物质的分离和鉴定

8.1 不同器官潜在化感物质的分离和鉴定

8.1.1 材料与方法

GC 条件，色谱柱：Agilent DB-5 ms；升温程序：初始温度 60℃，保持 5 min，以 15℃/min 的速率升至 270℃，保持 8 min；载气：氦。MS 条件，电离方式为 EI；电子轰击源轰击电压：70 eV；离子源温度：220℃；传输线温度：270℃；扫面质量范围：30～400 aum。采用 NIST2011 谱图库通过色谱保留时间进行定性。采用峰面积表示各组分的相对含量，相对含量（%）指在 GC-MS 分析中各组分峰面积占总峰面积的比例。

8.1.2 中间锦鸡儿不同器官水浸提液的 GC-MS 分析

中间锦鸡儿根水浸提液的 GC-MS 分析结果如表 8-1 所示，鉴定出 20 种化合物，包括醇、酮、醚、酯、萜类、有机酸、卤代烷以及含氮化合物 8 类物质。首先以醇类最多，有 5 种，含量也最高，达 30.68%。其次为有机酸，共 4 种，含量为 8.03%。含氮化合物也有 4 种，含量为 6.51%。酮和萜类各有 2 种，含量分别为 0.59%和 0.47%。醚、酯及卤代烷各有 1 种，含量分别为 0.26%、0.03%、0.04%。

表 8-1　中间锦鸡儿根水浸提液的化学成分

序号	保存时间/min	化合物名称	分子式	分子量	相对含量/%	分子结构（图）
1	3.53	3-羟基-2-丁酮 3-Hydroxy-2-butanone	$C_4H_8O_2$	88	0.23	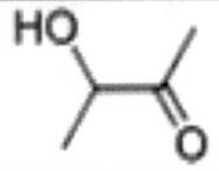
2	3.82	1,2-丙二醇 1,2-Propanediol	$C_3H_8O_2$	76	0.36	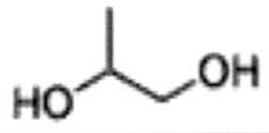
3	4.57	2,3-丁二醇 2,3-Butanediol	$C_4H_{10}O_2$	90	29.60	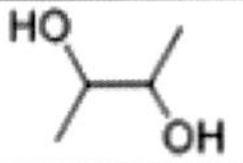
4	5.37	2,5,8,11,14-五氧杂-16-十六烷醇 2,5,8,11,14-Pentaoxahexadecan-16-ol	$C_{11}H_{24}O_6$	252	0.06	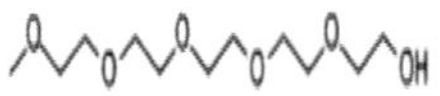
5	6.17	L-乳酸 L（+）-Lactic acid	$C_3H_6O_3$	90	5.50	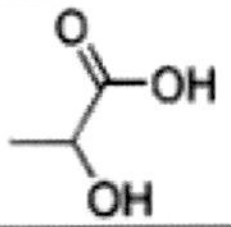
6	6.49	仲丁醇 *sec*-Butanol	$C_4H_{10}O$	74	0.12	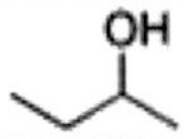
7	8.19	己酸 Hexanoic acid	$C_6H_{12}O_2$	116	0.94	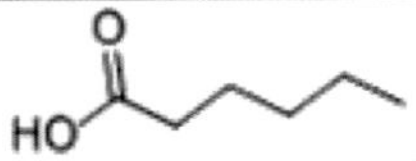
8	9.47	DL-高丝氨酸 DL-Homoserine	$C_4H_9NO_3$	119	4.73	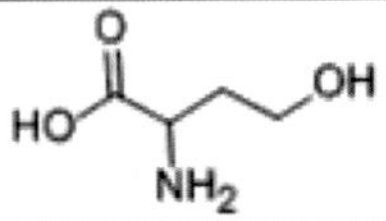
9	10.51	肼基甲酸苄酯 Carbobenzoxyhydrazide	$C_8H_{10}N_2O_2$	166	0.16	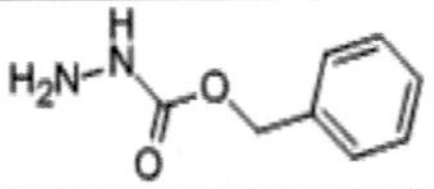
10	10.81	溴代环己烷 Cyclohexyl bromide	$C_6H_{11}Br$	162	0.04	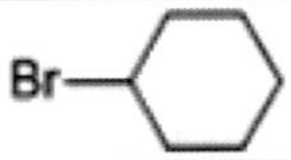
11	11.77	1,3-二氢异苯并呋喃 Phthalan	C_8H_8O	120	0.26	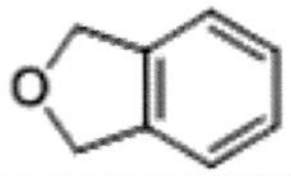
12	12.34	甲基辛基甲酮 2-Decanone	$C_{10}H_{20}O$	156	0.36	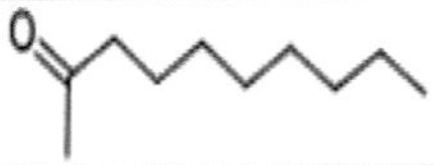
13	12.63	蓖麻油酸 Ricinoleic acid	$C_{18}H_{34}O_3$	298	0.17	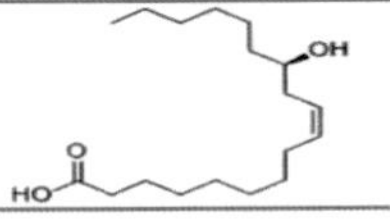
14	13.76	1-十四醇 1-Tetradecanol	$C_{14}H_{30}O$	214	0.54	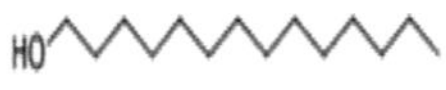

序号	保存时间/min	化合物名称	分子式	分子量	相对含量/%	分子结构（图）
15	14.33	环氧异长叶烯 4,4,8,8-tetramethyloctahydro-4a, 7-methanonaphtho[1,8a-b]oxirene	$C_{15}H_{24}O$	220	0.45	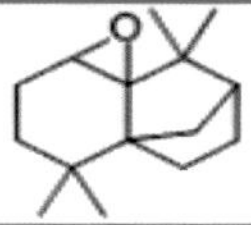
16	15.32	*N,N*-双（2-羟乙基）-2-氨基乙磺酸 *N,N*-Bis（2-hydroxyethyl）-2-aminoethanesulfonic acid	$C_6H_{15}NO_5S$	213	0.81	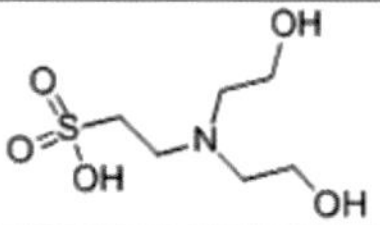
17	15.38	赤霉素 Gibberellic acid	$C_{19}H_{22}O_6$	346	0.02	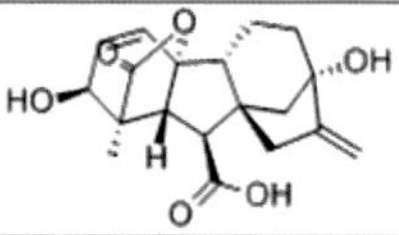
18	15.50	3-甲基异喹啉 3-Methylisoquinoline	$C_{10}H_9N$	143	0.81	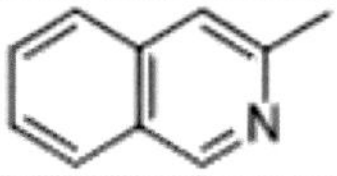
19	16.96	10-十一烯酸 Undecenoic acid	$C_{11}H_{20}O_2$	184	1.42	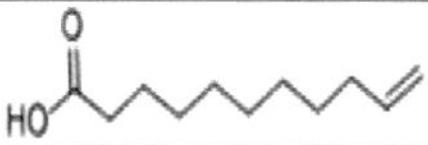
20	17.17	氧杂环十二烷-2-酮 oxacyclododecan-2-one	$C_{11}H_{20}O_2$	184	0.03	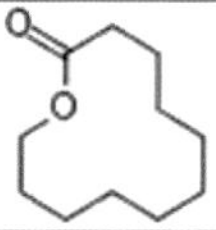

中间锦鸡儿茎水浸提液的 GC-MS 分析结果如表 8-2 所示，鉴定出 15 种化合物，包括醇、醛、酮、酯、酚类、萜类、有机酸以及含氮化合物 8 类物质。其中酚类和含氮化合物种类最多，各有 3 种，但含氮化合物含量占 9%，而酚类化合物含量仅为 0.22%；有机酸虽然仅有 1 种，但含量最高，达 14.44%；醇类含量次之，为 9.48%，仅有 2 种；萜类化合物有 2 种，含量为 0.58%；醛有 2 种，含量为 0.31%；酮、酯各含 1 种化合物，含量分别为 0.02%、0.21%。

表 8-2　中间锦鸡儿茎水浸提液的化学成分

序号	保存时间/min	化合物名称	分子式	分子量	相对含量/%	分子结构（图）
1	3.78	1,2-丙二醇 1,2-Propanediol	$C_3H_8O_2$	76	0.25	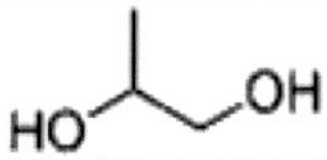
2	4.53	2,3-丁二醇 2,3-Butanediol	$C_4H_{10}O_2$	90	9.23	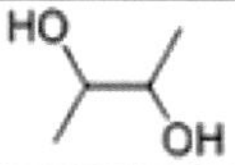

序号	保存时间/min	化合物名称	分子式	分子量	相对含量/%	分子结构（图）
3	6.20	L-乳酸 L（+）-Lactic acid	$C_3H_6O_3$	90	14.44	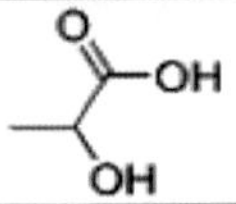
4	9.51	DL-高丝氨酸 DL-Homoserine	$C_4H_9NO_3$	119	0.23	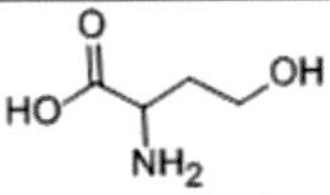
5	12.35	甲基辛基甲酮 2-Decanone	$C_{10}H_{20}O$	156	0.02	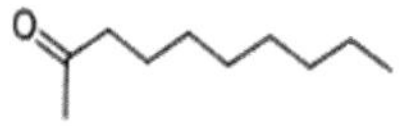
6	12.63	醋酸泼尼松龙 Prednisolone-21-acetate	$C_{23}H_{30}O_6$	402	0.03	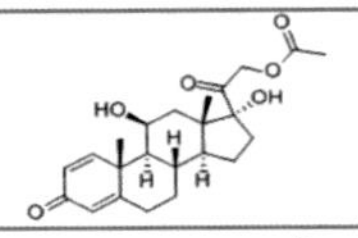
7	12.93	4-叔丁基苯酚 4-tert-Butylphenol	$C_{10}H_{14}O$	150	0.15	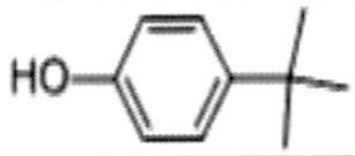
8	13.22	壬醛 1-Nonanal	$C_9H_{18}O$	142	0.27	
9	13.70	丙酮氰醇 Acetone cyanohydrin	C_4H_7NO	85	8.22	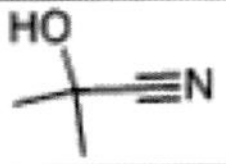
10	14.33	2-（4-甲基环己-3-烯-1-基）丙醛 alpha,4-dimethylcyclohex- 3-ene-1-acetaldehyde	$C_{10}H_{16}O$	152	0.04	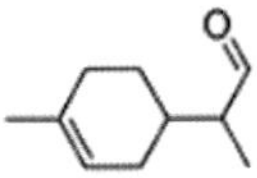
11	15.62	*N,N*-双（2-羟乙基）-2-氨基乙磺酸 *N,N*-Bis（2-hydroxyethyl）- 2-aminoethanesulfonic acid	$C_6H_{15}NO_5S$	213	0.55	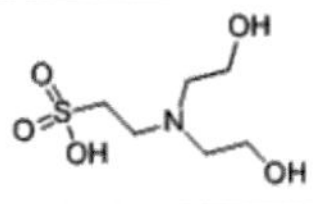
12	17.17	氧杂环十二烷-2-酮 oxacyclododecan-2-one	$C_{11}H_{20}O_2$	184	0.21	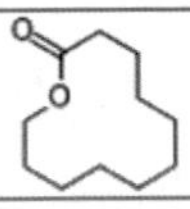
13	18.15	环氧异长叶烯 4,4,8,8-tetramethyloctahydro-4a, 7-methanonaphtho[1,8a-b]oxirene	$C_{15}H_{24}O$	220	0.52	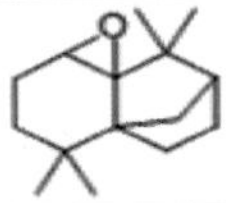
14	18.64	洋地黄毒甙 DIGITOXIN	$C_{41}H_{64}O_{13}$	764	0.04	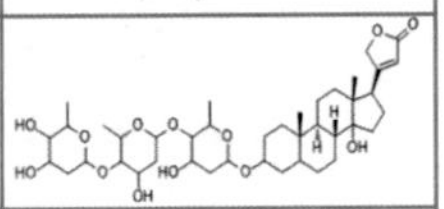
15	18.97	视黄醛 Retinal	$C_{20}H_{28}O$	284	0.06	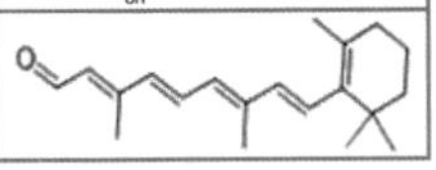

从表 8-3 GC-MS 分析结果可知，中间锦鸡儿叶水浸提液共鉴定出 18 种化合物，包括醇、酮、酯、烃类、萜类、有机酸以及含氮化合物 7 类物质。其中烃类有 3 种，含量最高为 63.11%；酯类的种类最多，有 6 种；其次为醇，有 5 种，醇含量占 12.84%；酯类含量为 5.38%；酮、有机酸、萜类以及含氮化合物各有 1 种，含量分别为 0.36%、1.09%、1.15%、0.53%。

表 8-3　中间锦鸡儿叶水浸提液的化学成分

序号	保存时间/min	化合物名称	分子式	分子量	相对含量/%	分子结构（图）
1	4.37	2,3-丁二醇 2,3-Butanediol	$C_4H_{10}O_2$	90	10.02	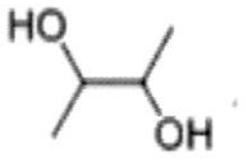
2	6.00	L-乳酸 L（+）-Lactic acid	$C_3H_6O_3$	90	1.09	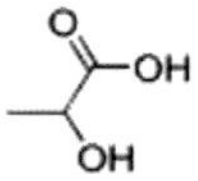
3	9.02	3-甲基戊-2-烯-1,5-二醇 3-methylpent-2-ene-1,5-diol	$C_6H_{12}O_2$	116	0.26	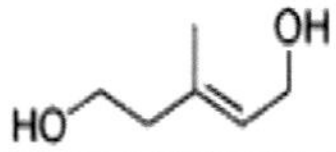
4	11.55	2-［（三甲基甲硅烷基）氧代］十六碳-6-烯酸酯 2-Trimethylsiloxy-6-hexadecenoic acid, methyl ester	$C_{20}H_{40}O_3Si$	356	0.34	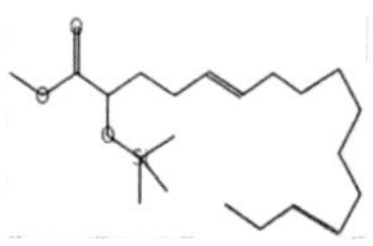
5	12.90	2,2,8,8-四甲基-3,7-二氧杂-2,8-二硅杂壬烷-5-基十八碳-9,12,15-三烯酸酯 （9Z,12Z,15Z）-9,12,15-Octadecatrienoic acid 2-trimethylsilyloxy-1-［（trimethylsilyloxy）methyl］ethyl ester	$C_{27}H_{52}O_4Si_2$	496	0.29	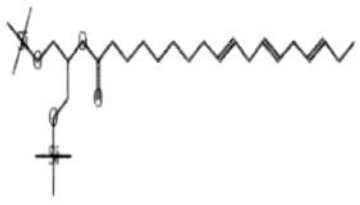
6	14.10	（3E）-4-（3-羟基-2,2,6-三甲基-7-氧杂二环［4.1.0］庚-1-基）丁-3-烯-2-酮 （3E）-4-（3-hydroxy-2,2,6-trimethyl-7-oxabicyclo［4.1.0］hept-1-yl）but-3-en-2-one	$C_{13}H_{20}O_3$	224	0.36	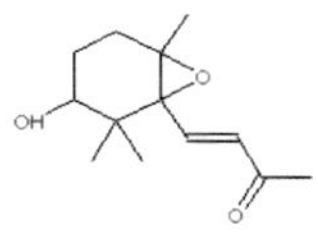
7	14.30	3-乙烯基-3-甲基-6-（丙烷-2-基）-2-（丙-1-烯-2-基）环己醇 3-ethenyl-3-methyl-6-（propan-2-yl）-2-（prop-1-en-2-yl）cyclohexanol	$C_{15}H_{26}O$	222	0.33	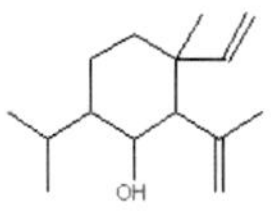

序号	保存时间/min	化合物名称	分子式	分子量	相对含量/%	分子结构（图）
8	14.58	2,6,10,10-四甲基-1-氧杂螺［4.5］癸烷-6-醇 2,6,10,10-tetramethyl-1-oxaspiro ［4.5］decan-6-ol	$C_{13}H_{24}O_2$	212	1.53	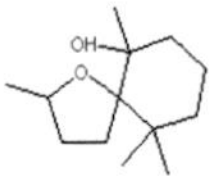
9	14.98	二氧化萜二烯 1,2：8,9- Diepoxy-p-menthane	$C_{10}H_{16}O_2$	168	1.15	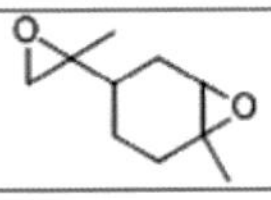
10	15.53	（2Z,6E）-10,11-二羟基-3,7,11-三甲基十二碳-2,6-二烯-1-基乙酸酯 （2Z,6E）-10,11-dihydroxy- 3,7,11-trimethyldodeca-2,6-dien-1-yl acetate	$C_{17}H_{30}O_4$	298	0.46	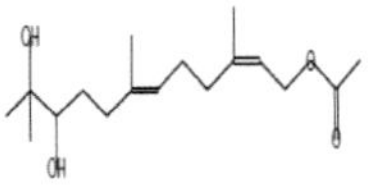
11	15.75	2,4-二羟基-3,3-二甲基-*N*-［3-羰基-3-（{2-［（十三碳-1-炔-1-氧基）硫烷基］乙基}氨基）丙基］丁酰胺 2,4-dihydroxy-3,3-dimethyl-*N*-［3-oxo-3-（{2-[（tridec-1-yn-1-yloxy）sulfanyl]ethyl}amino）propyl］butanamide	$C_{25}H_{44}N_2O_5S$	484	0.53	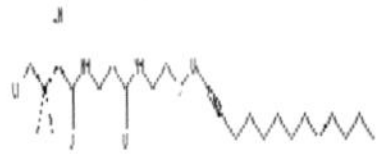
12	15.82	1,54-二溴五十四烷 1,54-dibromotetrapentacontane	$C_{54}H_{108}Br_2$	914	1.02	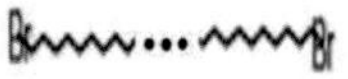
13	16.07	正二十七烷 Heptacosane	$C_{27}H_{56}$	380	2.37	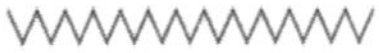
14	16.99	乙基 3,7,12-三羟基胆烷-24-酸酯 ethyl 3,7,12 -trihydroxycholan-24-oate	$C_{26}H_{44}O_5$	436	3.45	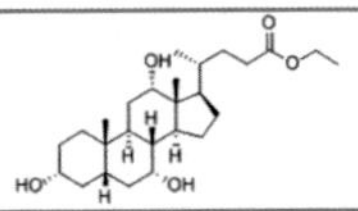
15	18.05	十八烷基戊基亚硫酸酯 octadecyl pentyl sulfite	$C_{23}H_{48}O_3S$	404	0.42	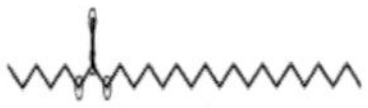
16	18.08	2-（十八烷氧基）乙醇 2-（Octadecyloxy）ethanol	$C_{20}H_{42}O_2$	314	0.70	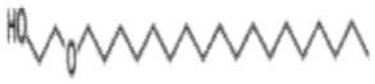
17	18.15	五氟丙酸三十八烷酯 octatriacontylpentafluoropropanoate	$C_{41}H_{77}F_5O_2$	696	0.42	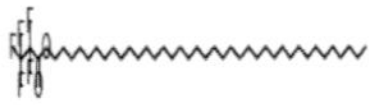
18	19.73	（3E,5Z）-6-叔-丁基-2,2,9,9-四甲基癸-3,5-二烯-7-炔 （3E,5Z）-6-tert-butyl-2,2,9,9-tetramethyldeca-3,5-dien-7-yne	$C_{18}H_{30}$	246	59.72	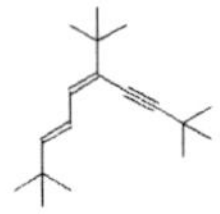

8.2 灌丛根部土壤潜在化感物质的分离和鉴定

8.2.1 材料与方法

化感成分分析土壤采集：对中间锦鸡儿根部枯落物及土壤进行取样，从枯落物层开始，依次经过 0～5 cm、5～10 cm、10～20 cm、20～40 cm、40～60 cm、60～100 cm，共七层。带回实验室以备用于化感成分的分离鉴定。

土壤浸提液制备同上述植物样浸提母液。土壤浸提样与植物浸提样采用气相色谱质谱联用仪（Thermo ISQ LT GC-MS）测定其物质成分及含量。

GC 条件，色谱柱：Agilent DB-5 ms；升温程序：初始温度 60℃，保持 5 min，以 15℃/min 的速率升至 270℃，保持 8 min；载气：氦。MS 条件，电离方式：EI；电子轰击源轰击电压：70 eV；离子源温度：220℃；传输线温度：270℃；扫面质量范围：30～400 amu。采用 NIST 2011 谱图库通过色谱保留时间进行定性。采用峰面积表示各组分的相对含量，相对含量（%）指在 GC-MS 分析中各组分峰面积占总峰面积的比例。

8.2.2 灌丛根部土壤化感物质的分离鉴定

灌丛根部不同深度土壤浸提液的 GC-MS 分析结果如表 8-4 所示，共有 45 种化合物。其中枯落物层有 12 种，0～5 cm 土层鉴定出 8 种，5～10 cm 土层鉴定出 6 种，10～20 cm 土层鉴定出 7 种，20～40 cm 土层鉴定出 10 种，40～60 cm 土层鉴定出 9 种，60～100 cm 土层鉴定出 11 种。在这些化合物中，以含硅化合物种类为最多。其中硅氧烷（聚硅醚）有 8 种，硅醚有 3 种，含氮化合物有 8 种，酯类和烷烃各有 6 种，酚类有 9 种，醚有 3 种。含硫化合物也相对较多，有 4 种，其中硫醚（噻吩）、硫醇、亚砜各有 1 种；另外有机酸、醛各含 1 种。所有化合物中以油酸酰胺和硬脂酸甲酯的相对含量最大。

表 8-4　灌丛根部土壤水浸提液的化学成分

序号	化合物名称	分子式	分子量	分子结构图	枯落物层	0～5 cm	5～10 cm	10～20 cm	20～40 cm	40～60 cm	60～100 cm
1	右旋环氧氯丙烷 （S）(+) Epichlorohydrin	C_3H_5ClO	92	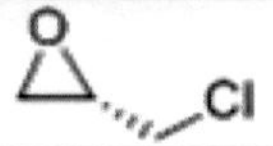	—	—	—	—	—	—	1.86
2	环氧氯丙烷 Epichlorohydrin	C_3H_5ClO	92	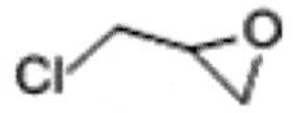	—	—	—	13.02	—	—	—
3	异辛硫醇 2-Ethyl-1-hexanethiol	$C_8H_{18}S$	146	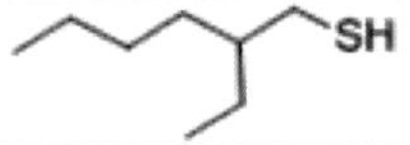	0.82	—	—	—	—	—	—
4	2,2-二甲氧基丁烷 2,2-Dimethoxybutane	$C_6H_{14}O_2$	118	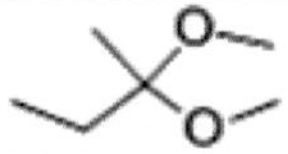	—	—	—	—	0.53	—	—
5	油酸 Oleic acid	$C_{18}H_{34}O_2$	282	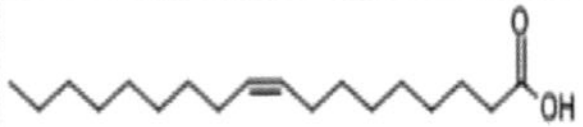	—	—	—	—	—	3.00	—
6	四甲氧基硅烷 Tetramethyl orthosilicate	$C_4H_{12}O_4Si$	152	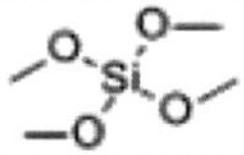	—	—	—	—	1.75	—	—
7	甲基对甲苯亚砜 Methyl 4-methylphenylsulfoxide	$C_8H_{10}OS$	154	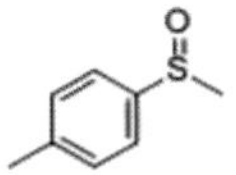	—	—	—	6.31	—	—	—
8	2,5-二甲基-3-乙酰基噻吩 3-Acetyl-2,5- dimethylthiophene	$C_8H_{10}OS$	154	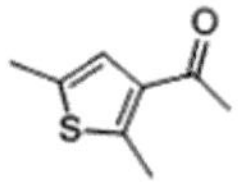	—	—	—	—	38.69	—	—
9	苯酚 Phenol	C_6H_6O	94	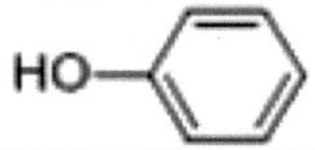	24.37	—	—	—	—	—	—

序号	化合物名称	分子式	分子量	分子结构图	枯落物层	0～5 cm	5～10 cm	10～20 cm	20～40 cm	40～60 cm	60～100 cm
10	八甲基环四硅氧烷 Octamethylcyclotetrasiloxane	$C_8H_{24}O_4Si_4$	296	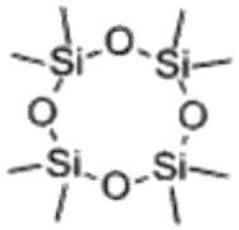	—	10.39	—	—	—	—	—
11	3,7-二甲基十一烷 3,7-Dimethylundecane	$C_{13}H_{28}$	184	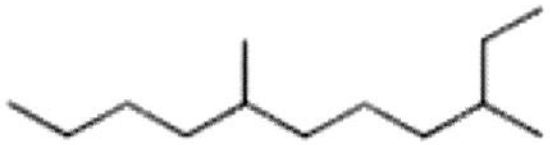	0.85	—	—	—	—	—	—
12	（2E）-丁-2-烯-1-基（甲氧基）甲基（苯基）硅烷 （2E）-2-Butenyl（methoxy）methyl（phenyl）silane	$C_{12}H_{18}OSi$	206	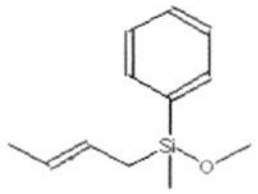	—	—	3.79	4.37	1.09	—	—
13	十甲基环五硅氧烷 Decamethylcyclopentasiloxane	$C_{10}H_{30}O_5Si_5$	370	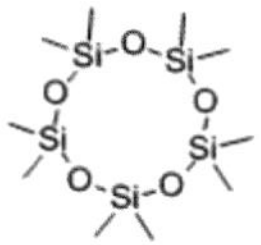	—	24.04	—	—	—	—	—
14	甲基环己基二甲氧基硅烷 Cyclohexyldimethoxy methylsilane	$C_9H_{20}O_2Si$	188	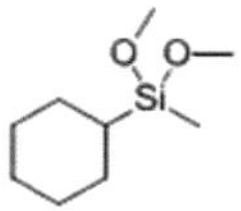	1.51	—	—	—	—	—	—
15	4,7-二甲基十一烷 4,7-Dimethylundecane	$C_{13}H_{28}$	184	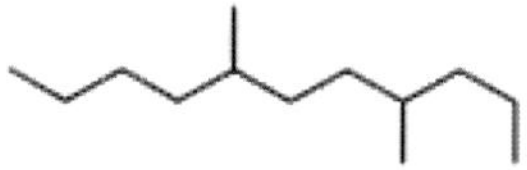	0.58	—	—	—	—	—	—
16	4,6-二甲基十二烷 4,6-Dimethyldodecane	$C_{14}H_{30}$	198	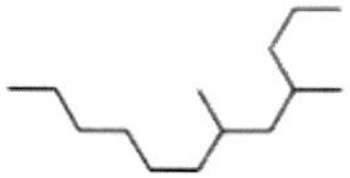	1.36	—	—	—	—	—	—

序号	化合物名称	分子式	分子量	分子结构图	枯落物层	0～5 cm	5～10 cm	10～20 cm	20～40 cm	40～60 cm	60～100 cm
17	十二甲基环六硅氧烷 Dodecamethylcyclo hexasiloxane	$C_{12}H_{36}O_6Si_6$	444	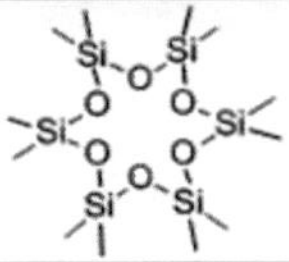	—	7.60	—	—	—	—	—
18	二（三甲基甲硅烷基）劳拉西泮 Bis（trimethylsilyl）lorazepam	$C_{21}H_{26}Cl_2N_2O_2Si_2$	464	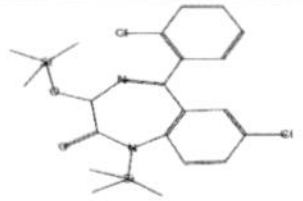	—	—	—	—	0.88	—	—
19	正二十烷 Eicosane	$C_{20}H_{42}$	282	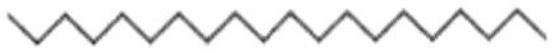	2.48	—	—	—	—	—	—
20	1,1,1,5,5,5-hexamethyl-3-［（trimethylsilyl）oxy］trisiloxan-3-yl propan-2-yl bis（trimethylsilyl） orthosilicate	$C_{18}H_{52}O_7Si_7$	576	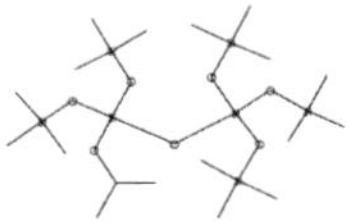	—	6.13	1.18	—	0.58	—	—
21	2,4-二叔丁基苯酚 2,4-Di-tert-butylphenol	$C_{14}H_{22}O$	206	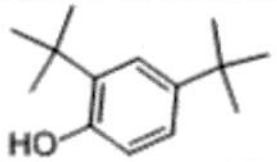	2.93	18.56	—	—	3.06	—	5.06
22	3,5-二叔丁基苯酚 Phenol,3,5-bis（1,1-dimethylethyl）-	$C_{14}H_{22}O$	206	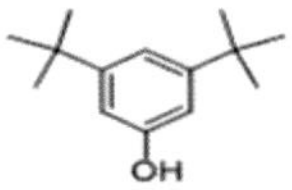	—	—	2.73	—	—	1.36	—
23	3-磺丙基十二烷基二甲基甜菜碱 3-（*N*,*N*-Dimethyllaury lammonio）propanesulfonate	$C_{17}H_{37}NO_3S$	335	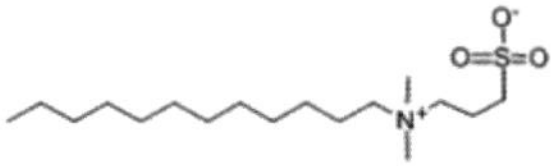	—	—	—	37.00	—	—	—
24	3-氨基-1-丙醇 3-Aminopropanol	C_3H_9NO	75		—	—	—	—	—	2.29	—

序号	化合物名称	分子式	分子量	分子结构图	枯落物层	0～5 cm	5～10 cm	10～20 cm	20～40 cm	40～60 cm	60～100 cm
25	2,7,10-三甲基十二烷 2,7,10-Trimethyldodecane	$C_{15}H_{32}$	212	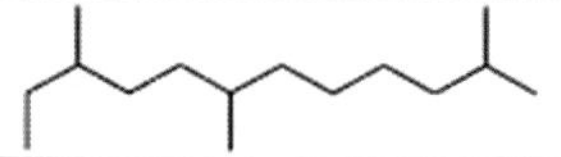	1.14	—	—	—	—	—	—
26	三甲基甲硅烷基［（三甲基甲硅烷基）硫烷基］乙酸酯 Trimethylsilyl［（trimethylsilyl）sulfanyl］acetate	$C_8H_{20}O_2SSi_2$	236	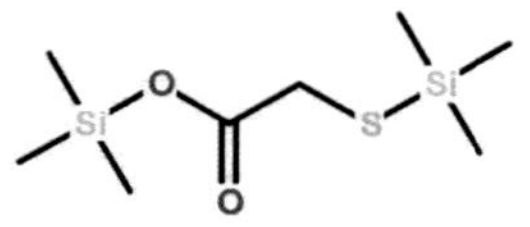	—	—	—	5.79	—	—	—
27	十四甲基二氢七硅氧烷 1,1,3,3,5,5,7,7,9,9,11,11,13,13-tetradecamethylheptasiloxane	$C_{14}H_{44}O_6Si_7$	504	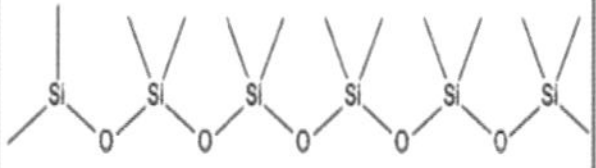	—	—	—	—	—	1.31	5.94
28	7,9-二叔-丁基-1-氧杂螺［4.5］癸-6,9-二烯-2,8-二酮 7,9-ditert-butyl-1-oxaspiro［4.5］deca-6,9-diene-2,8-dione	$C_{17}H_{24}O_3$	276	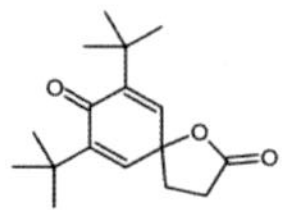	1.62	—	—	—	—	—	—
29	棕榈酸甲酯 Methyl hexadecanoate	$C_{17}H_{34}O_2$	270	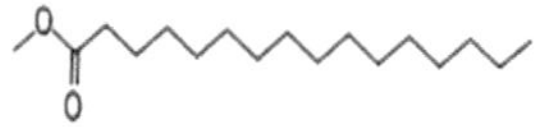	—	—	28.02	—	—	—	—
30	十二甲基二氢六硅氧烷 1,1,3,3,5,5,7,7,9,9,11,11-Dodecamethylhexasiloxane	$C_{12}H_{38}O_5Si_6$	430	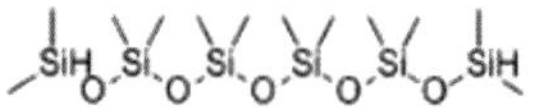	—	—	—	—	—	1.08	—
31	十六烷基七硅氧烷 Hexadecamethylheptasiloxane	$C_{16}H_{48}O_6Si_7$	532	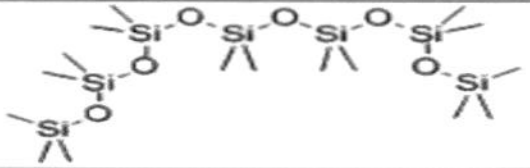	—	—	—	—	—	59.27	5.48
32	三甲基甲硅烷基 2,6-二［（三甲基甲硅烷基）氧代］苯酸 Trimethylsilyl,6-bis［（trimethylsilyl）oxy］benzoate	$C_{16}H_{30}O_4Si_3$	370	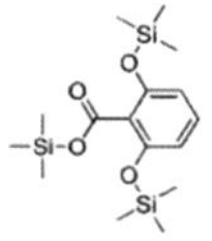	—	—	—	—	—	—	1.96

序号	化合物名称	分子式	分子量	分子结构图	枯落物层	0～5 cm	5～10 cm	10～20 cm	20～40 cm	40～60 cm	60～100 cm
33	*N,N*-二甲基十五烷-1-胺 *N,N*-Dimethyl-1-pentadecanamine	$C_{17}H_{37}N$	255	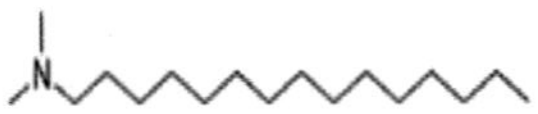	—	—	—	—	—	—	3.94
34	硬脂酸甲酯 Methyl stearate	$C_{19}H_{38}O_2$	298	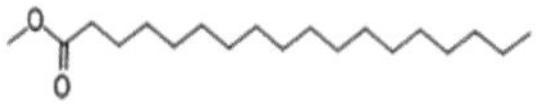	—	—	60.83	16.87	—	—	—
35	（2*S*）-*N,N'*-二甲基-3-苯基丙烷-1,2-二胺 1,2-Propanediamine,*N,N'*-dimethyl-3-phenyl-,（*S*）-	$C_{11}H_{18}N_2$	178	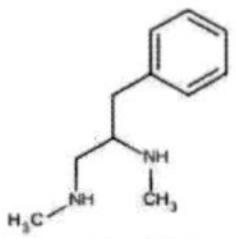	—	—	—	—	—	—	0.99
36	棕榈酰胺 Hexadecanamide	$C_{16}H_{33}NO$	255	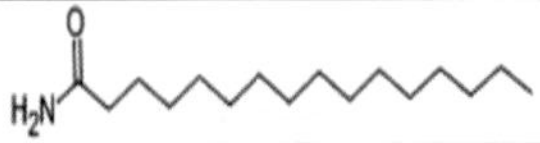	—	—	—	—	—	—	6.16
37	1-单亚油酰甘油三甲基甲硅烷基醚 1-Monolinoleoylglycerol trimethylsilyl ether	$C_{27}H_{54}O_4Si_2$	498	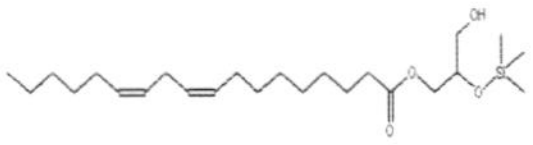	2.71	—	—	—	2.13	17.51	2.16
38	2-氯-5-氯甲基吡啶 2-Chloro-5-chloromethyl pyridine	$C_6H_5Cl_2N$	161	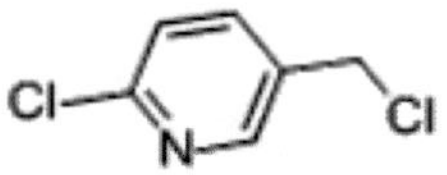	—	6.15	—	—	—	—	—
39	3-乙基-5-（2-乙基丁基）十八烷 3-Ethyl-5-（2'-ethylbutyl）octadecane	$C_{26}H_{54}$	366	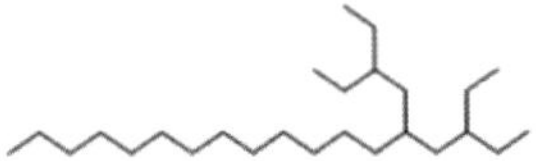	—	13.39	—	—	—	—	—
40	油酸酰胺 Oleamide	$C_{18}H_{35}NO$	281	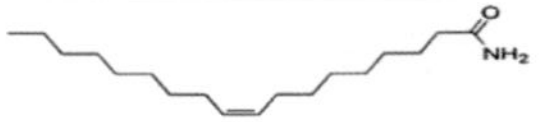	59.64	—	—	—	50.71	—	65.04

序号	化合物名称	分子式	分子量	分子结构图	枯落物层	0 ~ 5 cm	5 ~ 10 cm	10 ~ 20 cm	20 ~ 40 cm	40 ~ 60 cm	60 ~ 100 cm
41	2-（十八烷氧基）乙基十八烷酸 Stearic acid,2-（octadecyloxy）ethyl ester	$C_{38}H_{76}O_3$	580	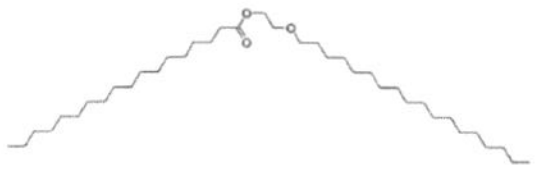	—	—	—	—	—	3.94	—
42	（5E,7E）-25-［（三甲基甲硅烷基）氧代］-9,10-裂胆甾-5,7,10-三烯-1,3-二醇（5Z,7E）-25-[（Trimethylsilyl）oxy］-9,10-secocholesta-5,7,10（19）-triene-1,3β-diol	$C_{30}H_{52}O_3Si$	488	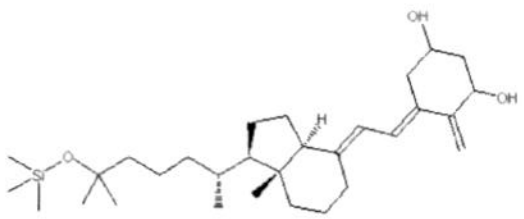	—	—	—	—	—	10.24	—
43	2-溴十八烷醛 2-Bromooctadecanal	$C_{18}H_{35}BrO$	346	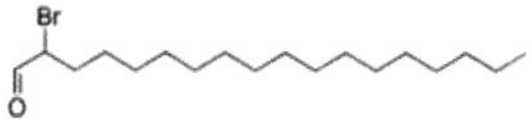	—	13.74	—	—	—	—	—
44	十六甲基二氢八硅氧烷 1,1,3,3,5,5,7,7,9,9,11,11,13,13,15,15-hexadecamethy loctasiloxane	$C_{16}H_{50}O_7Si_8$	578	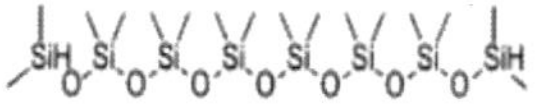	—	—	—	—	0.59	—	1.40
45	邻苯二甲酸二异辛酯 Diisooctyl phthalate	$C_{24}H_{38}O_4$	390	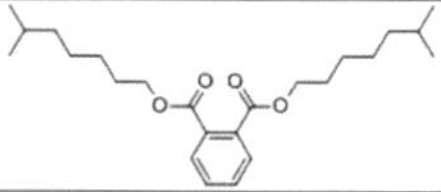	—	—	3.46	16.64	—	—	—

与植物中所出现的相同类别有醛、醚、酯、烷烃、酚类、有机酸及含氮化合物。另外还有大量含硅化合物，包括硅氧烷（聚硅醚）和硅醚，以及含硫化合物——硫醚（噻吩）、硫醇、亚砜。首先以含氮化合物的相对含量为最大，其次是含硅化合物。化感物质到达受体植物之前，要经过滞留、吸收、转换和迁移等过程（杨期等，2005），因此植物产生的化感物质在这些过程中会发生变化，最终发生结构的改变，重新组合成不同的结构相似的新化合物，从而对受体植物产生影响，且这些变化过程受土壤理化性质和土壤微生物的影响（王延平等，2010）。土壤中的生物与非生物因子对化合物的效应产生一定的限制、缓冲或催化作用（Inderjit，2003）。

参考文献

Inderjit，Ragan M，2003. Callaway. Experimental designs for the study of allelopathy[J]. Plant and Soil，256（1）：1-11.

王延平，王华田，2010. 植物根分泌的化感物质及其在土壤中的环境行为[J]. 土壤通报，41（2）：501-507.

杨期和，叶万辉，廖富林，等，2005. 植物化感物质对种子萌发的影响[J]. 生态学杂志，24（12）：1459-1465.

第 9 章 中间锦鸡儿资源化利用研究

9.1 中间锦鸡儿秸秆和地膜覆盖措施对玉米生长光合特性和水分利用效率的影响

玉米是重要的粮食作物（彭辉辉等，2015），大力发展玉米是确保我国今后粮食安全和饲料粮有效供给的途径之一，也是我国农业科学研究的重点和热点（卜令铎等，2010）。但我国玉米约有 2/3 种植在干旱半干旱地区，其对水分状况反应较为敏感，在生长期间极易出现由于干旱引起的水分胁迫，同时受水资源季节分配与作物生长需水关键期错位的影响，产量低而不稳，常年受旱面积高达 40%，减产幅度为 30%（王泽立等，1998），这已成为影响玉米生长发育和产量提高的第一限制因素和主要非生物限制因素。栽培技术能高效集雨并合理利用（Wang et al.，2011），其中覆盖技术是大面积推广的田间管理技术，能够蓄积土壤水并减少土壤水分蒸发，显著改善耕层土壤水热状况（Ding et al.，2006），是一项行之有效的农业节水抗旱增产措施。因此，研究在不同覆盖方式下作物生理变化特征及其机理，对寻求提高作物水分利用效率和抵御干旱灾害新途径有一定的积极意义（刘庚山等，2004）。

中间锦鸡儿作为防风固沙的主要植物，其萌芽更新能力强，在西北地区广为建植，据统计，在宁夏的天然和人工种植的中间锦鸡儿林面积超过了 60 万 hm^2，生物量超过 77 万 t（李淑君等，2014；温学飞等，2005）。对于多年生长的中间锦鸡儿，为防止其出现严重的木质化现象，以及养分和水分的输送能力越来越弱，定期平茬是其生命延续的主要技术措施（冯海萍等，2015）。有研究表明，中间锦鸡儿林的更新利用周期按 3 年计算，年均更新利用面积为 14.87 万 hm^2，年生产中间锦鸡儿将会达到 50 万～56 万 t（温学飞等，2005）。因此，中间锦鸡儿资源可再生、来源丰富，亟须后续产业的开发（孙婧等，2011）。但中间锦鸡儿秸秆通过覆盖还田的效果及其作用机制如何，目前相关研究较少。

本研究从不同覆盖措施出发，以旱地玉米为研究对象，初步研究了不同降雨年型下旱地玉米生长状况、光合作用和水分利用效率（叶片水平和产量水平）对不同覆盖措施的响应，揭示不同降雨条件及不同时期玉米生长状况、光合速率、蒸腾速率、气孔导度等参数以及叶片水分利用效率和产量水分利用效率的变化特征，为该区玉米抗旱节水生理研究提供参考依据，旨在为我国干旱半干旱地区完善玉米高产栽培技术措施、提高产量提供理论依据和技术支撑，对保障和提高玉米产量具有一定的意义。

9.1.1 材料与方法

9.1.1.1 研究区概况

试验在宁夏回族自治区盐池县皖记沟行政村（37°47′46″～37°53′31″N，107°24′54″～107°33′11″E）进行，位于盐池县城东北约 3 km，地貌为鄂尔多斯缓坡起伏高原。气候特点为干旱少雨，蒸发量大，冬春两季风大沙多，属典型的中温带大陆性气候，年日照时数为 2 862.6 h，作物一年一熟。试验地选择地势相对平坦，地力均匀一致的地块。土壤为风沙土，肥力较差，2013 年播种前土壤基础肥力和机械组成见文献（陈林等，2015）。2013 年生长季内（5 月 20 日—10 月 1 日）降雨量为 249.154 mm，占全年降雨量的 87.55%，且有几次较大的有效降雨，对玉米生长有利。在 8 月，降雨量仅为 19.55 mm，且只有一次 9.21 mm 的有效降雨，月平均气温达到了月平均最高值 23℃。2014 年生长季内（6 月 1 日—9 月 30 日）降雨量为 91.590 mm，而玉米生长的中后期降雨量仅为 23.9 mm，且多为＜5 mm 的小降雨事件。在生长季内气温无较大波动，且昼夜温差相对较大，有利于玉米生长和营养物质的积累。据统计，2013 年和 2014 年 5—10 月月平均气温均在 10℃以上，且播种至出苗日平均气温为 10～15℃，出苗至拔节为 14～22℃，拔节至抽雄为 22～25℃，抽雄至授粉为 24～29℃，授粉至成熟为 15～26℃。可以看出，在玉米的各个时期，气温适宜其生长发育。因此，该地区试验期内气温不是玉米生长的限制性因子。

9.1.1.2 试验设计

试验以甘农 118 玉米为研究材料，布设单膜平作（SFP）、双膜平作（DFP）、中间锦鸡儿秸秆粉沟覆平作（CPDP）和裸地（CK）4 个处理，其中 SFP 处理为小区面积内全部用地膜覆盖 1 层，DFP 处理为小区面积内全部用地膜覆盖 2 层，地膜均为青铜峡华龙塑料工业有限责任公司生产的聚乙烯农用覆盖薄膜（白色），厚度 0.01 mm、膜宽 90 cm。考虑到平作覆膜不利于降水入渗而导致减产（刘胜尧等，2014），以及由于地膜覆盖具有导热性差和不透气的缺点，会导致多种覆膜作物生长发育中后期出现不同程度的早衰现象，影响作物产量和品质（银敏华等，2014），因此在玉米种植处预留直径 20 cm 的圆孔。CPDP 处理，在玉米地间隔 50 cm 开沟 30～40 cm 深，在沟内覆盖长为 1～3 cm 的中间锦鸡儿秸秆，然后回填土镇压 1～3 cm 厚，施用量为 7 816.5 kg/hm^2。CK 处理为常规种植方式。4 个处理种植玉米的株行距均为 50 cm。各重复处理 3 次，采用随机区组排列，各小区长宽各为 4 m，中间间隔 1 m 作为保护行，共 12 个小区。由于 2012 年 10 月 2 日西瓜收获后对土地进行翻耕并实施覆膜，所以 2013 年播种前没有进行施肥，且全年无施肥。为防止玉米连作导致作物生长不良、产量下降，防止造成试验的过失误差，本试验在第二年选择临近的试验样地内进行。2014 年 5 月 15 日一次性施底肥后实施覆膜，N、P_2O_5、K_2O 施肥量分别为 225 kg/hm^2、150 kg/hm^2 和 135 kg/hm^2。2013 年 5 月 20 日进行人工点播播种玉米，10 月 1 日收获；2014 年 6 月 1 日人工点播播种，9 月 30 日收获。为保证玉米的发芽，2013 年种植时每穴灌水 2.5 kg，折合成降雨量为 13.25 mm，2014 年种植时每穴灌水 5.0 kg，折合成降雨量为 26.50 mm，此后则均无灌溉。试验期间进行 2～3 次人工除草。

9.1.1.3 生长特性测定

株高测定：用卷尺自地上根茎结合处至茎秆最高处的平均高度，用 cm 表示；

茎粗采用游标卡尺测量茎杆直径，用 mm 表示；叶面积为取全部展开叶片，测定叶长、最大叶宽，根据公式：叶面积=长×最大宽度×0.75（叶面积系数），得出叶面积值，用 cm^2 表示。2013 年分别在 6 月 9 日、8 月 5 日和 8 月 20 日，2014 年分别在 6 月 7 日和 6 月 28 日在每个小区随机选取（除边行）9 株生长发育基本一致的植株，对以上生长特性进行测量。

9.1.1.4 光合特性测定

在田间自然空气条件下，每个小区选 3～4 株有代表性的健康玉米植株，每个处理共 9～12 株，用 CIRAS-2 便携式光合测定仪（PP-Systems，英国）在晴朗无云的天气于 9：00—11：00 活体测定不同处理玉米叶片的光合特性，叶片被测部位均在叶片的中上部，并且避开中脉，测定参数包括净光合速率（Pn）、蒸腾速率（EVAP）和气孔导度（GS）。

9.1.1.5 水分利用效率计算

试验期间采用 TRIME-T3 型 TDR 测量系统（德国 IMKO 公司）不定期测定 0～100 cm 土层土壤含水量。土壤贮水量和玉米全生育期耗水量的计算及结果参见文献（陈林等，2015）。玉米成熟期每个小区随机选取（除边行）9 株，收取生长发育基本一致的植株装入样品袋后带回室内，晾干，称重，并计算产量。产量水分利用效率（YWUE）用玉米产量（kg/hm^2）与玉米生育期耗水量（mm）的比值表示，单位为 kg/hm^2。叶片水分利用效率（LWUE）以净光合速率与蒸腾速率的比值表示，单位为 μmol/mmol。

9.1.1.6 数据处理

采用 Excel 2010 和 SPSS 19.0 软件进行数据的统计、分析和比较：在数据正态分布检验和数据转换的基础上，计算均值和标准差，对各项指标进行单因素方差分析（one-way ANOVA），利用 LSD 法进行差异显著性比较。

9.1.2 结果与分析

9.1.2.1 对生长的影响

2013 年不同覆盖方式下玉米株高、茎粗和叶面积在生长前期（T1）有显著差异（表 9-1），覆膜处理（SFP 和 DFP）均显著高于 CK 处理（$P<0.05$），而 CPDP

和 CK 处理间差异不显著（$P>0.05$），CPDP 处理仅株高与覆膜处理（SFP 和 DFP）无显著差异，茎粗和叶面积分别较覆膜处理（SFP 和 DFP）显著低 22.85%～34.74% 和 39.77%～45.49%（$P<0.05$）；随着生育期推进（T2 和 T3），降雨量增多的同时，土壤含水量也有所改善，各处理间玉米株高、茎粗和叶面积无显著差异（$P>0.05$）。

表 9-1 不同处理玉米生长特性

测定指标	处理	2013 年			2014 年	
		T1	T2	T3	T4	T5
株高/cm	CK	17.40±2.23b	180.57±6.11a	184.54±8.56a	11.10±2.23b	28.50±3.55b
	SFP	21.22±3.24a	182.81±12.52a	183.48±11.76a	14.80±4.09a	39.56±5.67a
	DFP	24.70±5.91a	183.15±14.66a	182.44±11.13a	14.73±2.49a	41.72±6.84a
	CPDP	19.11±4.04ab	182.56±11.06a	184.89±13.49a	11.55±2.00b	32.26±5.71ab
茎粗/mm	CK	8.57±1.22b	24.27±2.05a	24.45±2.55a	5.45±0.67b	12.64±1.23b
	SFP	10.81±1.24a	24.06±1.55a	23.84±2.52a	6.57±0.16a	16.94±2.71a
	DFP	12.78±2.31a	24.58±2.85a	24.22±1.69a	6.71±0.26a	17.59±2.47a
	CPDP	8.34±0.82b	24.11±1.82a	24.92±2.68a	6.10±1.01ab	14.12±2.03b
叶面积/cm^2	CK	45.01±9.86b	441.15±51.23a	431.68±78.47a	—	65.06±11.43 c
	SFP	78.47±8.70a	457.84±79.71a	436.57±80.66a	—	158.10±27.45ab
	DFP	86.70±9.67a	436.05±70.68a	416.43±44.64a	—	188.65±26.64a
	CPDP	47.26±9.59b	403.48±65.00a	424.72±54.74a	—	126.21±21.00b

注：T1 为 2013 年 6 月 9 日（苗期）；T2 为 2013 年 8 月 5 日（拔节期）；T3 为 2013 年 8 月 20 日（抽雄期）；T4 为 2014 年 6 月 7 日（苗期）；T5 为 2014 年 6 月 28 日（拔节期），下同。同列不同小写字母表示不同处理间在 5% 水平上差异显著。

2014 年在玉米苗期（T4），覆膜处理（SFP 和 DFP）株高和茎粗较 CK 处理分别高 32.70%～33.33%和 20.55%～23.12%，达到了显著差异（$P<0.05$），CPDP 处理玉米株高仅比 CK 处理高 4.05%，茎粗则高 11.71%，但均未达到显著差异（$P>0.05$）；到 T5 时期，覆膜处理（SFP 和 DFP）株高和茎粗较 CK 处理的增幅进一步加大，分别高 38.81%～46.39%和 34.02%～39.16%，叶面积则较 CK 处理显著高达 143.01%和 189.96%（$P<0.05$）。CPDP 处理叶面积高于 CK 处理 93.99%，达到了显著差异（$P<0.05$）。

9.1.2.2 对光合速率、蒸腾速率和气孔导度的影响

不同处理下玉米叶片光合特性见图 9-1。2013 年生长前期（T1）CK 处理

玉米叶片光合速率、蒸腾速率和气孔导度均显著低于 SFP、DFP 和 CPDP 处理（$P<0.05$），叶片光合速率较之分别低 18.42%、19.89%和 24.08%，蒸腾速率则低 27.99%、29.02%和 38.56%，气孔导度则低 31.30%、30.77%和 40.15%；而 SFP、DFP 和 CPDP 处理间叶片光合速率、蒸腾速率和气孔导度未达到显著差异（$P>0.05$）。随着气温升高和降雨量增多，到 T2 时期，CPDP 处理玉米叶片光合速率和蒸腾速率最高，显著高于其他 3 个处理（$P<0.05$），分别较 CK 处理高 44.58%和 50.72%；而 DFP 处理的气孔导度显著高于其他三个处理（$P<0.05$）。玉米生长的中后期（T3），SFP 和 DFP 处理的光合速率和蒸腾速率分别较 CK 处理高 12.46%～13.19%和 14.23%～17.15%，达到了显著差异（$P<0.05$），CPDP 处理叶片光合速率和蒸腾速率低于 CK 处理 11.73%和 9.62%，但未达到显著差异（$P>0.05$）；CPDP 处理叶片气孔导度最高，较 CK、SFP 和 DFP 处理分别高 63.66%、29.36%和 13.17%，与 CK 处理和 SFP 处理达到了显著差异（$P<0.05$）。

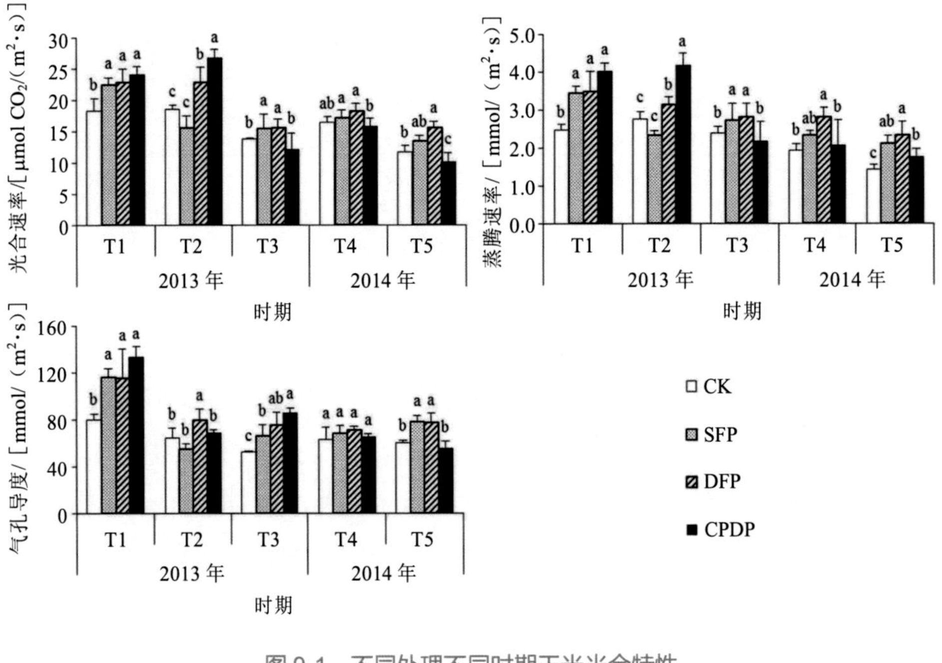

图 9-1 不同处理不同时期玉米光合特性

注：不同小写字母表示同一时期不同处理间在 5%水平上差异显著，下同。

2014 年玉米建植初期（T4），CPDP 处理的光合速率较 CK 处理低 3.72%，而蒸腾速率则高 7.29%，均未达到显著差异（$P>0.05$）；SFP 和 DFP 处理光合速率和蒸腾速率较 CPDP 处理显著高 8.36%～15.33%和 13.11%～36.41%（$P<0.05$）；DFP 处理的光合速率和蒸腾速率较 SFP 处理分别高 6.43%和 20.60%，均未达到显著差异（$P>0.05$）；CK 处理的气孔导度较 SFP、DFP 和 CPDP 处理分别低 7.94%、11.97%和 3.95%，但 4 个处理间均无显著差异（$P>0.05$）。随着生育期的推进（T5），各处理光合特性发生明显变化，CK 处理光合速率较 SFP 处理低 12.73%（$P>0.05$），较 DFP 处理低 24.53%（$P<0.05$），CPDP 处理则比 CK 处理低 13.74%（$P<0.05$）；SFP 处理光合速率比 DFP 处理低 13.52%（$P>0.05$）。蒸腾速率方面，DFP 处理分别较 CK 和 CPDP 处理高 63.38%和 31.82%（$P<0.05$），仅比 SFP 处理高 9.95%（$P>0.05$）；SFP 处理较 CPDP 处理高 19.89%（$P>0.05$），比 CK 处理高 48.59%（$P<0.05$）；而 CPDP 处理较 CK 处理高 23.94%（$P<0.05$）。在气孔导度方面，SFP 和 DFP 处理分别较 CK 和 CPDP 处理高 27.78%～29.23%和 39.70%～41.29%（$P<0.05$）；而 CK 处理仅比 CPDP 处理高 9.33%，未达到显著差异（$P>0.05$）。

9.1.2.3 对水分利用效率的影响

叶片水分利用效率方面（图 9-2），在 2013 年玉米建植初期（T1），CK 处理显著高于 SFP、DFP 和 CPDP 处理（$P<0.05$），分别高 13.29%、12.87%和 23.55%；CPDP 处理则显著低于 SFP 和 DFP 处理（$P<0.05$），分别低 8.31%和 8.64%；而 SFP 和 DFP 处理间无显著差异（$P>0.05$）。到 T2 时期，仅 DFP 处理显著高于 CK、SFP 和 CPDP 处理（$P<0.05$），分别高 9.12%、9.27%和 13.76%。而在玉米生长的中后期（T3），各处理间均无显著差异（$P>0.05$）。次年的叶片水分利用效率各处理间差异较大，在 T4 时期，CK 处理显著高于其他 3 个处理（$P<0.05$），增幅为 11.44%～31.81%；DFP 处理显著低于 SFP 和 CPDP 处理（$P<0.05$），分别低 11.75%和 15.45%。到了 T5 时期，CK 处理较其他处理的增幅高达 23.30%～43.68%（$P<0.05$）；而 CPDP 处理则显著低于 SFP 和 DFP 处理（$P<0.05$），降幅分别为 9.75%和 14.19%；SFP 和 DFP 处理间无显著差异（$P>0.05$）。

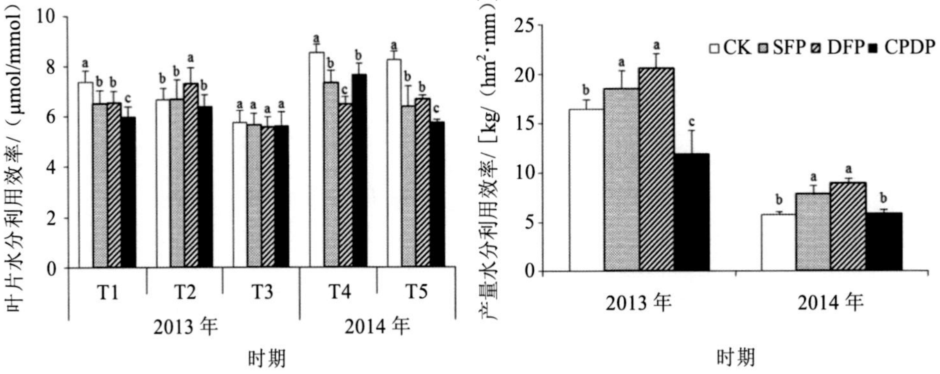

图 9-2　不同处理不同时期叶片水分利用效率和产量水分利用效率

玉米产量水分利用效率方面，2013 年 CPDP 处理产量水分利用效率显著低于 CK、SFP 和 DFP 处理（$P<0.05$），较之分别低 27.22%、35.32%和 41.82%；CK 处理显著低于 SFP 和 DFP 处理（$P<0.05$），分别低 11.12%和 20.06%；SFP 和 DFP 处理产量水分利用效率无显著差异（$P>0.05$）。2014 年 SFP 和 DFP 处理产量水分利用效率显著高于 CPDP 和 CK 处理（$P<0.05$），SFP 处理高出 32.04%～35.84%，DFP 处理则高 50.57%～54.90%；DFP 处理较 SFP 处理高 14.03%，但无显著差异（$P>0.05$）；而 CPDP 和 CK 处理间仅差 2.88%，也无显著差异（$P>0.05$）。

9.1.3　结论与讨论

关于不同覆盖措施对玉米的影响，主要集中在西北、东北和内蒙古等积温不足、土壤水分亏缺的地区（刘胜尧等，2014），并被认为是一种有效的节水技术，在一定程度上可有效地增大光合势（方彦杰等，2010）、降低蒸散和棵间蒸发、提高水分利用效率（王罕博等，2013）、显著提高作物产量（Wang et al.，2009）。而适量的秸秆覆盖同样能促进玉米生长和提高产量：李荣等（2015）研究得出，采用玉米秸秆覆盖，具有较好的降温和保水保墒效果，土壤养分含量明显增加，显著促进了玉米前期的生长；朱自玺等（2000）认为，夏玉米进行小麦秸秆和残茬覆盖可改变玉米耗水规律，减少前期棵间蒸发，增加后期植株蒸腾，促进干物质积累，使玉米产量和水分利用效率明显提高；殷涛等（2014）对秸秆地膜双覆盖的效果研究后认为，在玉米生育前期秸秆地膜双覆盖可以增加表层土壤温度，提高表层土壤含水率，为玉米生长提供了良好的水热条件，并最终实现了玉米产量和水分利用效率的大幅提高。但本研究中关于秸秆覆盖并未能得出以上的结论，CPDP 处理玉米的生长、光合性能以及水分利用效率（叶片水平和产量水平）均相对较低，这可能与覆盖方式不同有关，也可能是秸秆产生了与作物争夺水分的现象（赵永敢等，2013）或者与其对玉米具有一定的化感作用有关（陈林等，2013）。

水分利用效率是全面反映玉米植株水分利用状况的综合指标，一般在叶片水平、群体水平和产量水平的水分利用效率三个层次上研究。其中叶片水分利用效率指水的生理利用效率或蒸腾效率，反映了作物生产过程中单位水分的能量转化效率，在其他层次水分利用效率研究中处于基础地位，为水分利用效率的理论值（李全起等，2011）；而产量水平水分利用效率最接近实际生产，是目前研究最多的一个层次，也是农业生产的目的指标。但多数学者研究只集中在某一个层次上，本研究从叶片水平和产量水平水分利用效率两个方面进行了相关研究。总体来看，CK 处理的叶片水分利用效率较高，这可能和适度的水分胁迫条件下，玉米叶片水分利用效率的降幅低于光合速率、蒸腾速率和气孔导度的降幅，甚至有时会高于水分条件较好下的水分利用效率，适当的水分胁迫能使玉米叶片的水分利用效率提高，从而增强叶片对水分的利用能力，抵御干旱的逆境有关（于文颖等，2015）；在产量水分利用效率方面，同一处理的产量年际间有明显波动，这与生育期降水量、降雨格局有关，但不同处理间产量水分利用效率均表现为覆膜（SFP 和 DFP）处理高于 CK 和 CPDP 处理，这可能是覆膜发挥了蓄水保墒、增进产量的作用。然而，有研究认为高产能否掩盖高耗水，高耗水的累加是否导致土壤水分亏缺加剧，从而引起土壤干化、影响作物生产及生态安全，针对干旱半干旱区多变亏水环境，只以高产、增产作用评价农业技术的效益存在一定的片面性。

气象条件（温度、降雨）等对旱地玉米产量的影响很大（张仁和等，2013）。苏新宏等（2009）研究豫南雨养区夏玉米产量与气象因子的关系表明，降水量是玉米生产中最关键的气候因子；李尚中等（2014）研究表明，在干旱年型，全膜双垄沟播产量较露地提高 76%，平水年型则高达 91%；不同降雨年型及格局会影响到植物生物量的分配，降雨量主导着植物总生物量和叶茎根各部分生物量，而降雨频次能调节植物地上和地下部分生物量分配的比例（吴玉等，2013）。因此，今后应加强研究降雨格局变化对植物光合作用和生物量分配的影响。

9.2 中间锦鸡儿不同还田方式对旱地玉米光合特性及水分利用效率的影响

目前中间锦鸡儿资源多用于饲喂羊只，部分用作碳薪而浪费（陈林等，2014），也有作为基质应用于栽培西瓜（曲继松等，2010）、黄瓜（孙婧等，2011）、茄子（曲继松等，2012）和食用菌（刘秉儒等，2012），同时对中间锦鸡儿粉基质化的发酵（冯海萍等，2015）和秸秆还田（陈林等，2015）也有了相关研究。随着种植面积和可开发利用产量的增加，中间锦鸡儿资源利用的多样化、无害化，受到越来越多的关注，这不仅可以解决当前棘手的农业环境污染与资源浪费问题，而且可以促进中部干旱区经济发展和农民增收，还为生产提供了原料的来源，对保护环境和发展农业都大有益处（冯海萍等，2015）。

化肥的应用对提高粮食生产做出了巨大贡献，特别是旱作地区的粮食生产与化肥的施用存在密切关系（曾希柏等，2004），但化肥的长期施用会影响土壤水分和作物的生长（王晓娟等，2012）。有机肥的施用具有促进土壤团粒结构的稳定性（Mikha et al.，2004）、提升水动力学参数（Fares et al.，2008）和降低土壤紧实度（Mosaddeghi et al.，2009）等功能，还能快速增加土壤有机质和养分的含量（Egashira et al.，2003），而有机无机肥的配施能够较好地维持和提高农作物产量及土壤肥力（高菊生等，2014）。张玉平等（2013）研究得出，有机无机肥配施可明显减少旱地氮素流失，大大提高旱地磷、钾养分的有效性，从而促进磷、钾养分利用率提高。杜伟等（2015）将有机物料与化学钾肥按不同比例复混制成有机无机复混钾肥，发现有机物料与硫酸钾复混，可以优化硫酸钾的肥效和玉米对其中钾的吸收利用。

目前，对半干旱地区雨养农业中增施有机肥，特别是针对中间锦鸡儿不同还田方式下的研究较少，配施钾肥后效果如何，更无相关报道。本研究立足旱地农业的可持续发展和保护农业生态环境，研究中间锦鸡儿不同还田方式对玉米生长、光合特性以及水分利用效率的影响，旨在为中间锦鸡儿资源的多元化利用和农业高效、可持续利用提供理论依据。

9.2.1 材料与方法

9.2.1.1 试验设计

试验以甘农 118 玉米为研究材料，采用随机区组试验设计，布设中间锦鸡儿秸秆粉（Caragana intermedia powder，CP）、中间锦鸡儿秸秆粉+钾肥（Caragana intermedia powder + K fertilizer，CP+K）、羊粪（sheep manure，SM）、羊粪+钾肥（sheep manure + K fertilizer，SM+K）、菌料（fungus and Caragana intermedia powder material，FM）、菌料+钾肥（fungus and Caragana intermedia powder material + K fertilizer，FM+K）6 个处理。其中，中间锦鸡儿秸秆粉为刈割的中间锦鸡儿枝叶晾晒干后粉碎，长度为 1.0～2.5 cm，直径为 0.1～0.3 cm；菌料为栽培食用菌菇后的中间锦鸡儿秸秆粉基质，中间锦鸡儿秸秆粉长度为 1.0～1.5 cm，直径为 0.5～1.0 cm，配方为中间锦鸡儿秸秆粉 78%、麸皮 20%、石膏 1%、碳酸钙 1%，pH 为 6～7；羊粪为将中间锦鸡儿或中间锦鸡儿与玉米、玉米秸秆经过饲喂当地滩羊过腹后的羊粪。玉米种植的株行距均为 50 cm，小区面积 16 m^2（4 m×4 m），每处理 3 次重复。2012 年种植西瓜收获后进行翻耕。2013 年 5 月 20 日进行玉米人工点播，10 月 1 日收获。为保证发芽，2013 年种植时每穴灌水 2.5 kg，折合成降雨量为 13.25 mm，此后则均无灌溉。试验期间进行 2～3 次人工除草。配施的钾肥为多元纳米钾肥，含钾（K_2O）≥20%、硅（SiO_2）≥16%、钙（CaO）≥3%、镁（MgO）≥2%，同时富含有多种中、微量元素（钼、锌、铁、铜、硼、锰、硫、碘、硒、锶），每株玉米穴施 16.27±1.68 g。

9.2.1.2 降雨和气温资料

降雨量和气温通过美国 Vantage Pro2 型自动气象站获得（图 9-3），采样时间间隔为 30 min。2013 年生长季内（5 月 20 日—10 月 1 日）降雨量为 249.154 mm。小量级降雨事件（＜5 mm）的次数较多，经统计，0.254 mm 量级的降雨（自动气象站可采集降雨量的最小值为 0.254 mm）次数达到了 25 次，占生长季总降雨频次的 39.06%；＜2 mm 和＜5 mm 量级的降雨次数分别为 34 次和 46 次，分别占生长季总降雨频次的 53.13%和 71.88%，但<5 mm 的降雨量之和（58.130 mm）占生长季总降雨量的 23.33%；>5 mm 量级的降雨次数为 18 次，仅占总降雨频次的 28.13%，但降雨量之和（191.024 mm）占生长季总降雨量的 76.67%。统计得出，生长季内单次平均降雨量只有 3.31 mm。

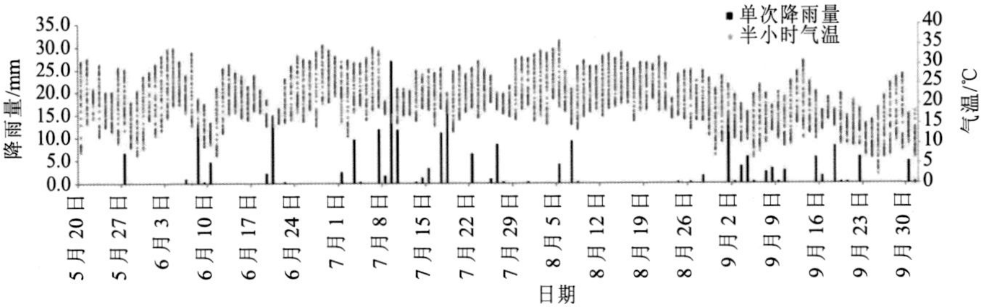

图 9-3　研究区生长季内单次降雨量和半小时气温分布

在生长季内气温无较大的波动，且昼夜温差相对较大，有利于玉米生长和营养物质的积累。该地区试验期内气温不是玉米生长的限制性因子。

9.2.1.3　生长特性、考种及光合特性测定

株高测定：用卷尺自地上根茎结合处至茎秆最高处（王小林等，2012），用 cm 表示；茎粗采用游标卡尺测量茎杆直径（强小嫚等，2010），用 mm 表示；叶面积为取全部展开叶片，测定叶长、最大叶宽，根据公式：叶面积=长×最大宽度×0.75（叶面积系数），得出叶面积值（王小林等，2012），用 cm^2 表示；叶绿素含量采用日产叶绿素计（Minolta SPAD-502 型），每个小区选取有代表性的植株对其功能叶片的中部进行测定（李永平等，2009），读数为 SPAD 值，是相对值，用%表示。在不同时期（2013 年 6 月 9 日、8 月 5 日和 8 月 20 日），每个小区随机选取（除边行）9 株生长发育基本一致的植株，对以上生长特性进行测量。

收获前每个小区随机取 9 个果穗考种，测定穗行数、果穗长、行粒数、秃尖长、百粒质量、果穗粗、穗轴粗、单穗穗重、单穗芯重、单穗籽粒重等。产量采用刘祖贵等（刘祖贵等，2013）的测量方法。

选择晴朗无云天气于 9：00—11：00 时用 CIRAS-2 便携式光合测定仪（PP-Systems，英国）测定不同处理条件下玉米的光合特性（净光合速率、蒸腾速率、气孔导度、胞间 CO_2 浓度）。

9.2.1.4 土壤水分及耗水量

试验期间采用 TRIME-T3 型 TDR 测量系统（德国 IMKO 公司）不定期测定土壤含水量，探管安置于每个小区中央。考虑到玉米根群主要分布在表土层（李潮海等，2005），因此本研究测定 0～100 cm 土层土壤含水量，共分为 5 个层次测定，测定步长为 20 cm。土壤贮水量的计算公式为：

$$E=M_{体}\times H$$

式中，E 为贮水量（mm），$M_{体}$为土壤体积含水量（%），H 为土壤厚度（mm）。

玉米全生育期耗水量的计算公式为：

$$\mathrm{ET}=W_1-W_2+R+I$$

式中，ET 为玉米生育期耗水量，包括植株蒸腾量和植株间地表蒸发量（mm），W_1 为播种前土壤贮水量（mm），W_2 为收获后土壤贮水量（mm），R 为降雨量（mm），I 为灌溉量（mm）。

9.2.1.5 叶片水分利用效率及产量水分利用效率

叶片水分利用效率的计算为（Rawson H M et al.，1978）：以净光合速率（CO_2）与蒸腾速率（H_2O）的比值表示，单位为 μmol/mmol。

玉米成熟期每个小区随机选取（除边行）9 株，收取生长发育基本一致的植株装入样品袋后带回室内，晾干，称重，并计算产量。产量水分利用效率的计算为（白伟等，2014）：玉米产量（kg/hm^2）与玉米生育期耗水量（mm）的比值表示，单位为 kg/hm^2。

9.2.1.6 数据处理

采用 Excel 2010 和 SPSS 19.0 软件进行数据的统计、分析和比较：在数据正态分布检验和数据转换的基础上，计算均值和标准差，对各项指标进行单因素方差分析（one-way ANOVA），利用 LSD 法进行差异显著性比较。

9.2.2 结果与分析

9.2.2.1 对土壤水分的影响

不同施肥处理下玉米地 0～100 cm 土层土壤体积含水率见图 9-4。在播种初期（图 9-4A），除 0～20 cm 土层土壤体积含水率接近萎蔫系数（7.2%）外，其他土

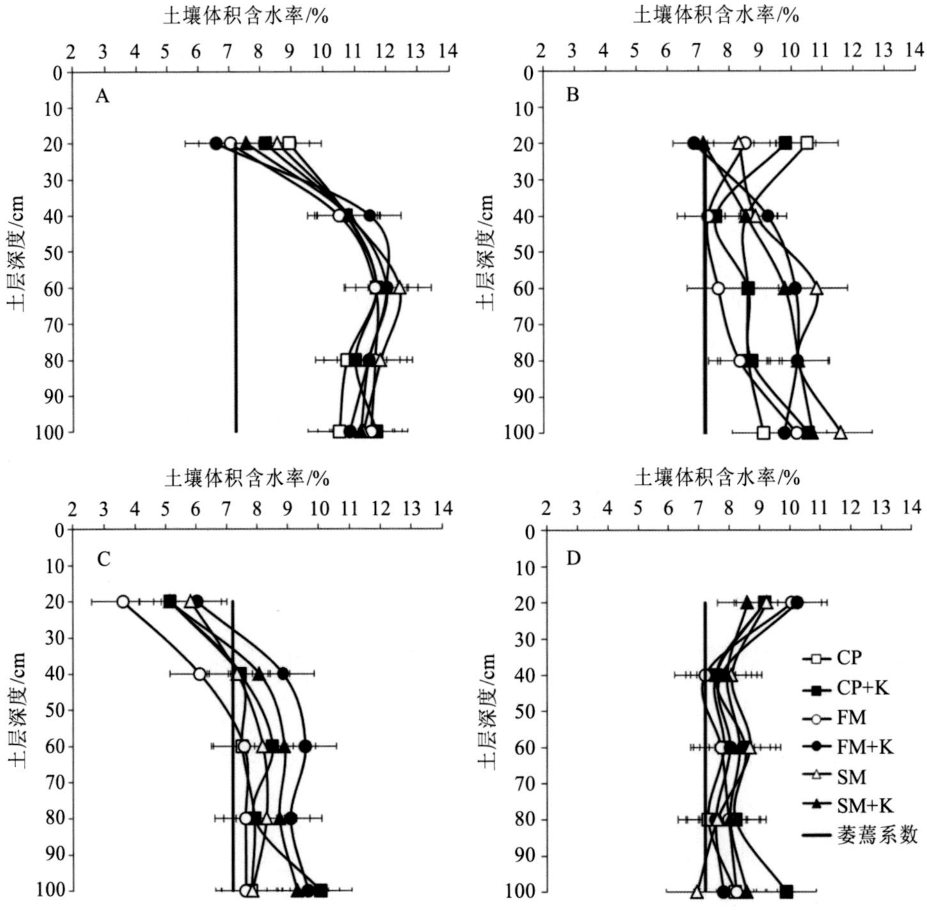

图 9-4　不同施肥处理对玉米地 0～100 cm 土层土壤体积含水率变化的影响

注：A 为 2013 年 6 月 9 日，B 为 2013 年 8 月 5 日，C 为 2013 年 8 月 20 日，D 为 2013 年 9 月 27 日。

层土壤体积含水率均远高于萎蔫系数，且不同处理间无显著差异（$P>0.05$）。从播种（5 月 20 日）到 8 月 5 日，期间降雨量达到了 173.104 mm，占整个生育期降雨量的 69.48%。但随着生育期的推进，玉米生长耗水量增大，同时气温也逐渐升高，使得蒸发量增大，因此各处理 0～100 cm 土层土壤体积含水率有不同程度的减少（图 9-4B），除个别处理 0～20 cm 土层土壤体积含水率低于萎蔫系数外，其他均高于萎蔫系数，不同处理间各土层土壤体积含水率无显著差异（$P>0.05$）。

之后的半个月（8 月 5—20 日），由于降雨量仅为 9.466 mm，且仅有一次有效降雨，气温仍然较高，在玉米蒸腾耗水和棵间无效蒸发的影响下，0～100 cm 土层土壤体积含水率呈现降低的趋势，0～20 cm 土层土壤体积含水率远低于萎蔫系数。总体来看，配施钾肥的处理土壤体积含水率要高于未配施处理（图 9-4C）。玉米生长中后期（8 月 20 日—9 月 27 日），即使降雨量达到了 59.874 mm，但多为小降雨事件，仅使得表层（0～20 cm）土壤体积含水率得到了补充，各处理 20～100 cm 土层土壤体积含水率均接近或低于萎蔫系数，且不同处理间各土层土壤体积含水率无显著差异（$P>0.05$）。

9.2.2.2 对玉米生长特性的影响

在生长前期（T_1），中间锦鸡儿不同还田方式下玉米株高的大小排序为：羊粪处理＞菌料处理＞中间锦鸡儿处理，配施钾肥处理的排序为：菌料+钾肥＞中间锦鸡儿+钾肥＞羊粪+钾肥；茎粗和叶面积大小的排序为：羊粪处理＞中间锦鸡儿处理＞菌料处理，配施钾肥处理的排序为：菌料+钾肥＞中间锦鸡儿+钾肥＞羊粪+钾肥；叶绿素是植物进行光合作用的主要色素，是绿色叶片进行光合作用时捕获光能的重要物质，其含量高低在一定程度上反映了植物光合能力的大小（朱先灿等，2010），中间锦鸡儿不同还田方式下玉米叶片叶绿素含量的大小顺序为：中间锦鸡儿处理＞菌料处理＞羊粪处理，配施钾肥处理的排序为：菌料+钾肥＞中间锦鸡儿+钾肥＞羊粪+钾肥。随着生育期的推进，在玉米生长中后期（T_2 和 T_3），中间锦鸡儿不同还田方式下玉米株高的大小排序为：菌料处理＞羊粪处理＞中间锦鸡儿处理，而配施钾肥处理的株高排序为：菌料+钾肥＞中间锦鸡儿+钾肥＞羊粪+钾肥；茎粗和叶面积大小的排序为：菌料处理＞中间锦鸡儿处理＞羊粪处理，配施钾肥处理的排序为：中间锦鸡儿+钾肥＞羊粪+钾肥＞菌料+钾肥；在 T_3 时期叶绿素含量的大小顺序为：中间锦鸡儿处理＞菌料处理＞羊粪处理，配施钾肥处理的排序为：中间锦鸡儿+钾肥＞羊粪+钾肥＞菌料+钾肥。但不配施钾肥（中间锦鸡儿、菌料和羊粪）和配施钾肥处理（中间锦鸡儿+钾肥、菌料+钾肥和羊粪+钾肥）间的玉米株高和叶面积均无显著差异（$P>0.05$），除羊粪+钾肥处理显著低于羊粪处理外（$P<0.05$），其他配施钾肥和对应的未配施处理间均无显著差异（$P>0.05$）；随着生育期的推进（T_2 和 T_3），各处理间株高、茎粗、叶面积和叶绿素含量均无显著差异（$P>0.05$）。

表 9-2　不同处理玉米生长特性

项目	时期	处理					
		CP	CP+K	FM	FM+K	SM	SM+K
株高/cm	T_1	19.11±4.04ab	16.22±3.03ab	19.22±2.68a	17.89±3.62ab	21.00±3.57a	15.89±0.93b
	T_2	182.56±11.06a	180.89±13.48a	191.56±8.43a	185.00±12.74a	185.78±6.67a	175.56±11.30a
	T_3	184.89±13.49a	188.33±10.70a	197.22±11.95a	191.00±11.14a	189.56±7.84a	187.78±9.56a
茎粗/mm	T_1	8.34±0.82a	7.88±0.73a	7.76±1.14a	8.33±1.74a	8.77±1.10a	6.06±0.97a
	T_2	24.11±1.82a	24.25±4.05a	24.77±2.43a	22.53±2.90a	22.01±1.58a	22.76±2.10a
	T_3	24.92±2.68a	24.66±3.96a	26.29±3.55a	23.89±2.40a	22.91±1.51a	23.93±3.51a
叶面积/cm^2	T_1	47.26±9.59a	33.78±6.49ab	45.96±7.65a	39.28±13.37ab	53.11±8.93a	26.08±4.56b
	T_2	403.48±65.00a	383.35±57.99a	405.88±54.97a	347.18±44.58a	377.79±58.02a	366.71±61.46a
	T_3	424.72±54.74a	453.06±54.52a	447.96±31.93a	398.74±37.50a	391.95±40.81a	413.28±56.33a
叶绿素含量/%	T_1	17.39±4.92a	15.84±3.74a	16.76±3.76a	16.22±4.52a	15.47±3.50a	15.19±4.11a
	T_2	22.47±6.77a	18.83±7.96a	21.81±8.04a	18.89±4.76a	16.73±6.06a	15.93±7.13a
	T_3	28.79±4.06a	26.98±7.08a	24.42±7.62a	22.26±5.44a	23.67±6.63a	23.90±6.99a

注：T_1为 2013 年 6 月 9 日，T_2为 2013 年 8 月 5 日，T_3为 2013 年 8 月 20 日。同行不同小写字母表示不同处理间在 5%水平上差异显著，下同。

9.2.2.3　对产量及其构成因素的影响

中间锦鸡儿不同还田方式下玉米穗长和穗行数的大小排序为：菌料处理＞中间锦鸡儿处理＞羊粪处理，配施钾肥处理的排序为：中间锦鸡儿+钾肥＞菌料+钾肥＞羊粪+钾肥；行粒数的大小排序为：菌料处理＞羊粪处理＞中间锦鸡儿处理，配施钾肥处理的排序为：中间锦鸡儿+钾肥＞菌料+钾肥＞羊粪+钾肥；秃尖长的大小排序为：中间锦鸡儿处理＞羊粪处理＞菌料处理，配施钾肥处理的排序为：羊粪+钾肥＞菌料+钾肥＞中间锦鸡儿+钾肥；百粒质量的大小排序为：羊粪处理＞菌料处理＞中间锦鸡儿处理，配施钾肥处理的排序为：中间锦鸡儿+钾肥＞羊粪+钾肥＞菌料+钾肥；穗粗的大小排序为：菌料处理＞羊粪处理＞中间锦鸡儿处理，配施钾肥处理的排序为：中间锦鸡儿+钾肥＞羊粪+钾肥＞菌料+钾肥；轴粗和单穗芯重的大小排序为：菌料处理＞中间锦鸡儿处理＞羊粪处理，配施钾肥处理的排序为：中间锦鸡儿+钾肥＞菌料+钾肥＞羊粪+钾肥；产量的大小排序为：羊粪处理＞菌料处理＞中间锦鸡儿处理，配施钾肥处理的排序为：羊粪+钾肥＞菌料+钾肥＞中间锦鸡儿+钾肥，配施钾肥处理和对应的未配施钾肥处理的产量间无显著差异（$P>0.05$）。

9.2.2.4　对玉米叶片光合特性的影响

CO_2是植物进行光合作用的主要原料（苏旺等，2014），胞间 CO_2浓度的变化反映了叶肉细胞光合作用能力的大小，是确定影响光合速率变化主要原因的判断依据（孟凡超等，2015）。由图 9-5 可以看出，中间锦鸡儿不同还田方式下玉米叶片胞间 CO_2浓度随着生育期的进行呈增大的趋势，在 T_1和 T_2时期，各处理的胞间 CO_2浓度无显著差异（$P>0.05$），但配施钾肥处理的玉米叶片胞间 CO_2浓度在生长后期较未施钾肥的处理高，特别是菌料+钾肥处理在 T_3 时期显著高于菌料处理（$P<0.05$）。

表 9-3　不同处理方式玉米产量及其构成因素

处理	穗行数	穗长/cm	行粒数	秃尖长/cm	百粒质量/g	穗粗/mm	轴粗/mm	单穗穗重/g	产量/（kg/hm^2）
CP	15.73±1.83a	15.52±2.14a	28.88±2.58ab	3.41±1.30a	19.44±5.71a	44.08±2.71a	26.90±1.42a	105.19±31.14a	3577.20±732.84b
CP+K	15.87±1.92a	15.35±1.94a	30.93±6.01ab	2.97±1.24a	24.88±6.79a	45.09±3.03a	27.01±1.59a	107.16±23.06a	3777.17±264.42b
FM	16.80±2.24a	17.25±1.29a	37.07±4.37a	2.23±0.90a	23.28±3.88a	47.29±2.99a	28.65±1.68a	103.94±28.93a	4804.28±353.52a
FM+K	15.50±1.55a	15.29±1.75a	27.69±6.67b	3.08±1.40a	24.07±7.01a	43.12±2.41a	26.36±1.95a	108.79±25.12a	4204.27±597.90ab
SM	15.00±1.63a	15.22±2.17a	30.06±8.81ab	2.46±1.45a	24.45±4.19a	44.36±3.07a	26.20±1.64a	102.64±37.93a	4831.39±475.26a
SM+K	14.80±1.47a	15.15±1.68a	27.20±6.86b	3.69±1.65a	24.10±4.36a	43.25±3.08a	25.91±1.93a	106.95±29.40a	5031.40±350.06a

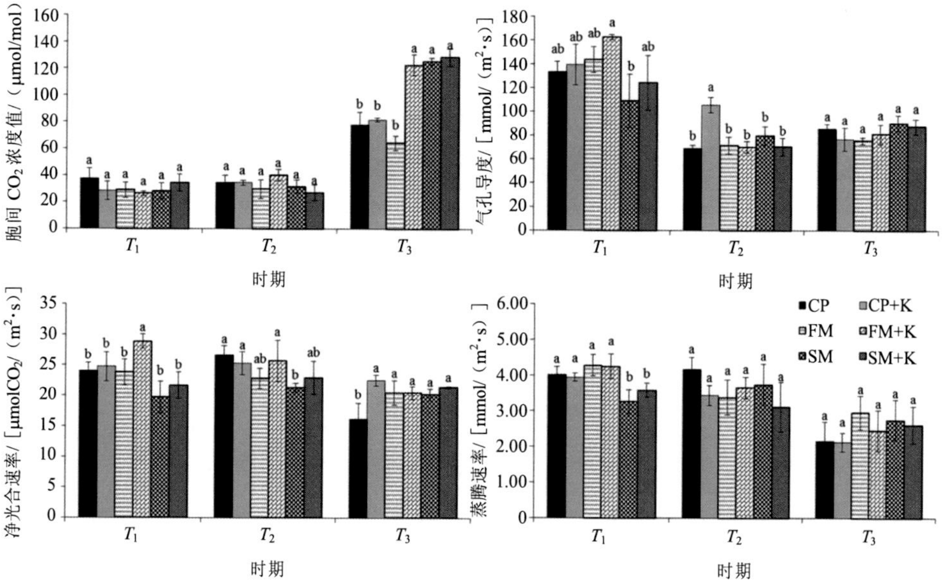

图 9-5　不同处理不同时期玉米光合特性

注：T_1 为 2013 年 6 月 9 日，T_2 为 2013 年 8 月 5 日，T_3 为 2013 年 8 月 20 日。不同小写字母表示同一时期不同处理间在 5%水平上差异显著，下同。

气孔是作物与外界环境进行水汽和 CO_2 交换的通道，气孔开闭程度直接调节着作物的蒸腾和光合作用。气孔导度反映了气孔张开的程度，随着气孔导度的增大，植物叶片气孔阻抗作用减小，叶肉细胞内 CO_2 浓度增大，从而加大植物的光合速率（王晓娟等，2012）。气孔导度反映了气孔开张的程度，是 CO_2 与叶肉细胞进行交换的通道，决定着植物功能叶片的光合速率（苏旺等，2014）。不同处理玉米叶片气孔导度随生育期的变化与胞间 CO_2 浓度相反，总体呈降低的趋势。在 T_1 时期，中间锦鸡儿不同还田方式下玉米叶片气孔导度的大小顺序为：菌料处理＞中间锦鸡儿处理＞羊粪处理，配施钾肥处理的排序为：菌料+钾肥＞中间锦鸡儿+钾肥＞羊粪+钾肥，且配施钾肥处理的玉米叶片气孔导度较对应未施钾肥处理的高，但均无显著差异（$P>0.05$）。在 T_2 时期，中间锦鸡儿不同还田方式下气孔导度的大小顺序为：羊粪处理＞菌料处理＞中间锦鸡儿处理，配施钾肥处理的排序为：中间锦鸡儿+钾肥＞羊粪+钾肥＞菌料+钾肥，中间锦鸡儿+钾肥处理的玉米叶片气孔导度显著高于羊粪+钾肥和菌料+钾肥处理（$P<0.05$），而羊粪+钾肥和菌料+钾肥处理间无显著差异（$P>0.05$）。玉米生长到 T_3 时期，中间锦鸡儿不同还田方式下气孔导度的大小顺序为：羊粪处理＞中间锦鸡儿处理＞菌料处理，配施钾肥处理的排序为：中间锦鸡儿+钾肥＞菌料+钾肥＞羊粪+钾肥。

植物在光合作用中固定 CO_2 的速度称为光合速率，其强弱与合成碳水化合物的多少成正比例关系（苏旺等，2014）。在 T_1 时期，中间锦鸡儿不同还田方式下玉米叶片净光合速率的大小顺序为：中间锦鸡儿处理＞菌料处理＞羊粪处理，配施钾肥处理的排序为：菌料+钾肥＞中间锦鸡儿+钾肥＞羊粪+钾肥，菌料+钾肥处理的玉米叶片净光合速率显著高于羊粪+钾肥和中间锦鸡儿+钾肥处理（$P<0.05$）。在 T_2 时期，中间锦鸡儿不同还田方式下净光合速率的大小顺序为：中间锦鸡儿处理＞菌料处理＞羊粪处理，配施钾肥处理的排序为：菌料+钾肥＞中间锦鸡儿+钾肥＞羊粪+钾肥。到 T_3 时期，中间锦鸡儿不同还田方式下玉米叶片净光合速率的大小顺序为：菌料处理＞羊粪处理＞中间锦鸡儿处理，而配施钾肥处理的排序为：中间锦鸡儿+钾肥＞羊粪+钾肥＞菌料+钾肥。总体来看，配施钾肥处理的玉米叶片净光合速率高于对应的未配施钾肥处理，但差异显著性水平，各处理间在不同时期情况不同。

植物的光合过程伴随着叶片的蒸腾耗水过程，蒸腾作用的强弱是表明植物水分代谢的一个重要的生理指标，对于作物产量形成有重要意义（孟凡超等，2015）。不同处理玉米叶片蒸腾速率随生育期的变化与气孔导度相同，总体呈降低的趋势。在 T_1 时期，中间锦鸡儿不同还田方式下玉米叶片蒸腾速率的大小顺序为：菌料处理＞中间锦鸡儿处理＞羊粪处理，配施钾肥处理的排序为：菌料+钾肥＞中间锦鸡儿+钾肥＞羊粪+钾肥，羊粪和羊粪+钾肥处理的玉米叶片蒸腾速率显著低于其他 4 个处理（$P<0.05$）。在 T_2 时期，中间锦鸡儿不同还田方式下蒸腾速率的大小顺序为：中间锦鸡儿处理＞羊粪处理＞菌料处理，配施钾肥处理的大小排序为：菌料+钾肥＞中间锦鸡儿+钾肥＞羊粪+钾肥。到 T_3 时期，各个处理间玉米叶片蒸腾速率较低，中间锦鸡儿不同还田方式下玉米叶片净光合速率的大小顺序为：菌料处理＞羊粪处理＞中间锦鸡儿处理，而配施钾肥处理的排序为：羊粪+钾肥＞菌料+钾肥＞中间锦鸡儿+钾肥。

9.2.2.5　对叶片水分利用效率的影响

从图 9-6 可以看出，不同处理玉米叶片水分利用效率随生育期的变化呈升高的趋势。在 T_1 时期，中间锦鸡儿不同还田方式下玉米叶片水分利用效率的大小顺序为：羊粪处理＞中间锦鸡儿处理＞菌料处理，配施钾肥处理的排序为：菌料+钾肥＞中间锦鸡儿+钾肥＞羊粪+钾肥，配施钾肥处理的玉米叶片水分利用效率较对应未施钾肥处理的高，菌料+钾肥处理显著高于菌料处理（$P<0.05$）。T_2 时期，中间锦鸡儿不同还田方式下水分利用效率排序为：菌料处理＞中间锦鸡儿处理＞羊粪处理，配施钾肥处理的排序为：羊粪+钾肥＞中间锦鸡儿+钾肥＞菌料+钾肥，中间锦鸡儿+钾肥处理的玉米叶片水分利用效率显著高于中间锦鸡儿处理（$P<0.05$），羊粪+钾肥处理显著高于羊粪处理（$P<0.05$）。到 T_3 时期，中间锦鸡儿不同还田方式下叶片水分利用效率的大小顺序为：中间锦鸡儿处理＞羊粪处理＞菌料处理，配施钾肥处理的排序为：中间锦鸡儿+钾肥＞菌料+钾肥＞羊粪+钾肥，且中间锦鸡儿+钾肥、菌料+钾肥和羊粪+钾肥处理的叶片水分利用效率分别显著高于中间锦鸡儿、菌料和羊粪处理（$P<0.05$）。

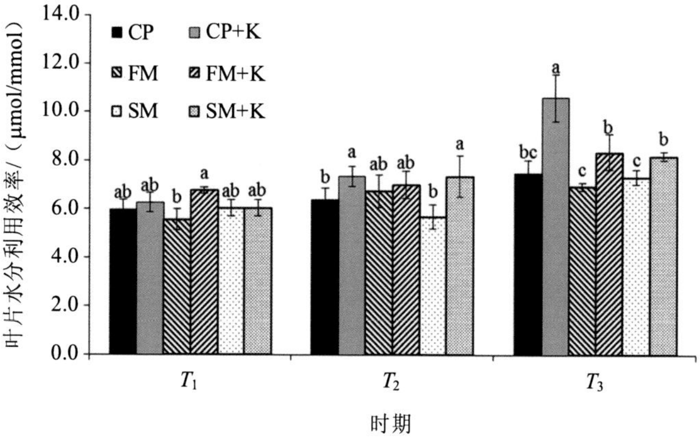

图 9-6　不同处理不同时期叶片水分利用效率

9.2.2.6　对产量水分利用效率的影响

产量水分利用效率是指消耗单位水量作物积累的干物质量，通过对玉米田间水平的水分利用效率分析得出（图 9-7），不同处理玉米中羊粪处理的产量水分利用效率最高，为 15.94 kg/（hm^2·mm）；其次为菌料处理，为 15.42 kg/（hm^2·mm）；产量水分利用效率最低的为中间锦鸡儿处理，为 11.94 kg/（hm^2·mm），且中间锦鸡儿处理显著低于羊粪处理和菌料处理（$P<0.05$）。配施钾肥处理中，羊粪+钾肥处理的产量水分利用效率最高，为 16.92 kg/（hm^2·mm）；菌料+钾肥处理次之，为 14.38 kg/（hm^2·mm）；中间锦鸡儿+钾肥处理的产量水分利用效率仅为 12.84 kg/（hm^2·mm），中间锦鸡儿+钾肥处理显著低于羊粪+钾肥处理（$P<0.05$）。配施钾肥处理中，中间锦鸡儿+钾肥处理和羊粪+钾肥处理的玉米产量水分利用效率高于对应的未配施钾肥处理（中间锦鸡儿处理和羊粪处理），差异性分析表明，配施钾肥处理和未配施钾肥处理间均无显著差异（$P>0.05$）。

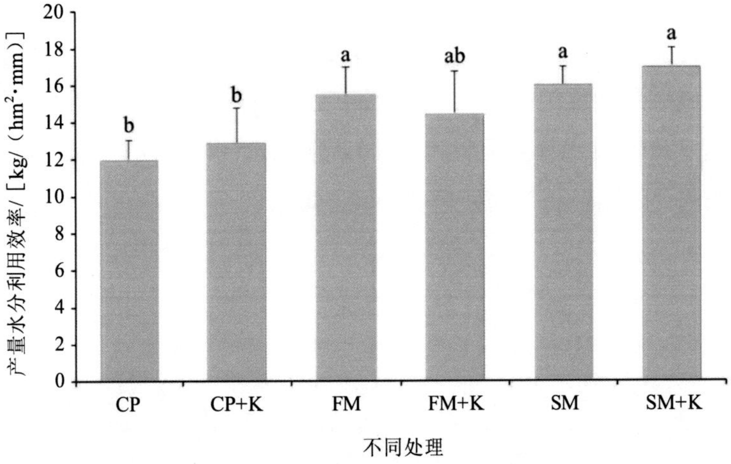

图 9-7　不同处理玉米产量水分利用效率

9.2.3　讨论

曲继松等（2010）研究了中间锦鸡儿栽培基质对番茄产量和品质的影响，发现在滴灌条件下中间锦鸡儿基质栽培番茄较土壤栽培有提早成熟的特性，产量增产 35%，维生素 C 含量提高 10 个百分点，可溶性糖含量提高近 0.7 个百分点。杨玉画等（2011）通过中间锦鸡儿木屑与玉米芯培养基配方进行筛选及栽培白灵菇，结果表明，用中间锦鸡儿、玉米芯组成的配方栽培白灵菇，其产量、形态、品质与棉籽壳栽培区别不大，但口味更好，认为用中间锦鸡儿、玉米芯组成的复合培养基代替棉籽壳栽培白灵菇完全可行。刘秉儒等（2012）研究了以柠条为主要基质栽培食用菌的配方筛选，认为平菇、金针菇、黑木耳都能够在以中间锦鸡儿秸秆粉为主料的培养基中正常生长并形成子实体，在以中间锦鸡儿为主要基质的栽培料中添加一定比例的玉米芯，可以提高菌种的生长速度，缩短生产周期，提高生物学转化率与产量。也有学者探讨了中间锦鸡儿秸秆粉基质化发酵腐熟后的品质，认为以75%有机肥+25%化肥和50%有机肥+50%化肥中间锦鸡儿秸秆粉腐熟的基质更适合蔬菜作物栽培（冯海萍等，2015）；还认为中间锦鸡儿基质粉中添加20%～30%的有机肥在基质物理性状、黄瓜盛果期功能叶叶绿素含量及光合效率等指标方面均表现出良好效果（冯海萍等，2013）。本研究中，总体看来中间锦鸡儿不同还田方式下玉米的生长特性和产量没有显著的差异，这可能是由于中间锦鸡儿三种还田方式在一定程度上切断了土壤毛管，在降低土壤入渗能力的同时，也减弱了土壤的蒸发能力，并且秸秆在腐解初期会消耗大量的水分（赵永敢等，2013）。同时，仅有一年的试验得出以上结论，可能与试验时间较短，腐解率较低（吴荣美等，2013）有关，也可能与锦鸡儿属植物对玉米具有一定的化感作用有关（陈林等，2014，2013）。

光合作用是植物生长发育的基础，是植物合成有机物质和获得能量的根本源泉（朱先灿等，2010）。造成植物光合作用下降的自身因素可以分为气孔因素和非气孔因素，其中，气孔因素指水分胁迫使气孔导度下降，导致CO_2进入叶片受阻而使光合速率下降，如果光合速率和气孔导度变化与胞间CO_2浓度变化的趋势一致，说明光合速率下降是受气孔因素限制（Winter K et al.，1986）。本研究中不同处理玉米叶片净光合速率和气孔导度值随生育期的变化总体呈降低的趋势，与胞间CO_2浓度相反，说明光合速率下降是受非气孔因素限制。研究认为，在玉米各生育时期，有机肥处理会降低非气孔因素对光合作用的限制（王晓娟，2012），具体原因有待进一步研究。也有研究表明（王冰等，2013），中间锦鸡儿不同组织释放化感物质并会作用于受体植物，抑制其光合作用，使得植物叶片净光合速率、蒸腾速率均明显低于对照。

钾是植物生长所必需的营养元素之一，具有提高光合速率、促进物质合成等功能，有学者认为配施钾肥对春玉米生长的影响主要表现在生育后期（杨玉玲等，2009），这与本研究结果一致，配施钾肥的处理株高、茎粗、叶面积和叶绿素含量均在 T_3 时期缩小或大于未配施钾肥的处理，尤其是叶片水分利用效率，在玉米生长后期达到了显著的差异。但本研究中配施钾肥未能显著提高玉米产量和产量水分利用效率，这与杨玉玲等（2009）的研究结论基本一致，这可能与研究区属富钾土壤，钾素在自然供给力相对较高区，几乎无作用（古巧珍等，2004）有关。

水分利用效率反映了植物光合和蒸腾作用的结果，叶片水分利用效率指水的生理利用效率或蒸腾效率，是作物消耗水分形成干物质的基本效率，在其他层次水分利用效率研究中处于基础地位（王会肖等，2000），为水分利用效率的理论值（李全起等，2011）。产量水平水分利用效率最接近实际生产，也是研究最多的一个层次，是农业生产的目的指标（闫峰，2008），但是只具有平均意义，没有反映出作物生产与耗水之间的动态联系（刘文兆，1998）。作物水分利用效率作为节水农业的重要指标，国内外已经进行了大量的研究，但多数研究都集中在某个层次上（房全孝等，2004）。本研究发现配施钾肥的处理叶片水分利用效率和产量水分利用效率在玉米生长中前期（T_1 和 T_2）均高于未配施钾肥的处理，但无显著差异，仅在 T_3 时期，叶片水分利用效率显著高于未配施钾肥的处理。

9.2.4 结论

中间锦鸡儿不同还田方式下不同处理间各土层土壤体积含水率以及玉米株高、茎粗、叶面积、叶绿素含量和产量均无显著差异，配施钾肥的处理玉米 20～100 cm 土层土壤体积含水率略高于未配施处理，但无显著差异。不同处理玉米叶片净光合速率和气孔导度值随生育期的变化总体呈降低的趋势，与胞间 CO_2 浓度相反，说明在本研究区内光合速率下降是受非气孔因素限制。在玉米生长一定时期后配施钾肥处理的叶片水分利用效率与未配施钾肥处理的才会达到显著差异，但未能显著提高玉米产量和产量水分利用效率。CP 和 CP+K 处理的产量和产量水分利用效率均相对于 SM、FM、SM+K、FM+K 处理较低，建议不采取该种还田方式。

9.3　中间锦鸡儿不同还田方式对土壤水分和玉米产量的影响

9.3.1　引言

天然降雨是中国北方旱农地区可利用的主要水资源（李尚中，2014），但大多以小雨或暴雨的形式为主，这不但降低了作物对水分吸收的有效性，而且往往会造成区域的水土流失（Li Xiaoyan et al.，2002）。加之降雨时空分布不匀，降雨时期与作物需水时期不同步，能被作物所利用的降雨仅为总降雨量的 30%～40%，降雨利用效率仅为 3～6 kg/（hm^2·mm）（王彩绒等，2004）。由于经常发生干旱，作物受到水分的限制生产潜力衰减高达 67%～75%（任小龙等，2010）。因此，干旱缺水是制约旱地雨养农业生产的关键因素之一（刘文国等，2006），如何采取有效的耕作方法或保墒措施，增加土壤的有效贮水量，提高作物生产力，是旱作农业研究的重点内容（李尚中，2014）。

玉米因产量高、适应性强而广泛分布于干旱半干旱地区，大多依靠天然降雨维持，但往往受到气候条件的影响，生长受到抑制，造成籽粒不实或空秕。这就要求提高玉米对有限降雨的吸收、利用，进而提高玉米生产效率，转化为生物产量和经济产量（王罕博等，2012）。覆盖栽培是减少土壤水分蒸散损失的主要农技措施（赵永敢等，2013），主要包括地膜覆盖和秸秆覆盖（范颖丹等，2013），这两种措施是在生产上经常采用的抗旱栽培措施，且有一定的作用效果（李倩等，2013），是旱作农业的关键技术（程宏波等，2015）。虽然覆盖具有普遍保墒效应，但对土壤水分的影响因覆盖方式（戴开军等，2003）、覆盖材料种类及其数量（涂纯等，2012；张俊鹏等，2009）和覆盖时期（Liao Yingchun et al.，2003）不同而异，也与作物类型、试验地点和年份（高亚军等，2005，2008；周兴祥等，2001）有关。因此需针对各地不同的生态环境背景、覆盖方式和作物类型，开展全面系统的比较研究（范颖丹等，2013）。

中间锦鸡儿作为防风固沙植物，在西北地区广为建植。据统计，宁夏回族自治区的天然中间锦鸡儿林和人工种植的中间锦鸡儿林面积为 44.59 万 hm^2，生物量高达 77.03 万 t。对于中间锦鸡儿林的管理，生长一定年限后必须进行平茬抚育，以防止其出现严重的木质化现象。有研究表明，中间锦鸡儿林的更新利用周期按 3 年计算，年均更新利用面积为 14.87 万 hm^2，年生产中间锦鸡儿将会达到 50 万～56 万 t（温学飞等，2005）。但目前中间锦鸡儿资源往往被用作碳薪而浪费，随着种植面积和可开发利用产量的增加，中间锦鸡儿的资源化利用问题受到越来越多的关注（陈林等，2014）。中间锦鸡儿秸秆能否通过覆盖还田或直接还田被利用及其效果如何，目前尚无相关研究。

因此，在不同地区探索和推广适宜的耕作方法或保墒措施，提高旱地生产力，是旱作农业生产的现实需要。旱地生产力的提高重点要解决水分的问题，如何采取有效的蓄水保墒措施，提高无效降雨的有效利用，增加土壤水库有效贮水量，提高玉米产量和水分生产效率，已成为备受关注的研究内容（段喜明等，2006）。本研究根据北方农牧交错带降雨季节分配不均、年际变率较大、干旱发生频繁、农田产量低而不稳等特点，以不覆膜为对照，比较了该地区不同保墒措施对土壤体积含水率、贮水量、耗水量以及玉米产量和水分利用效率的影响，以期为该地区农田水分的保蓄和高效利用提供科学依据。

9.3.2 材料与方法

9.3.2.1 研究区概况

试验于2013年和2014年在宁夏回族自治区盐池县皖记沟行政村（37°47′46″～37°53′31″N，107°24′54″～107°33′11″E）进行。试验地选择地势相对平坦，地力均匀一致的地块。土壤为风沙土，容重为 1.61 g/cm^3，萎蔫系数为 7.20%，肥力较差，2013 年播种前土壤基础肥力为有机质 1.91%、活性有机碳 1.36%、碱解氮 23.32 mg/kg、速效磷 85.40 mg/kg。试验地土壤颗粒组成见表 9-4。

表 9-4 试验地 0～100 cm 土层土壤颗粒组成

单位：%

土层/cm	＞1.0 mm	≤1.0～0.5 mm	≤0.5～0.106 mm	≤0.106～0.05 mm	≤0.05～0.038 5 mm	＜0.038 5 mm
0～10	0.01	0.95	58.58	33.72	3.28	3.52
≥10～20	0.02	1.22	58.27	33.21	4.12	3.13
≥20～40	0.07	2.22	53.35	37.52	3.47	3.31
≥40～60	0.14	3.97	49.27	36.60	4.46	5.51
≥60～80	0.12	6.00	47.48	33.59	5.61	7.08
≥80～100	0.07	4.01	46.37	36.30	5.30	7.89

9.3.2.2 试验设计与方法

试验以甘农 118 玉米为研究材料，设置单膜（SFP）、双膜（DFP）、中间锦鸡儿秸秆粉沟覆（CPDP）和裸地（CK）4 个处理，见表 9-5。SFP 处理为小区面积内全部用地膜覆盖 1 层，DFP 处理为小区面积内全部用地膜覆盖 2 层，地膜均为青铜峡华龙塑料工业有限责任公司生产的聚乙烯农用覆盖薄膜（白色），厚度 0.01 mm、膜宽 90 cm。考虑到地膜覆盖在阻断耕层土壤蒸发的同时也会阻碍自然降雨对耕层的入渗补给而导致水渍（刘胜尧等，2014），在玉米种植处预留直径 20 cm 的圆孔。对于 CPDP 处理，在玉米地间隔 50 cm 开沟 30～40 cm 深，在沟内覆盖长为 1～3 cm 中间锦鸡儿秸秆，然后填土镇压 1～3 cm 厚，中间锦鸡儿施用量为 7 816.5 kg/hm^2。CK 处理为常规种植方式。4 个处理种植玉米的株行距均为 50 cm。各处理 3 次重复，采用随机区组排列，各小区长宽各为 4 m，中间间隔 1 m 作为保护行，共 12 个小区。

表 9-5 试验设计

处理	中间锦鸡儿秸秆	地膜
裸地（CK）	无	无
单膜（SFP）	无	单层
双膜（DFP）	无	双层
中间锦鸡儿秸秆沟覆（CPDP）	有	无

由于 2012 年 10 月 2 日西瓜收获后对土地进行翻耕并实施覆膜，所以 2013 年播种前没有进行施肥，且全年无施肥。2014 年 5 月 15 日一次性施底肥后实施覆膜，N、P_2O_5 和 K_2O 施肥量分别为 225 kg/hm^2、150 kg/hm^2 和 135 kg/hm^2。2013 年 5 月 20 日进行人工点播播种玉米，10 月 1 日收获；2014 年 6 月 1 日人工点播播种，9 月 30 日收获。为保证玉米的发芽，2013 年种植时每穴灌水 2.5 kg，折合成降雨量为 13.25 mm；2014 年种植时每穴灌水 5.0 kg，折合成降雨量为 26.50 mm，此后则均无灌溉。试验期间进行 2～3 次人工除草。

试验期间月降雨量如图 9-8 所示。2013 年总降雨量为 284.6 mm，比多年平均降雨量（276.3 mm）多 8.3 mm，属平水年；而 2014 年总降雨量为 165.1 mm，远低于多年平均降雨量，属缺水年。2013 年和 2014 年降雨主要分别分布在 5—10 月（279.5 mm，占全年降雨量的 98.29%）和 4—7 月（137.0 mm，占全年降雨量的 82.99%）。2013 年在玉米生长季内（5 月 20 日—10 月 1 日），小量级降雨事件（<5 mm）的次数较多，占总降雨频次的 72.87%，但降雨量只占生长季降雨总量的 23.33%，生长季内单次平均降雨量只有 3.31 mm。2014 年在玉米生长季内（6 月 1 日—9 月 30 日），总降雨量为 91.590 mm，<5 mm 的降雨量之和（35.696 mm）占生长季总降雨量的 38.97%，生长季内单次平均降雨量仅为 1.50 mm。

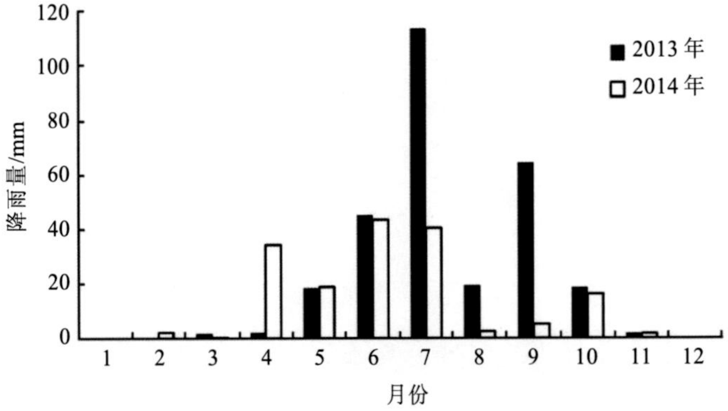

图 9-8　2013 年和 2014 年研究区月降雨量

9.3.2.3　气象资料和土壤水分

降雨量通过美国 Vantage Pro2 型自动气象站获得，采样时间间隔为 30 min。

试验期间不定期测定土壤体积含水率，采用 TRIME-*T*3 型 TDR 测量系统（德国 IMKO 公司）进行测定，探管安置于每个小区中央。考虑到玉米根群主要分布在表土（李潮海等，2005），0～80 cm 土体根质量比例达 95%以上，1 m 以下根质量比例不足 1%（吴永成等，2005）。因此本研究测定 0～100 cm 土层土壤体积含水率，共分为 5 个层次测定，测定步长为 20 cm。土壤贮水量的计算公式为（阿拉木萨等，2008）：

$$E = M \times H$$

式中，E 为贮水量，mm；M 为土壤体积含水率，%；H 为土壤厚度，mm。

9.3.2.4 耗水量及水分利用效率

玉米全生育期耗水量的计算公式为（韩丽娜等，2012）：

$$\mathrm{ET}=W_1-W_2+R+I$$

式中，ET 为玉米生育期耗水量，包括植株蒸腾量和植株间地表蒸发量，mm；W_1 为播种前土壤贮水量，mm；W_2 为收获后土壤贮水量，mm；R 为降雨量，mm；I 为灌溉量，mm。

玉米成熟期每个小区随机选取（除边行）9 株，收取生长发育基本一致的植株装入样品袋后带回室内，晾干，称质量，并计算产量。产量水分利用效率的计算公式为（韩丽娜等，2012）：

$$\mathrm{WUE}=Y/\mathrm{ET}$$

式中，WUE 为玉米水分利用效率，kg/（hm^2·mm）；Y 为玉米产量，kg/hm^2。

9.3.2.5 数据处理

采用 Excel 2010 和 SPSS 17.0 统计分析软件进行数据的比较：在数据正态分布检验和数据转换的基础上，计算平均值和标准差。对不同年份间各处理和各项测定指标进行单因素方差分析（one-way ANOVA），利用最小显著性差异（least significant difference，LSD）法进行不同处理和测定指标的差异显著性多重比较。

9.3.3 结果与分析

9.3.3.1 不同保墒措施下玉米地土壤体积含水率变化

不同保墒措施下玉米地 0～100 cm 土壤水分含量在不同时期有明显的差异，与玉米生育时期以及降雨量密切相关。2013 年玉米生长初期，在 2 次有效降雨（6.6 mm 和 12.0 mm）后，不同保墒措施土壤水分含量均高于萎蔫系数（7.20%），且各处理间无显著差异（图 9-9a）。随着玉米的生长发育，尽管期间降雨量较大，但受玉米生长耗水和气温的影响，20 cm 土层土壤体积含水率除 CPDP 处理略有升高外，其他处理变化不大，仍保持较低值，40～100 cm 土层土壤体积含水率整体明显下降。CPDP 和 CK 处理土壤体积含水率较 SFP 和 DFP 处理低（图 9-9b）。因短期内无有效降雨以及高温的影响，CPDP 和 CK 处理 0～40 cm 土层土壤体积含水率显著低于 SFP 和 DFP 处理，SFP 和 DFP 较 CK 处理保墒效果提高 35.65%～47.91%，且 20 cm 土层土壤体积含水率远低于萎蔫系数，而 60～100 cm 的则差异不明显（图 9-9c）。在玉米收获期，各处理 0～40 cm 土层受前期几次降雨影响波动较大，土壤体积含水率均高于播前，且随着土层深度的增加呈快速下降趋势，40 cm 以下土壤体积含水率随着土层深度的增加缓慢下降，与苗期相比，玉米生长发育的蒸腾蒸发耗水使得 40 cm 以下土层的土壤水分消耗很大，收获时该层土壤水分接近或低于萎蔫系数（图 9-9d）。

2014 年玉米生育期内降雨量比 2013 年少 157.564 mm。在播种时，CK 处理 0～100 cm 土层土壤体积含水率均低于萎蔫系数，其他处理则接近萎蔫系数（图 9-9e）。随着 7 月 8 日一次较大的降雨后（32.28 mm），各处理土层土壤水分条件大幅改善，降雨入渗补给深度为 60 cm 以上，且可以看出，雨水补给 SFP 和 DFP 处理的土壤水分较 CK 处理高，主要是由于覆膜后不仅有雨水汇集效应，还减少了水分的蒸发损失，因此增加了土壤体积含水率。而 CPDP 处理也较之 CK 处理高，主要是由于施用中间锦鸡儿秸秆粉使土壤毛管断裂，改变了土体的通透性和导水能力的连续性，建立了一种不连续的水分运移道路，有效阻断了土壤水分的上行进而减少了无效蒸发（赵永敢等，2013）（图 9-9f）。但这次土壤水分恢复是暂时和局部的，随着玉米生长的推进，土壤水分很快被利用，土壤体积含水率迅速下降接近萎蔫系数（图 9-9g），由于一直无有效降雨，在玉米收获期，各处理 40～100 cm 各土层土壤体积含水率均低于萎蔫系数（图 9-9h）。

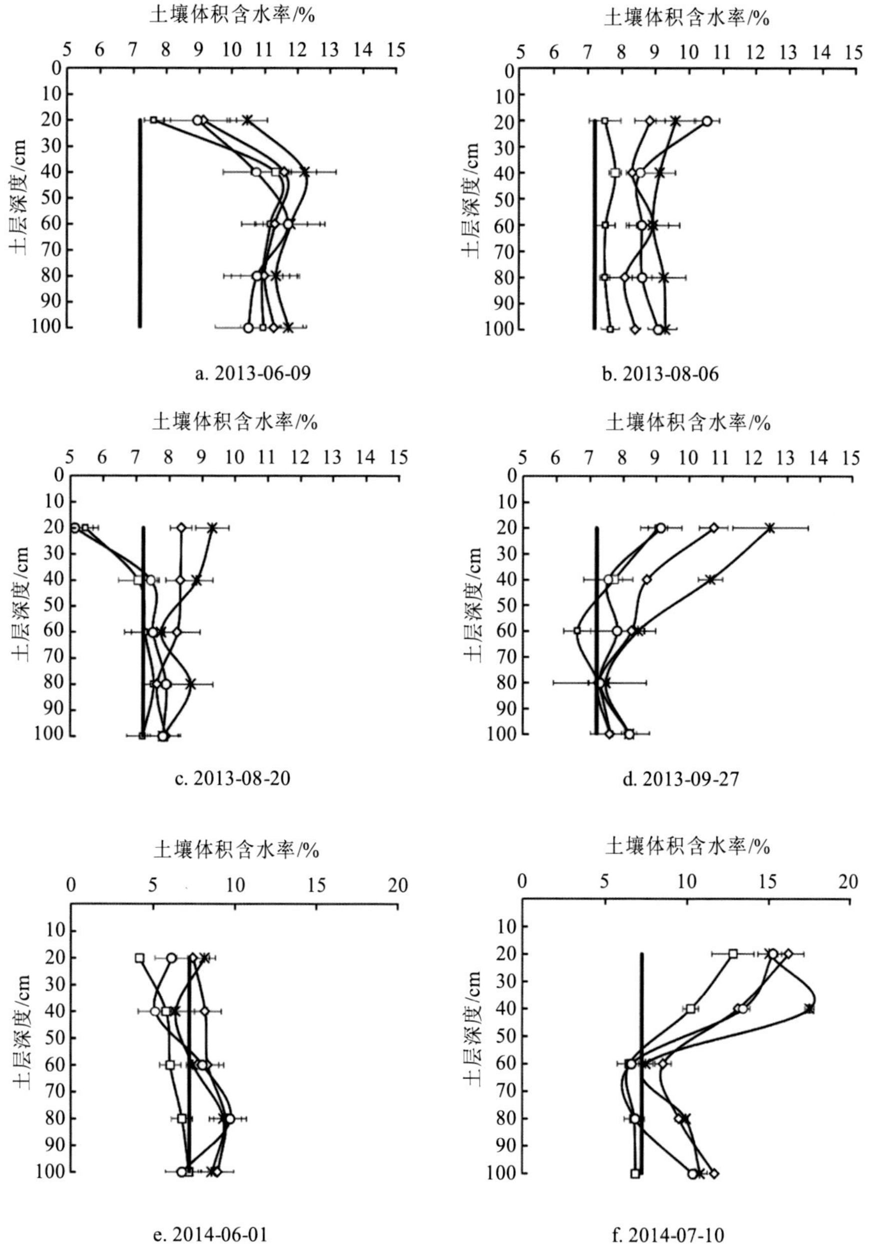

a. 2013-06-09

b. 2013-08-06

c. 2013-08-20

d. 2013-09-27

e. 2014-06-01

f. 2014-07-10

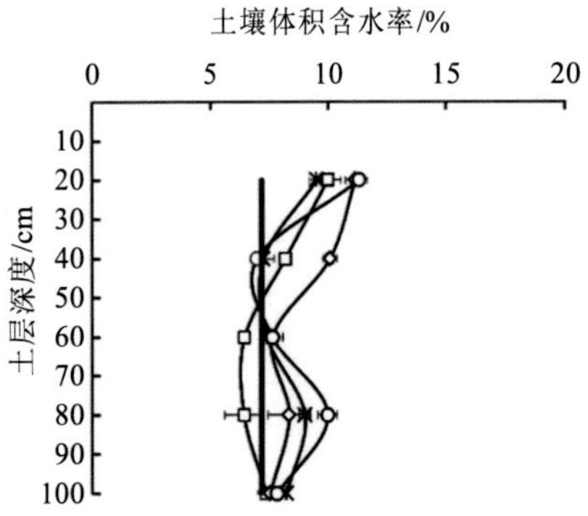

g. 2014-08-10

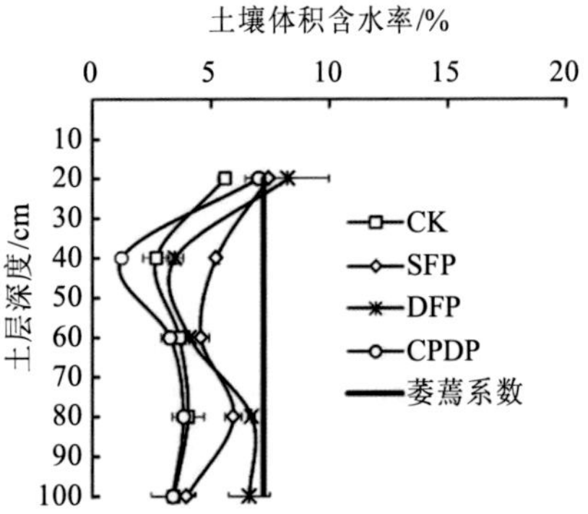

h. 2014-09-30

图 9-9　不同保墒措施对玉米地 0～100 cm 土壤含水率变化的影响

注：CK：裸地处理；SFP：单膜处理；DFP：双膜处理；CPDP：中间锦鸡儿秸秆沟埋处理。

9.3.3.2　不同保墒措施下玉米地土壤贮水量变化

不同处理下土壤贮水量变化见表 9-6。2013 年种植前 0～100 cm 土壤贮水量为 105.27～107.59 mm，各土层土壤体积含水率均高于萎蔫系数，且各处理间无显著差异。随着玉米生长耗水和地表蒸发，即使有降雨补充，但各土层贮水量下降，当年收获后，0～100 cm 土壤贮水量为 75.55～94.47 mm，均低于种植前土壤贮水量。收获后 DFP 处理的 0～40 cm 土壤贮水量显著高于 SFP、CPDP 和 CK 处理（$P<0.05$），SFP 处理显著高于 CPDP 和 CK 处理（$P<0.05$），而 CPDP 和 CK 处理间则无显著差异（$P>0.05$）；CK 处理 40～60 cm 土壤贮水量显著低于其他 3 个处理（$P<0.05$）；60 cm 以下各处理间无显著差异（$P>0.05$）。

2014 年种植前 0～100 cm 土壤贮水量为 59.83～84.62 mm，各土层土壤体积含水率接近于萎蔫系数，较 2013 年种植前土壤贮水量减少了 19.62%～44.39%。2014 年收获后，各土层土壤体积含水率均低于萎蔫系数，0～100 cm 土壤贮水量为 37.20～58.10 mm，同样显著低于当年种植前土壤贮水量。2013 年和 2014 年种植玉米前和收获后相比，4 种处理土壤贮水量均有不同程度的减少，CPDP 和 CK

表 9-6　不同保墒措施下玉米地 0～100 cm 土壤贮水量变化

年份	土层/cm	种植前				收获后			
		CK	SFP	DFP	CPDP	CK	SFP	DFP	CPDP
2013 年	0～20	17.24±0.29 a	18.27±0.84 a	17.96±0.61 a	17.89±0.22 a	18.10±0.30 c	21.50±0.43 b	24.95±1.16 a	18.30±0.63 c
	≥20～40	22.64±0.47 a	22.18±0.24 a	22.44±0.97 a	21.47±0.71 a	15.45±0.25 c	17.45±0.10 b	21.30±0.37 a	15.10±0.73 c
	≥40～60	23.31±0.20 a	22.60±0.82 a	23.58±1.05 a	23.40±0.48 a	13.25±0.41 b	16.50±0.41 a	16.90±0.17 a	15.63±1.17 a
	≥60～80	21.82±0.63 a	21.98±0.41 a	21.67±0.73 a	21.51±0.27 a	14.50±0.31 a	14.50±0.28 a	14.95±0.10 a	14.60±1.40 a
	≥80～100	21.91±0.50 a	22.56±0.86 a	21.43±0.46 a	21.00±0.57 a	15.25±0.61 a	15.20±0.43 a	16.37±0.23 a	16.37±0.62 a
	总计	106.93±2.08 a	107.59±3.17 a	107.08±3.82 a	105.27±2.25 a	76.55±1.88 c	85.15±1.65 b	94.47±2.03 a	80.00±4.54 c
2014 年	0～20	8.33±0.26 d	14.87±0.29 b	16.25±0.67 a	12.20±0.27 c	11.13±0.27 c	14.80±0.14 b	16.45±1.77 a	14.00±0.28 b
	≥20～40	11.60±0.44 b	16.35±1.30 a	12.75±1.14 b	10.25±0.22 b	5.30±0.53 b	10.40±0.00 a	6.90±0.35 b	2.40±0.14 c
	≥40～60	12.07±0.64 c	16.65±0.74 a	14.85±0.33 b	16.03±0.69 a	7.28±0.76 ab	9.10±0.35 a	8.15±0.51 a	6.50±0.07 b
	≥60～80	13.50±0.63 b	18.85±0.32 a	18.60±0.00 a	19.45±0.56 a	8.00±0.67 c	11.90±0.35 b	13.40±0.14 a	7.60±0.28 c
	≥80～100	14.33±0.75 b	17.90±0.93 a	17.20±0.24 a	13.50±0.66 b	6.80±0.92 bc	7.90±0.35 b	13.20±0.87 a	6.70±0.21 c
	总计	59.83±2.72 c	84.62±3.58 a	79.65±2.38 a	71.43±2.40 b	38.51±3.15 b	54.10±1.20 a	58.10±3.64 a	37.20±0.99 b

注：不同小写字母表示不同处理间在 5%水平上差异显著，下同。

处理土壤贮水量分别减少了 68.42 mm 和 68.07 mm，其次为 SFP（53.49 mm），DFP 减少最小（48.98 mm）。这表明研究区玉米生育期内的降雨不能满足玉米正常生长对水分的需要，需消耗大量土壤水分，SFP 和 DFP 处理对土壤水分消耗较少，CPDP 和 CK 处理则较多。各处理不同土层间土壤贮水量情况不尽相同，总体来看，SFP 和 DFP 处理土壤贮水量明显高于 CPDP 和 CK 处理。

9.3.3.3 不同保墒措施下玉米耗水量、水分利用效率、产量及其构成因素

不同覆盖方式对玉米耗水量、产量和水分利用效率有显著影响并与当年降雨量密切相关，2013 年 CK、SFP、DFP 和 CPDP 处理的耗水量、产量和水分利用效率均显著高于 2014 年（$P<0.05$）（表 9-7）。SFP 和 DFP 处理耗水量在 2013 年显著低于 CPDP 和 CK 处理（$P<0.05$），而 SFP 和 DFP 处理、CPDP 和 CK 处理间差异不显著（$P>0.05$）。SFP 和 DFP 处理产量和水分利用效率显著高于 CK 处理（$P<0.05$），产量分别提高了 10.67%和 18.96%，水分利用效率分别提高了 12.55%和 25.11%。而 CPDP 处理产量和水分利用效率则显著低于 CK 处理（$P<0.05$），分别降低了 27.73%和 27.24%。

2014 年 CPDP 处理耗水量显著高于 SFP、DFP 和 CK 处理（$P<0.05$），而 SFP、DFP 和 CK 处理间耗水量差异不显著（$P>0.05$）（表 9-7）。SFP 和 DFP 处理产量和水分利用效率均显著高于 CK 处理（$P<0.05$），产量分别提高了 43.73%和 55.12%，水分利用效率分别提高了 35.71%和 54.70%。CPDP 处理产量和水分利用效率高于 CK 处理，但两者间差异不显著（$P>0.05$）。但 SFP 和 DFP 处理间的耗水量、产量和水分利用效率均无显著差异（$P>0.05$），且 SFP 处理较 DFP 处理省时省工省钱，因此 SFP 处理是研究区一种降低作物耗水量、提高产量和水分利用效率的有效蓄水保墒措施。

在产量构成因素方面（表 9-7），SFP 和 DFP 处理的百粒质量显著高于 CK 和 CPDP 处理（$P<0.05$），各处理间穗行数在 2 年间均无显著差异（$P>0.05$），除 CPDP 处理行粒数、秃尖长和穗长在 2013 年与其他 3 个处理间存在显著差异（$P<0.05$）外，各处理间无显著差异（$P>0.05$）。可以看出，覆膜（SFP 和 DFP）在产量构成方面增产的主要原因是百粒质量的显著增加（$P<0.05$）。

表 9-7 不同覆盖方式玉米耗水量、水分利用效率、产量及其构成因素

年份	处理	穗行数	行粒数	秃尖长/cm	百粒质量/g	穗长/cm	产量/（kg/hm^2）	耗水量/mm	水分利用效率/[kg/（$hm^2 \cdot mm$）]
2013 年	CK	14.96±1.70a	38.89±3.45a	1.79±0.87a	20.75±5.20b	18.06±1.33a	4950.05±424.44b	301.61±3.03a	16.41±0.99b
	SFP	15.40±1.96a	39.09±2.18a	2.07±1.47a	24.94±3.22a	18.10±1.89a	5478.00±553.09a	296.66±2.08b	18.47±1.92a
	DFP	15.56±1.95a	40.21±3.25a	1.83±0.85a	25.30±4.10a	18.07±1.25a	5888.81±157.51a	286.84±4.10b	20.53±1.55a
	CPDP	15.73±1.83a	28.88±2.58b	3.41±1.30b	19.44±5.71b	15.52±2.14b	3577.17±732.84 c	299.50±1.61a	11.94±2.33 c
2014 年	CK	10.26±1.63a	17.86±4.52a	2.79±0.69a	15.60±2.38b	10.77±2.35a	908.07±135.35b	158.34±1.03b	5.74±0.31b
	SFP	11.48±1.53a	20.96±2.03a	2.64±0.73a	19.91±2.34a	11.94±1.27a	1305.13±214.48a	167.53±1.08b	7.79±0.92a
	DFP	12.59±1.55a	20.16±3.82a	2.84±1.00a	19.53±2.75a	11.80±1.32a	1408.63±62.65a	158.56±3.10b	8.88±0.55a
	CPDP	11.04±1.29a	20.20±4.27a	2.96±1.49a	15.79±2.60b	12.22±1.68a	1009.98±109.30b	171.24±1.61a	5.90±0.33b

9.3.4 讨论

9.3.4.1 对不同土层土壤水分的影响

本研究中，无论平水年（2013 年）还是缺水年（2014 年），几种措施下种植玉米均对 0～100 cm 土壤水分含量有明显的影响，且随着生育期而变化。包含等(2014)对毛乌素沙地有灌溉条件下春玉米生长过程中的土壤水分动态特征进行了研究，20 cm 深土层是春玉米的主要吸水层，30～40 cm 是相对干燥层。但王红丽等(2011)在半干旱区的研究结果表明，连续种植 2 年玉米耗水深度从 20～120 cm 向 120～200 cm 推移，如果种植年限继续增加，土壤极有可能形成干层。王敏等（2011）研究发现，秸秆覆盖土壤体积含水率高于覆膜和无覆盖对照，秸秆覆盖在前期主要提高了 0～100 cm 土壤体积含水率，中后期主要提高了下层（100～200 cm）土壤体积含水率。殷涛等（2014）对秸秆地膜双覆盖措施进行了研究，结果表明秸秆地膜双覆盖措施可以利用土壤较深层（40～150 cm）储水来充分满足玉米苗期对水分的需求，而出现大量降雨时，又能够将更多的水分储藏在土壤深层（110～150 cm）。考虑到植物根系具有提水现象，因此，今后有必要对深层（＞100 cm）的土壤水分进行监测和分析，进而更准确地得出该地区种植玉米对土壤水分的影响。

9.3.4.2 覆盖地膜的影响

对玉米地膜覆盖种植的研究较为深入，多数认为地膜透水性差，保墒抑蒸效果好于秸秆覆盖（范颖丹等，2013），而且覆膜对农田蒸散和作物生长过程等具有重要影响，能显著提高生物产量和水分利用效率（王罕博等，2012）。这与本研究的结果一致。SFP 和 DFP 处理耗水量显著低于 CPDP 和 CK 处理（$P<0.05$），这主要是因为地膜覆盖显著改变了农田耕作形式和土壤水分运移方式，阻断了土壤水分的垂直蒸发和乱流，迫使膜下水分横向迁移，增大了水分蒸发的阻力，减少了水分的无效逃逸，从而达到了蓄水保墒的目的（Zhou Limin et al.，2009）。然而一些研究也证实，在一些特定区域或气候条件下覆膜也存在负效应，Li 等（1999）认为，地膜覆盖导致春小麦产量下降的机理是播前土壤底墒较好，地膜覆盖由于改善了地表水温条件，前期大量利用土壤水分，而后期降雨不足，导致产量下降。

郭志利等（2000）也认为地膜覆盖有时因作物生长前期土壤水分耗竭严重或水分不足，后期会出现严重的脱水，导致减产。王敏等（2011）认为，地膜覆盖的土壤墒情有时不如露地，覆膜后期经常出现的“青干现象”可能与过度耗水有关。

9.3.4.3 覆盖秸秆的影响

秸秆覆盖在一定程度上改变了土壤的渗水性，在作物生产中可以起到保墒、增产和提高水分利用效率的作用，同时，秸秆资源得到了利用，减轻了焚烧秸秆对环境的影响，是发展有机可持续农业的一条有效途径。Chandra 等（2002）研究结果表明，在干旱的年份里采用秸秆覆盖措施，能够增加土壤含水率和产量。但赵永敢等（2013）对秸秆隔层处理研究结果表明，秸秆隔层处理由于切断了土壤毛管，在降低土壤入渗能力的同时，也减弱了土壤的蒸发能力。并且秸秆在腐解初期会消耗大量水分，而在腐解结束后，则增加了土壤的保水性，因此秸秆对土壤水分的影响具有双重性。同时，由于秸秆覆盖会明显降低地温，有时会导致作物出苗困难，营养、生长不良，生育期延迟而减产。本研究中，CPDP 处理的增产效果不显著，在第一年的试验中造成了玉米减产，这可能与试验时间较短，秸秆的腐解率较低（吴荣美等，2012），产生与作物争夺水分的现象有关（赵永敢等，2013），也可能与锦鸡儿属植物对玉米具有一定的化感作用有关（陈林等，2013，2014）。

9.3.4.4 不同年型的影响

覆膜能有效改善土壤水分状况，在一定程度上能提高玉米产量及水分利用效率，是旱区提高降雨潜力的有效途径，显著提升了旱区玉米的生产能力。高亚军等（2008）研究表明，在丰水年份，地膜覆盖可有效贮存降雨和防止蒸发，但在缺水年份，这种作用则不明显，这与本试验研究结果一致。李尚中等（2014）研究表明，覆膜改变微地形后把＜5 mm 的无效降雨转化为有效水，显著改善了玉米生长的土壤水分环境，平水年份玉米产量和水分利用效率较露地分别提高 91%和 85%，干旱年份较露地分别提高 34%和 33%。范颖丹等（2013）认为，在覆盖情况下，有些 5 mm 以下的无效降雨可能也会蓄集保存在土壤中，只是覆盖条件下无效变为有效的降雨阈值具体是多少，有待于进一步研究。但本研究区玉米生育期内无效降雨次数居多，加之季节降雨分布不均和年际间降雨变率较大，极大地限制了该区农业生产。本研究结果表明，在干旱年份，尽管叶片具有一定的吸水作用（陈林等，2013），但频频发生的无效降雨加剧了旱区有限降雨资源的低利用率（李尚中等，2010），即使覆膜处理，只靠天然降雨也是无法达到高产和稳产的效果。

9.3.5 结论

在本研究区，单膜覆盖（SFP）和双膜覆盖（DFP）可以明显改善 0～40 cm 土层土壤体积含水率，有利于玉米的生长，进而提高玉米产量和水分利用效率。由于玉米生长耗水和土壤蒸发作用，土壤体积含水率随着生育期的推进接近或低于萎蔫系数。连续种植玉米土壤贮水量会有所减少，说明研究区内的降雨不能满足玉米正常生长对水分的需要，会消耗土壤水分。

SFP 和 DFP 能够增加玉米对降雨和土壤水的利用，百粒质量显著高于裸地（CK）处理（$P<0.05$），而粒数、秃尖长和穗长则无显著差异（$P>0.05$），这是产量构成方面增产的主要原因。但 SFP 和 DFP 耗水量、产量和水分利用效率均无显著差异（$P>0.05$），因此建议在研究区种植玉米时可以采取 SFP 措施，而 CPDP 耗水量较高、产量和水分利用效率相对较低，不宜采取此种保墒措施。

参考文献

Chandra Subhash，Singh R D，Bhatnagar V K，et al.，2002. Effect of mulch and irrigation on tuber size，canopy temperature，water use and yield of potato：Solanum tuberosum[J]. Indian Journal of Agronomy，47（3）：443-448.

Ding L，Wang K J，Jiang G M，et al.，2006. Diurnal variation of gas exchange，chlorophyll fluorescence，and xanthophyll cycle components of maize hybrids released in different years[J]. Photosynthetica，44：26-31.

Egashira K，Han J L，Karim A J M S，et al.，2003. Evaluation of long-term application of organic residues on accumulation of organic matter and improvement of soil chemical properties in a clay terrace soil of Bangladesh[J]. Journal of the Faculty of Agriculture Kyushu University，48（1/2）：227-236.

Fares A，Abbas F，Ahmad，et al.，2008. Response of selected soil physical and hydrologic properties to manure amendment rates，levels，and types [J]. Soil Science，173（8）：522-533.

Li F M，Guo A H，Wei H，1999. Effect of clear plastic film mulch on yield of spring wheat[J]. Field Crops Research，63（1）：79-86.

Li X，Gong J D，2002. Effects of different ridge furrow ratios and supplemental irrigation on crop production in ridge and furrow rainfall harvesting system with mulches[J]. Agricultural Water Management，54（3）：243-254.

Liao Y C，Wen X X，Han S M，et al.，2003. Study on water-preserving effects of mulching for dryland winter wheat in Loess Tableland[J]. Agricultural Sciences in China，2（1）：418-423.

Mikha M M，Rice C W，2004. Tillage and manure effects on soil and aggregate associated carbon and nitrogen [J]. Soil Science Society of America Journal，68（3）：809-816.

Mosaddeghi M R，Mahboubi A A，Safadoust A，2009. Short-term effects of tillage and manure on some soil physical properties and maize root growth in a sandy loam soil in western Iran [J]. Soil and Tillage Research，104（1）：173-179.

Rawson H M，Turner N C，Begg J E，1978. Agronomic and physiological responses of soybean and sorghow crops to water deficits. IV. Photosynthesis，transpiration and water use efficiency of leaves[J]. Australian Journal of Plant Physiology，5：195-209.

Wang F X，Feng S Y，Hou X Y，et al.，2009. Potato growth with and without plastic mulch in two typical regions of Northern China[J]. Field Crops Research，110：123-129.

Wang Z，Wang Y，2011. Carbon flux dynamics and its environmental controlling factors in a desert steppe[J]. Acta Ecologica Sinica，31：49-54.

Winter K，Schramm M J，1986. Analysis of stomatal and nons-tomatal components in the environmental control of CO_2 exchanges in leaves of Welwitschia mirabilis[J]. Plant Physiology，82：173-178.

Zhou Limin，Li Fengmin，Jin Shengli，et al.，2009. How double ridges and furrows mulched with plastic film affect soil water，soil temperature and yield of maize on the semiarid Loess Plateau of China[J]. Field Crops Research，113（1）：41-47.

阿拉木萨，蒋德明，2008. 科尔沁沙地两种典型乔灌木耗水特点[J]. 生态学报，28（5）：1981-1990.

白伟，孙占祥，郑家明，等，2014. 虚实并存耕层提高春玉米产量和水分利用效率[J]. 农业工程学报，30（21）：81-90.

包含，侯立柱，沈建根，等，2014. 毛乌素沙地农田土壤水分动态特征研究[J]. 中国生态农业学报，22（11）：1301-1309.

卜令铎，张仁和，常宇，等，2010. 苗期玉米叶片光合特性对水分胁迫的响应[J]. 生态学报，

30（5）：1184-1191.

曾希柏，李菊梅，2004. 中国不同地区化肥施用及其对粮食生产的影响[J]. 中国农业科学，37（3）：387-393.

陈林，李学斌，王磊，等，2013. 柠条锦鸡儿茎叶水浸提液对 4 种农作物幼苗生理特性的影响[J]. 水土保持学报，27（2）：164-167.

陈林，杨新国，李学斌，等，2014. 中间锦鸡儿茎叶水浸提液对 4 种农作物种子萌发和幼苗生长的化感作用[J]. 浙江大学学报（农业与生命科学版），40（1）：41-48.

陈林，杨新国，翟德苹，等，2015. 柠条秸秆和地膜覆盖对土壤水分和玉米产量的影响[J]. 农业工程学报，31（2）：108-116.

陈林，杨新国，宋乃平，等，2013. 干旱半干旱地区植物叶片水分吸收性状[J]. 浙江大学学报（农业与生命科学版），39（5）：565-574.

程宏波，柴守玺，陈玉章，等，2015. 西北旱地春小麦不同覆盖措施的温度和产量效应[J]. 生态学报，35（19）：1-13.

戴开军，雷国材，张睿，等，2003. 覆盖栽培方式对渭北旱塬土壤环境和小麦产量与品质的影响[J]. 耕作与栽培，（4）：1-2.

杜伟，赵秉强，林治安，等，2015. 有机无机复混肥优化化肥养分利用的效应与机理研究 III. 有机物料与钾肥复混对玉米产量及肥料养分吸收利用的影响[J]. 植物营养与肥料学报，21（1）：58-63.

段喜明，吴普特，白秀梅，等，2006. 旱地玉米垄膜沟种微集水种植技术研究[J]. 水土保持学报，20（1）：143-146.

范颖丹，柴守玺，程宏波，等，2013. 覆盖方式对旱地冬小麦土壤水分的影响[J]. 应用生态学报，24（11）：3137-3144.

方彦杰，黄高宝，李玲玲，等，2010. 旱地全膜双垄沟播玉米生长发育动态及产量形成规律研究[J]. 干旱地区农业研究，28（4）：128-134.

房全孝，陈雨海，李全起，等，2004. 灌溉对冬小麦水分利用效率的影响研究[J]. 农业工程学报，20（4）：34-39.

冯海萍，曲继松，郭文忠，等，2013. 柠条发酵粉复配鸡粪基质对黄瓜光合指标和产量的影响[J]. 西北农林科技大学学报（自然科学版），41（4）：119-124.

冯海萍，曲继松，杨志刚，等，2015. 氮源类型与配比对中间锦鸡儿秸秆粉基质化发酵品质的影响[J]. 农业机械学报，46（3）：1-10.

高菊生，黄晶，董春华，等，2014. 长期有机无机肥配施对水稻产量及土壤有效养分影响[J]. 土壤学报，51（2）：314-324.

高亚军，李生秀，2005. 旱地秸秆覆盖条件下作物减产的原因及作用机制分析[J]. 农业工程学

报，21（7）：15-19.
高亚军，郑险峰，李世清，等，2008. 农田秸秆覆盖条件下冬小麦增产的水氮条件[J]. 农业工程学报，24（1）：55-59.
古巧珍，杨学云，孙本华，等，2004. 长期定位施肥对小麦籽粒产量及品质的影响[J]. 麦类作物学报，24（3）：76-79.
郭志利，古世禄，2000. 覆膜栽培方式对谷子（粟）产量及效益的影响[J]. 干旱地区农业研究，18（2）：33-39.
韩丽娜，丁静，韩清芳，等，2012. 黄土高原区草粮（油）翻耕轮作的土壤水分及作物产量效应[J]. 农业工程学报，28（24）：129-137.
李潮海，李胜利，王群，等，2005. 下层土壤容重对玉米根系生长及吸收活力的影响[J]. 中国农业科学，38（8）：1706-1711.
李倩，刘景辉，张磊，等，2013. 适当保水剂施用和覆盖促进旱作马铃薯生长发育和产量提高[J]. 农业工程学报，29（7）：83-90.
李全起，沈加印，赵丹丹，2011. 灌溉频率对冬小麦产量及叶片水分利用效率的影响[J]. 农业工程学报，27（3）：33-36.
李荣，侯贤清，樊小勇，等，2015. 不同覆盖材料对土壤性状及玉米前期生长的影响[J]. 浙江大学学报：农业与生命科学版，41（3）：331-339.
李尚中，樊廷录，王勇，等，2014. 不同覆膜集雨种植方式对旱地玉米叶绿素荧光特性、产量和水分利用效率的影响[J]. 应用生态学报，25（2）：458-466.
李尚中，王勇，樊廷录，等，2010. 旱地玉米不同覆膜方式的水温及增产效应[J]. 中国农业科学，43（5）：922-931.
李淑君，李国旗，王磊，等，2014. 荒漠草原区不同林龄柠条林物种多样性研究[J]. 干旱区资源与环境，28（6）：82-87.
李永平，杨改河，冯永忠，等，2009. 黄土高原土壤风蚀区玉米起垄覆盖集水效应[J]. 农业工程学报，25（4）：59-65.
刘秉儒，宋乃平，苏建宇，等，2012. 以柠条为主要基质栽培食用菌的配方筛选研究[J]. 北方园艺，（24）：168-170.
刘庚山，郭安红，任三学，等，2004. 不同覆盖对夏玉米叶片光合和水分利用效率日变化的影响[J]. 水土保持学报，18，152-156.
刘胜尧，张立峰，李志宏，等，2014. 华北旱地覆膜春玉米田水温效应及增产限制因子[J]. 应用生态学报，25，3197-3206.
刘文国，张建昌，曹卫贤，2006. 多种栽培模式下旱地小麦土壤水分的动态变化[J]. 西北农业学报，15（4）：112-116.

刘文兆，1998. 作物生产、水分消耗与水分利用效率间的动态联系[J]. 自然资源学报，13（1）：23-27.

刘祖贵，刘战东，肖俊夫，等，2013. 苗期与拔节期淹涝抑制夏玉米生长发育、降低产量[J]. 农业工程学报，29（5）：44-52.

孟凡超，张佳华，郝翠，等，2015. CO_2浓度升高和不同灌溉量对东北玉米光合特性和产量的影响[J]. 生态学报，35（7）：1-14.

彭辉辉，刘强，荣湘民，等，2015. 稻草覆盖与生态拦截对春玉米光合特性、养分累积及产量的影响[J]. 中国农学通报，31，58-64.

强小嫚，周新国，李彩霞，等，2010. 不同水分处理下液膜覆盖对夏玉米生长及产量的影响[J]. 农业工程学报，26（1）：54-60.

曲继松，冯海萍，郭文忠，等，2010. 中间锦鸡儿秸秆粉基质栽培对番茄产量和品质的影响[J]. 长江蔬菜（2）：63-64.

曲继松，郭文忠，张丽娟，等，2010. 中间锦鸡儿秸秆粉作基质对西瓜幼苗生长发育及干物质积累的影响[J]. 农业工程学报，26（8）：291-295.

曲继松，张丽娟，冯海萍，等，2012. 混配柠条复合基质对茄子幼苗生长发育的影响[J]. 西北农业学报，21（11）：62-167.

任小龙，贾志宽，丁瑞霞，等，2010. 我国旱区作物根域微集水种植技术研究进展及展望[J]. 干旱地区农业研究，28（3）：83-89.

苏旺，屈洋，冯佰利，等，2014. 沟垄覆膜集水模式提高稷光合作用和产量[J]. 农业工程学报，30（13）：137-145.

孙婧，买买提吐逊·肉孜，曲梅，等，2011. 柠条基质理化性质和育苗效果研究[J]. 中国蔬菜，22（24）：68-71.

涂纯，王俊，刘文兆，2012. 不同覆盖条件下旱作农田土壤呼吸及其影响因素[J]. 植物营养与肥料学报，18（5）：1103-1110.

王冰，陈林，璩向宁，等，2013. 柠条不同组织水浸提液对黑豆幼苗光合特性的影响[J]. 贵州农业科学，41（12）：76-81.

王彩绒，田霄鸿，李生秀，2004. 沟垄覆膜集雨栽培对冬小麦水分利用效率及产量的影响[J]. 中国农业科学，37（2）：208-214.

王罕博，龚道枝，梅旭荣，等，2013. 覆膜和露地旱作春玉米生长与蒸散动态比较[J]. 农业工程学报，28（22）：88-94.

王罕博，龚道枝，梅旭荣，等，2012. 覆膜和露地旱作春玉米生长与蒸散动态比较[J]. 农业工程学报，28（22）：88-94.

王红丽，张绪成，宋尚有，2011. 半干旱区旱地不同覆盖种植方式玉米田的土壤水分和产量效应[J]. 植物生态学报，35（8）：825-833.

王会肖，刘昌明，2000. 作物水分利用效率内涵及研究进展[J]. 水科学进展，11（1）：99-104.

王敏，王海霞，韩清芳，等，2011. 不同材料覆盖的土壤水温效应及对玉米生长的影响[J]. 作物学报，37（7）：1249-1258.

王小林，张岁岐，王淑庆，等，2012. 黄土塬区不同品种玉米间作群体生长特征的动态变化[J]. 生态学报，32（23）：7383-7390.

王晓娟，贾志宽，梁连友，等，2012. 不同有机肥量对旱地玉米光合特性和产量的影响[J]. 应用生态学报，23（2）：419-425.

王泽立，李新征，郭庆法，等，1998. 玉米抗旱性遗传与育种[J]. 玉米科学，6：9-13.

温学飞，魏耀锋，吕海军，等，2005. 宁夏柠条资源可持续利用的探讨[J]. 西北农业学报，14（5）：177-181.

吴荣美，王永鹏，李凤民，等，2012. 秸秆还田与全膜双垄集雨沟播耦合对半干旱黄土高原玉米产量和土壤有机碳库的影响[J]. 生态学报，32（9）：2855-2862.

吴永成，周顺利，王志敏，等，2005. 华北地区夏玉米土壤硝态氮的时空动态与残留[J]. 生态学报，25（7）：1620-1625.

吴玉，郑新军，李彦，等，2013. 荒漠草本植物在不同降雨模式下的光合响应和生物量分配策略[J]. 生态学杂志，32：2583-2590.

闫峰，2008. 甜高粱种质资源评价及亲缘关系分析[D]. 北京：中国农业科学院.

杨玉画，李彩萍，聂建军，等，2011. 柠条与玉米芯复合基质配方栽培白灵菇试验[J]. 食用菌（4）：20-22.

杨玉玲，刘文兆，王俊，等，2009. 配施钾肥、有机肥对旱地春玉米光合生理特性和产量的影响[J]. 西北农业学报，18（3）：116-121.

殷涛，何文清，严昌荣，等，2014. 地膜秸秆双覆盖对免耕种植玉米田土壤水热效应的影响[J]. 农业工程学报，30（19）：78-87.

银敏华，李援农，杨洋，等，2014. 水分与覆膜对春玉米光合特性与根系活力的影响[J]. 西北农林科技大学学报（自然科学版），42：1-9.

于文颖，纪瑞鹏，冯锐，等，2015. 不同生育期玉米叶片光合特性及水分利用效率对水分胁迫的响应[J]. 生态学报，35（9）：2902-2909.

张俊鹏，孙景生，刘祖贵，等，2009. 不同麦秸覆盖量对夏玉米田棵间土壤蒸发和地温的影响[J]. 干旱地区农业研究，27（1）：95-100.

张仁和，胡富亮，杨晓钦，等，2013. 不同栽培模式对旱地春玉米光合特性和水分利用率的影响[J]. 作物学报，39（9）：1619-1627.

张玉平，荣湘民，刘强，等，2013. 有机无机肥配施对旱地作物养分利用率及氮磷流失的影响

[J]. 水土保持学报，27（3）：44-49.
赵永敢，王婧，李玉义，等，2013. 秸秆隔层与地覆膜盖有效抑制潜水蒸发和土壤返盐[J]. 农业工程学报，29（23）：109-117.
周兴祥，高焕文，刘晓峰，2001. 华北平原一年两熟保护性耕作体系试验研究[J]. 农业工程学报，17（6）：81-84.
朱先灿，宋凤斌，徐洪文，2010. 低温胁迫下丛枝菌根真菌对玉米光合特性的影响[J]. 应用生态学报，21（2）：470-475.
朱自玺，方文松，赵国强，等，2000. 麦秸和残茬覆盖对夏玉米农田小气候的影响[J]. 干旱地区农业研究，18（2）：19-24.